Konan Institute of Human Sciences

心の危機と臨床の知　5

埋葬と亡霊

トラウマ概念の再吟味

森 茂起・編

人文書院

まえがき

「トラウマ」は今の時代を読み解くキーワードの一つになっている。二〇〇四年に限って考えても、九・一一連続多発テロ事件の記憶を背景に続くイラク戦争が、多数の犠牲者を生み出しながら世界の政治状況を支配しているところに、年末にはスマトラ沖地震という世界史レベル、神話的レベルで記憶されるであろう巨大災害が人類を襲った。日本国内でも、台風二三号災害、新潟中越地震と、災害に見舞われ続けるとともに、記憶に新しい奈良女児誘拐殺害事件を筆頭に多数の凶悪犯罪があり、また数多くの虐待死事件が発生した。人類史も、個人の人生も、右肩上がりのカーブを描く「発展」「発達」ではなく、突発的な事件、事故、災害によって根本的に揺さぶられる過程であることを思い知らされている。ここでの主題に照らせば、人間の生は「トラウマ的事象」に満ちているのである。

しかし、トラウマ的事象が存在することは誰しも疑えないが、トラウマとは何かという問いは、問うのはやさしく答えるのはきわめて難しい。どこまでの範囲の現象をトラウマ的事象と呼ぶのか、それが個人や集団に及ぼす影響の何をもってトラウマと呼ぶのか、といった概念規定があいまいなまま、言葉だけが一人歩きしている感がある。さらには、「傷つく」という日常語が世の中に氾濫し、多くは正確な理解より人を動かす目的で使われる。その一方で精神医学の世界では、トラウマの実証研究が盛んに行なわれ、成果は着実に積み重ねられつつある。特にアメリカを中心に行なわれているトラウマ研究は、トラウマに関わる脳生理学的現象も含め、今後も新たな知見をもたらすであろう。

きわめて日常的なレベルでトラウマ概念の一般化と希薄化があり、他方で細分化された医学的実証研究が山のように蓄積されていく。二つの「トラウマ現象」間のギャップはきわめて大きい。このギャップを埋めるために求められるのは、トラウマの意味を考え理解していくプロセスである。どれだけ実証的研究が重ねられても、トラウマの意味は、新たなトラウマから、あるいは過去の埋もれたトラウマから、そのつど汲み出していかねばならず、その作業は個人から集団にいたるまで、あらゆるレベルで積み重ねられねばならない。

本書では、その作業への一助とするために、「トラウマ概念の再吟味」を趣旨として、「埋葬と亡霊」というイメージを用いている。「トラウマ＝傷」というイメージのある種の狭さ、傷というイメージの表層性がトラウマ理解の一つの障壁となり、概念が希薄化する要因ともなっているのではないかと考えたからである。トラウマはかつて埋葬されながら繰り返しよみがえろうとすること、また常に埋葬され続けていながら現在の人間の在り方を密かに決定していることを示そうとして選ばれた言葉である。今の臨床現場に急速に増加し臨床家を悩ませている現象、「解離」の比喩としても「埋葬と亡霊」は適切である。

「埋葬と亡霊」はまた、個人内部の現象だけでなく、社会的現象をもとらえることのできる比喩として、人間の心や精神から社会や国家まで、ミクロからマクロまで、さまざまのレベルにおける現象を照らし出す視点として選ばれた。社会を成立させるためには、何者かを埋葬し、亡き者にしておかねばならない。社会はそれによって一定の統合性を獲得し、安定を保つ。しかし、その埋葬されたものは決して消え去ることなく、ある時間経過の後に再び目に見える形をとって私たちを訪れる。

「埋葬と亡霊」は、このようなトラウマの一つの本質的特質を表現している。トラウマはそのように働くとも言えるし、そのように働くものをトラウマと呼んでいると言うこともできる。

トラウマに関する書物は多いが、本書は、精神医学、臨床心理学の臨床分野の専門家と、哲学、文学の人文系の専門家の共同を試みているところに特徴がある。これは、本書を生む母体となっている甲南大学人間科学研究所の理念および体制の特徴でもある。すでに発行された『トラウマの表象と主体』（新曜社、二〇〇三年）も同じ理念に基づいて編まれており、本書はその続編に位置づけられる。

考えてみれば、かつて現存在分析、実存分析といった心理療法が生まれたころ、哲学と精神医学、臨床心理学には活発に議論を交わす場があった。精神分析も、哲学、文学から影響を受け、あるいは逆に哲学的、文学的に問題にされてきた。臨床世界の主流であったか否かは別にして、心の臨床の世界には哲学、文学への志向が確かに存在した。それは心理療法が人間の心の一つの極限を扱うことに由来する必然的傾向であったのだろう。「病」あるいは「無意識」という心の極限を通じて、臨床実践の関心は確かに哲学、文学の関心と重なり合ったのである。

しかし、「病」と「無意識」は、臨床実践が直面する限界状況としての地位から退きつつあるのではないか。実際、今現在最も実践家を悩ませているのは病でも無意識でもないように思える。精神病は薬物療法の発達とともに軽症化し、十分扱うことのできる対象となり、むしろ社会がどのように病者を受け入れていくかの方が重要な課題となっている。無意識はむしろ常識化し、誰もがあると信じる当たり前の対象となってしまった。

この視点から見ると、本研究は、トラウマという極限状態を中心に据えることで、臨床実践と哲学、文学の共同をもう一度模索するものである。また「埋葬と亡霊」というイメージも、「トラウマ＝傷」の比喩だけではとらえられない極限状況でありながら、「病」としても「無意識」としても概念化できない現象をとらえるためのものである。

本書に寄稿していただいた方々はすべて、甲南大学人間科学研究所で開催した研究会に参加いただき、その場での討論を踏まえてあらためて本書の趣旨のもとで寄稿をお願いした。そのため本書は、単なる論文集ではなく、研究事業全体が生んだ成果という意味を持っている。その事業の最も大きなものは二〇〇四年七月に開催したシンポジウムで、本書の執筆者のうち、白川美也子、高橋哲哉、中井久夫、港道隆の各氏と私、それに本書には執筆されていないが加藤寛氏（兵庫県こころのケアセンター）に参加いただいて行なった。巻末に収録した討論はその場でのもので、内容から本書の主題にふさわしいと考えここに収録した。

それにしても、「埋葬と亡霊」という主題は、ある意味企画者の私の意図を超えて各著者を刺激したようで、それぞれ期待を超えた、ときにバランスを欠くほどの思いがほとばしる文章を寄せてくださった。本企画の価値はまとまった整理を提供することではなく、今後の議論を刺激することにある。本書の構成や各論考に、決して悪い意味ではなくときに見られるある種のいびつさも、本書の主題が生み出す必然ではないだろうか。

本書の論考のそれぞれについて解説めいたことを書くのは蛇足であろう。「埋葬と亡霊」という主題をめぐって書かれた論考群として、読者の興味に従ってどこからでも読んでいただければよいと思う。当初は主題に応じて二部構成、三部構成に分けるなども考えたが、かえって各論文の扱っている主題に限定を加えるように思えて断念した。ここでは各論文の解説のかわりに、本書の論考のいくつかあるいは全体を構成している三本のより糸について少し述べておきたい。

本書のいくつかの論考は、もちろん臨床的関心を基盤に書かれている。白川論文、棚瀬論文、福本論文がその代表である。中井論文も医療を経験的基礎として書かれている。はじめの二編はなかでも子どもへの暴力を扱っている。精神科医療、心理療法、精神分析など、その実践活動の属するアイデンティティは少しずつ異なっているが、暴力のもたらす結果に対して行なう臨床行為がどのような問題を扱わねばならないかをいずれもよく示している。そしてこのような臨床現場で起こっている事態の理解と、より広い社会的文脈における現象を結びつける、あるいは少なくとも並置することが本書の一つの狙いである。

次に、福本論文もその一つであるが、精神分析への関心が本書の論考のかなりの部分に含まれている。下河辺、港道の各氏の論考は特にフロイトの読み直しに力を注いでいるし、棚瀬氏と私のものは、フェレンツィの仕事を大幅に取り込んでいる。

精神分析に対する誤解はいまだに幅広くいきわたっている。単純に言えば、精神分析が過去の出来事を掘り起こし、「原因」を突き止めることで治療する方法であるという誤解である。そして精神分析への一般的な批判の多くがこの精神分析像に向けられ、エンターテイメントとしての精神分析的物語の多くは、この枠組みに従って過去の秘密を暴く形で大団円にいたる。この誤解には、トラウマ体験の記憶内容が障害を生んでいるという観念が付随している。

しかしトラウマ体験がトラウマとして機能するのは、過去の記憶の内容によるのではない。トラウマ体験の扱い方、記憶のされ方にトラウマ性の様式が生まれることがトラウマ的作用の起源である。本書の表現で言えば、埋葬のあり方にトラウマ性があるのである。そしてその埋葬のあり方は、過去のある時点で起こったトラウマの作用ではなく、その後一度も絶えることなく働き続けている働きであり、その機能をとらえることが分析の仕事である。最もとらえがたい分析の対象は、過去の記憶ではなく、今目の前で起こっている埋葬の現場である。言い方を変えれば、今ここで起こっていることが最もとらえがたい無意識なのである。私たちが最も理解できない、最も意識から遠い、最も光の当たらないものは、今ここで起こっていることである。分析作業が、紛れもない今起こっていることに光を当てようとする営みであることは、分析を行なっている実践家にとってはある種常識であるが、一般に理解されにくい。下河辺論文はこの事実が、集団現象についてもそのまま当てはまることを指摘している。今起こっている核の脅威を認識し、それがあることによって、あらゆる政治的状況から個々人の判断までが、歪みずらされていることが説かれている。

埋葬は、私たちの先祖や親の行為であるばかりではなく、私たちが今ここで行なっている営みである。逆に、現在動いている埋葬の働きに気づいたときはじめて、過去の埋葬がそれほどまでに強い作用を持っていることが実感される。分析治療において過去の体験が語られたり、探索されたりすることはもちろんあるが、それは現在の実感にいたるための準備であり、地ならしであると言える。

精神分析が今後の臨床実践および思想に与える影響は未知数である。現在の医療に限れば、その占める位置は以前より小さくなっている。しかし、時代の思想の一端を代表していた二〇世紀とはおのずと違った位置づけになるであろうが、その可能性はまだ十分汲み尽くされていないのではないか。本書が多くの精神分析的議論を含むことになったのは、私自身のこのような問題意識が作用してのことである。

最後になったが、本書を構成する第三の糸は「戦争」である。本書の企画は、戦争を他のトラウマ的事象より際立って前景に押し出したものではなかったのだが、「埋葬と亡霊」のイメージに応えられた各著者の議論は、予想を超えて戦争をめぐって展開されるものとなった。それはすでに二〇〇四年夏のシンポジウムにも感じられたことで、そのさまは巻末の討論に見ることができる。本書に収められた論文のうち、中井論文、高橋論文は直接戦争の主題を扱い、しかも他に同種のもののない貴重な論考になっている。福本論文は、現代精神分析に戦争が与えた影響を詳細に論じており、下河辺論文は最後に核の主題に収斂する。議論を経た今振り返ってあらためて感じるのは、戦争こそが「埋葬と亡霊」が働く最も大きな舞台であることである。そして、いわゆるトラウマ臨床に携わるものにとって、戦争が決して避けて通れない主題であることも痛感する。

言うまでもなく、戦争は歴史の中で常に語られ、主題化されてきた対象である。しかし今後は、過去とは違った仕方で、つまり国家という単位から切り離して、人類がいまだそこから自由になることに成功していない暴力として理解せねばならないのではないか。特に、二〇世紀の科学技術に基づく戦争行為が残した破壊のあとは、世界に広く深く浸透している。個人の臨床というミクロな現象と、それら巨大な現象をともに扱った本書の議論が、戦争の理解を一歩でも進めるものであればと思う。

最後に本書が生まれるまでにさまざまの形で協力してくださった多くの方々に感謝したい。研究会に参加された研究所内外の研究者や学生の方々、そしてそれぞれの関心から参加してくださった聴衆の方々にまずお礼を申し上げます。また研究会の運営から本書の準備にいたるまでの作業に携わり支えてくれた、人間科学研究所の博士研究員三名にもこの場を借りて感謝します。出版経費の補助をはじめ、一貫して出版事業を支えて下さった甲南大学にも改めてお礼申し上げます。そして最後になりましたが、人文書院の谷誠二さんに深く感謝します。本書の企画から、最終的な論文の整理、校訂まで、谷さんの情熱的な奮闘がなければ本書の完成は到底おぼつかなかったでしょう。

二〇〇五年一月一七日　神戸にて

編者　森　茂起

埋葬と亡霊――トラウマ概念の再吟味　目次

埋葬と亡霊

——トラウマ概念の再吟味

『モーセと一神教』は二十一世紀の世界に何を伝えているのか？

――集団のトラウマという発見

下河辺美知子

『モーセと一神教』が書かれてから七十年近くの年月が経った。その間、世界は、第二次世界大戦の終了から冷戦期、そして各地で続発する民族紛争の果てに起こった9・11を経験してきた。全世界は、フロイトの書いたこのテクストから何を読み取ることが出来るのだろうか？

『モーセと一神教』はユダヤ民族についての論考である。三〇〇〇年以上も前に一つの民族に起こったこと、しかも宗教史に関するこのテクストを現代の読者が読んで何か得ることがあるのか？　と聞かれるかもしれない。そうした問いに対しては、「テクストとは書いてある内容を読み取られるためだけにあるのではない」と答えたい。テクストの中で展開されている内容――物語であれ学説であれ――が、どのようなレトリックによって語られているのか。書いている人間は自らの主張を社会にむけてどのような言い方で提示しているのか。こうしたテーマに対して、私は以下のようなことを思いついたのである。書き手が生きる社会の状況は、書き手の言葉と理論を先導し、その筆先からは、社会の本質とどこかで繋がるような歴史的真相がにじみ出てくるのではないか。

『モーセと一神教』という一つのテクストを前にするとき、我々の前には三つの時代が一挙に浮き上がってくる。モーセとその民がユダヤ教を確立していった紀元前十三、十四世紀、そのことを書いているフロイトが生きた一九三〇年代末、そして、それを読む我々が生きる二十一世紀。これらの時代が、本質的に何かを共有しているとすれば、その「類似点」を見通す想像力があるかどうかを我々は試されている。

〈類似〉（analogy）という用語を私はこの論文の冒頭に持ってきたのであるが、それには訳がある。フロイトは『モーセと一神教』の中でこの語を幾度か重要な場面で用いている。ことに第三論文第一部Cには「類似」というタイトルがつけられている。一九三八年八月二日、癌が進行したフロイトに代わって、アンナ・フロイトがパリで行なわれた国際精神分析会議で代読した部分であり、『モーセと一神教』の中で展開される議論の核となるところである。

文化や学問が打ち立ててきた見方からは共通項があるとみなされていない物同士の間に、フロイトはアナロジー〈類似〉という架け橋をかけた。「外傷神経症とユダヤ一神教とのあいだの二つの例が基本的な差異を示しているにもかかわらず、一つの点において一致がみられる」（三二二頁）。こう書き記したフロイトは、『快感原則の彼岸』で指摘した個人の心的生活における外傷性神経症を、モーセの教義が力を持つ間のユダヤ共同体の心理という全く異なる次元の例に当てはめることを思いついたのである。合理性の極み、非合理とのぎりぎりの境界において論考を書き続けてきたフロイトは、八十歳をすぎ、上顎癌も最終段階にありながら、自分の仕事の集大成として『モーセと一神教』を書き綴っていた。そのとき、彼の合理性は、人類の英知がそれまで結びつけることのなかった二つの物の間に〈類似〉という架け橋をかけるための想像力へと飛翔したのである。

共同体・集団のトラウマ。フロイトが一九三八年に語り始めたこの概念を、二十一世紀の我々は意識の中にきちんと受容すべきである。精神分析がフロイトによって打ち立てられてから、我々は無意識、反復強迫、心的外傷など、人の心のメカニズムを解明する概念を手にしてきた。中でも、トラウマに関する研究は、遅れて影響し出すという潜伏期、体験している最中は記憶できないという忘却の形、そして、反復強迫による回帰など、記憶と時間の関係について新しい見方を提示している。こうしたトラウマ研究は、個人のアイデンティティおよび歴史の語りの両方の領域に衝撃を与えている。〈トラウマ〉とは、「そこにあるはずのものが無いことにされている」出来事であるという事実を我々はやっと知りかけている。二十一世紀に入った今、我々はどこまで「そこにあるもの」に現実として向き合うことができるのかを問われているのだ。「人間の行ないうること」「人類に起こりうること」として共同体のトラウマを考え始める時期が今きているのではないだろうか。

ナチのホロコーストというジェノサイドが進行する中で『モーセと一神教』を書いていたフロイトは、太古のユダヤ民族の歴史にトラウマを見出した。二十一世紀は別の形のジェノサイドの時代である。我々がこの時代を生き延びられるかどうかは『モーセと一神教』を読み解くことが出来るかどうかにかかっているのかもしれない。

1 埋葬された記憶／よみがえる伝承

『モーセと一神教』という巨大なテクストは精神分析についての洞察を報告したものであるが、それ以上に、歴史についての新発見の書である。つまり、埋葬された記憶の発掘の書としても読めるわけで、死体なき殺人事件というミステリーと分類してみたくもなる。なぜなら、ユダヤ民族の宗教史の中にその存在の痕跡を断たれたある人物を、フロイトは『モーセと一神教』を書くことによって探し当てたからである。

最終的にフロイトが掘り起こしたものは、ユダヤ民族の指導者モーセとその教えであった。「そんなはずはない」と反論がくるかもしれない。「我々はモーセのこともその教えのこともよく知っている。消されたどころか、映画やドラマの中でモーセにまつわる話はユダヤ民族の栄光への歴史として数多く描かれているではないか。何より、旧約聖書にはモーセという人物の偉業と、その教えがユダヤ人たちに授けられる様子が詳しくしるされているではないか」と。

物事を隠すには目立つように見せておくことが一番の方法だという考え方がある。モーセとその教えとが消されていたことに、これほど長い間誰も気づかなかったのは、まさにモーセなる人物と、その教えとされるユダヤ教とが、聖書や歴史書に際立った形ではっきり書かれているからであった。

『モーセと一神教』第三論文第一部A「歴史的前提」の部分で、フロイトはそれまでの論を要約する際におもしろいメタファーを用いている。司祭がモーセについて記録を書き記したテクスト――それが旧約聖書の文書の元になっているのだが――は「あの昔の事件の真相を後の世代に知られぬまま、いわば永遠に安息させるための墓所のようなものであった」（二二七頁、傍点下河辺）と言うのである。「墓所」とは葬る場所であり、それは隠蔽したものを隠し持ったまま保存しておける場でもあることをここで確認しておこう。

では、巧妙に隠蔽され、長い間発掘されずに来たものを、フロイトはどこからかぎつけたのだろうか？　墓掘りを開始するスコップの最初の一掘りは小さな問いかけであった。一九三七年『イマーゴ』誌第二十三巻第一巻にフロイトは短い論文を寄せている。タイトルは「エジプト人モーセ」。ユダヤ民族最大の指導者にして十戒を授けられた立法者、そして何よりユダヤ教の開祖であるモーセという人物が、こともあろうに、ユダヤ人を捕囚していたエジプト側の人間であるという思いつきがそこには述べられている。モーセという名がエジプト語由来であることや、英雄の棄子伝説分析などから、フロイトは次のような説を提示する。「モーセは伝説によってユダヤ人にされる運命を持った――おそらくは高貴な生まれの――エジプト人である」（二七八頁）。

この論文を発表した雑誌『イマーゴ』は、精神分析を社会の現象の分析に用いる目的でフロイトが創刊したものである。何千年も信じられていた前提を覆すかもしれない論を発表する場としてこの雑誌を選んだわけを、フロイトはわざわざ書き記している。「雑誌『イマーゴ』にこれが掲載されることを求める根拠は、これが精神分析の適用を内容としているからである」（二七三頁）。

古代史の領域が打ち立ててきた学説を否定するかもしれない論考を提示するとき、フロイトはいわゆる〝客観的証拠〟としての事実を突き止めるのではなく、「精神分析を適用」することで、その事実を語る心理を分析しようとしたのである。彼が『イマーゴ』という媒体で〈モーセの記憶〉についての議論を展開したことの意味は、歴史言説が孕む心理的機制に光をあてることにあったと言えよう。

モーセとともにエジプトを出立した太古のイスラエル人たちが、自分たちの民族に起こった出来事を記録しようとする意図を強くもっていたことは想像できる。彼らが書き残した記録について、フロイトは「『歴史の父』ヘロドトスに先立つこと五百年前に成立したまぎれもない歴史記述である」（三〇二頁）として、そのテクストの価値を評価する。その上で、今日我々が手にしている〈原典〉が「原典自体の運命について充分語っている」（三〇二頁）と述べ、語りについての心理分析へとフロイトは読者を導いていくのである。

フロイトによれば、モーセという人物とモーセの教えについて、モーセの書記たちとその子孫が書き残した文書には「二つの相互に対立する扱い方が（原典に）それぞれの痕跡をとどめている」（三〇二頁）という。一つは、眼前のあらゆるものを書き取り、文書の中に保存しようとする態度。今一つは、原文を傍若無人に改竄し書き換えている態度である。その結果、今日、我々が手にしているユダヤ民族史を記した文書には「ほとんどあらゆる部分に目立った脱漏やわずらわしい反復や明らかな矛盾」（同）が生じているのである。

こうした事態が起こった理由に対して、フロイトは一つの回答を用意する。二つの矛盾した現象の各々に心理的動機を与えていくのである。まず、原典を大きく書き換えるのは「秘めたる意図に即して」行なう行為であると説明する。一方、そうした意図があるにもかかわらず、「眼前のあらゆるものを、それがつじつまが合うか相殺しあうかなどおかまいなく保存しようという……態度」（三〇二頁）も原典を支配していると言うのである。「秘めたる意図」が何であるかはさておき、一つの強力な思惑にしたがって書かれた原典から、その思惑の隙間をぬって「報じる意図のなかったことがらを我々にほのめかす」（同）しるしがもれ出てくる様をこそフロイトは読み取ろうとしたのである。

原典の語り方の中にはある意図が働いており、それは、あえて何かを語らないようにしようとする意図であるらしい。こう考えたフロイトはその間の機制を「歪曲」(Entstellung)とよび、この言葉に込められた操作を二つ挙げている。

「歪曲」という言葉に私は二重の意味を持たせたい。今日、この言葉は二重の意味では使われていないが、そのような意味を持ってしかるべきであろう。この言葉は、外見を変えるという意味ばかりでなく、ほかの場所へ移す、どこかほかのところへずらすという意味で用いられるべきであろう」(三〇二頁)。

我々がこれまで読まされてきたユダヤ民族とその宗教の歴史は歪曲されている。そうであるとすれば、それは「外見を変えられた」結果、もともとあった物が「ほかのところ」へ移されたことになる。こうした予測に支えられたフロイトの探求は「隠蔽され否定されたものが……どこかに潜んでいるのを見つける」ことを期待して行なわれたのである。

第一論文「エジプト人モーセ」に続いて、フロイトは同じく『イマーゴ』誌に第二論文を掲載する。「モーセがエジプト人であったとすれば……」(『イマーゴ』第二十三巻第三号)である。論文のタイトルが仮定法過去完了で示されていることの意味は深い。この用法は過去と反対のことを仮定し、その前提に基づき、あり得なかったことを述べる言い方である。それ故、歴史言説に仮定法過去完了を使う場合、それは公認されている歴史に対して「もう一つ別ヴァージョン」を語る行為となるのである。

モーセがエジプト人であったとしたら。これまで聖書で語られてきたユダヤ民族とその宗教の歴史はこの仮説のもとに取り下げられ、そこには全く異なる「もう一つ別ヴァージョン」の歴史が浮き上がってくる。『モーセと一神教』というテクストを紡ぐフロイトの仕事は、それまで誰も考えなかった前提の上に立ち、ユダヤ民族の歴史を大胆に再構成することへとつながっていった。

ユダヤ民族の歴史が歪曲されているというならば、その中で、置き換えられ、ずらされて隠蔽されたものは何であったのか？　フロイトは二つの出来事を指摘する。まず一つは、〈モーセ〉という固有名詞の向こうで、一人のモーセがもう一人のモーセと置き換わったというもの。そして今一つは、そのモーセがユダヤ民族に与えた教えが、もう一つ別の宗教に取ってかわられていたこと。一見、とてつもないこと、あり得ぬことと思えるこうしたすり替えについて、フロイトも「客観的証明を欠いている」と認めている。しかし、にもかかわらず、「心理学上の真実性のみを根拠として」彼は自信を持って自分の見出した脈絡を提示するのである。

モーセをめぐるフロイトの議論は、ある状況に置かれたら人間の心はこう動くであろうという洞察によって進められている。エジプトで一神教を打ち立てたアメンホーテプ四世が、その厳しい抑圧ゆえに民衆からの反発をかって没落したとき、消滅しかかったエジプトの宗教——アートン教——を生き延びさせようとする人間がいたはずだ。フロイトはこう推理する。エジプト人モーセがその役を自らに課し、当時エジプトに捕囚されていたユダヤ人たちを選び、アートン教を与えることで一神教を生き延びさせようとしたのではないか。フロイトの推測は続く。「（モーセは、崩壊した帝国にかわって）新しい王国を建設して新しい国民を見出し、この国民にエジプトがはねつけた宗教を尊崇させようとした」（二八九頁）。

モーセに与えられた宗教とともにエジプトを脱出し大移動を始めたユダヤの民は、シナイ半島の東端カデーシュという場所までやってくる。彼らはそこで近隣の種族の宗教を受け入れたが、それは火山の神、ヤーヴェ神であった。これがフロイトの次なる推論である。もちろん、これは、彼一人が勝手に作り上げた推論ではない。歴史の先行研究を引用し、聖書に書かれている文言を分析した上で、彼なりの状況証拠を積み上げた末の結論であった。エジプトで捕囚の運命を経験しモーセとともに脱出したユダヤ人は、カデーシュの地に定住していた他の部族と合流し、新しい宗教を受容した。二つの民族が合流し、二つの宗教が合体したという意味で、このカデーシュでの出来事は「ユダヤ史に見られる二重性」とフロイトがよぶものの出発点となる。

こうした推測の中に、歪曲による消去と置き換えを突き止められるとすれば、それは、神と人との両方で起こっているはずである。アートン教の神が表面から消えて、カデーシュの地にあった火山の神、ヤーヴェ神がそれに置き換えられているのだが、もう一つの置き換えはさらに生々しい。新しい地で新しい宗教を創設した際に、神と民衆との仲介をしたのはカダーシュにいたミーディアン人の祭司であった。問題はそこからである。その男の名前がこともあろうに〈モーセ〉であったとフロイトは言うのである。エジプトからユダヤの民を率いて脱出し、ユダヤ教を与えたあの〈モーセ〉はここで見事にその痕跡を消され、「似て非なる」別の〈モーセ〉に置き換わったのである。〈モーセ〉という固有名詞はユダヤ史の中で燦然と輝いている。しかし、その記号の裏で、シニフィエとしての生身の〈モーセ〉はいつのまにか入れ替わっていたのである。

フロイトは二人のモーセの差異を次のように書きたてて、その置き換えをユダヤ民族の歴史の中に探り当てている。

「カデーシュにいたミーディアン人モーセは、我々が解明した王侯のエジプト人、すなわち、あらゆる魔法、呪術をきわめて厳格に禁止する宗教を創始したモーセとは全くの別人であるという印象を否定することはできないであろう」(二九六頁)。

ユダヤ史の中で繰り返し使われる〈モーセ〉という記号を、時代も場所も異なる空間に存在した二人の〈モーセ〉に分割したフロイトの議論は、ユダヤ教という宗教そのものの中にも二重性を見出していく。まず、エジプト人〈モーセ〉とミーディアン人の〈モーセ〉が別人であったことを、ユダヤ教内の差異として読み替える。そして、同様の手口で今度は、エジプト時代に起源を持つ一神教、アートン教を、後に取り入れた火山の神、ヤーヴェの宗教と読み替えてみせるのである。

エジプト人モーセに率いられエジプトを脱出した時期から、ミーディアン人モーセの仲介で新しい土地で他の民族と合流しヤーヴェ神を受け入れる時期までには、かなり長い時間がたっている。ユダヤ民族にとって、その時間的隔たりを無視してまで、一方のモーセをもう一方のモーセに重ねる必要性があったのだ。フロイトはそのわけを、伝承・伝説形成のためであると言っているが、我々は、その伝承・伝説と呼ばれる言説を織りなす行為が〈歪曲〉を言い換えたものであることに気づかされる。歪曲という語の意味が外観を変えることであり、それが、もとのものをずらし他の場所に移すという意味であったことを思い出してほしい。エジプト人指導者モーセの存在は抹殺されて〈モーセ〉という固有名詞の陰に潜伏する。そして、エジプトから持ち出された一神教の神は、合流した民族のヤーヴェ神に置き換えられた。葬られた記憶は歪曲の意図の力に屈し、いったんは歴史の表面から消えたのである。

2　集団のトラウマの発見

今日我々が手にする聖書に書かれているユダヤ民族の歴史の記述について、フロイトは「強い意図に影響されて歪曲されたり、文学的思い付きの産物によって粉飾されたりしている」(三〇一頁)と指摘している。その上で彼は、その歪曲の意図を一つ発見したと言うのである。それは、ユダヤ民族が移住した先のカデーシュで新しい神ヤーヴェを受け入れるために「以前の諸宗教の痕跡を抹消しなければならなかった」(三〇三頁)ことである。近隣の種族の宗教についてはその痕跡の消去はうまくいった。しかし、厳格な一神教をたずさえてエジプトからやってきた人々をまとめ上げるモーセの教えを消すのは簡単ではなかった。歪曲によるずらしや置き換えが行なわれたのは、モーセの教えを隠蔽する意図によるものであったのである。

前節で、私は、歪曲された結果置き換えられたものとして二つのものを指摘した。一つは今述べたモーセの教えである。そして今一つ置き換えられたもの、それはエジプト人〈モーセ〉の業績を横取りしたミーディアン人〈モーセ〉である。しかし、この歪曲の裏にある事情はこれだけではなかった。

『モーセと一神教』というテクストの中で、さらに重大な隠蔽の意図がこの歪曲に加担していたことが突き止められるのは第三論文に入ってからである。まずは「歪曲」についてフロイトが説明するレトリックを見てみよう。


原典の歪曲は殺人の場合に似ている。犯行より犯跡の除去がむずかしいのだ（三〇二頁）。


ユダヤ民族の歴史には歪曲があり、何かが隠されている。その隠し方が、殺人の犯行の跡を隠すのと同じであるとフロイトは言うが、そのメタファーは、『モーセと一神教』というテクストを読み進むうちにメタファーでなく現実となってくるのである。栄光のユダヤ民族の歴史の中には一つの殺人が隠されていた。殺されたのは誰か？　そして犯人は？　歴史家E・ゼリンが一九二二年に出した研究を引き合いにだしたフロイトは、旧約聖書の預言者たちの書の中に一つの殺人事件が記されていることを指摘する。「教祖モーセが、反抗的で強情な民衆の暴動のさいに横死したとする伝承の確かな徴候」（二九六頁）が預言者ホセア以後のほとんどすべての預言者の書いたものの中に見られると言うのである。

エジプト人モーセは、自らが率いてエジプトを脱出させたユダヤ人たちに殺された。このとてつもない説をフロイトは人間の心がおりなす普遍的な傾向から説明する。フロイトは、数々の遠征によって世界帝国となったエジプトの帝国理念が宗教観に繁栄され、「普遍的な神アートン」（三一五頁）という一神教が生じたと言う。つまり、一神教という宗教の形態は、帝国的欲望という政治的思惑と関連するというのである。その一神教をユダヤ民族に与えたとき、モーセは王者のようにふるまったのであろう。その支配と監督を受けたユダヤ人たちの中に反発の心が芽生え、それが反乱に発展した。これがフロイトの推測であった。「モーセに率いられたユダヤの民は、かくも高度に精神化された宗教（一神教）に耐えたり、それが提供するもののなかに自身の欲求の満足を見出したりすることができなかったのだ」（三〇六頁）。

ユダヤ人たち自身は、指導者の殺人という出来事についてどのような心理状態の中で自分たちの歴史を紡いだのであろうか？　フロイトは言う。「どんな人間的動機からしても明るみに出すのを差し止めずにはいられない気になる際立った事件がある」（三〇六頁）。エジプトから脱出したユダヤ民族にとって、モーセの殺害は、明るみに出すことがはばかられる出来事であった。人の心にある支配者排除への願いとは、今日でこそフロイトの仕事のおかげで「オイディプスコンプレクス」として概念化され、言葉が与えられている。しかし、それでもなお、こうした欲望を自らの中に認めることはどの時代でも難しい。歴史を語る言説の中に、歪曲という操作によってモーセの殺害が葬られていったのは不思議はなかったのである。

隠蔽された欲望と動機。フロイトの推論はこの脈絡に立ってさらに核心に進んでいく。殺人を抹消するために歴史に歪曲が加えられているとすれば、殺されたエジプト人〈モーセ〉の存在をどこかに移す／ずらす必要があったはずである。ユダヤ人たちは〈モーセ〉もその殺人も忘れようとしていた。とはいえ、彼らにとってあれ程重い存在である人物の痕跡をすべて消し去ることは簡単ではない。そんなとき、新しい地に移り住んだユダヤ人の前に、新しい宗教を仲介する司祭が現われる。その名を〈モーセ〉といった。殺人の犯跡を隠すのにこれ以上都合のよい固有名詞があるだろうか。エジプト人〈モーセ〉を、時代も場所も全くへだたったもう一人の〈モーセ〉へとずらすことにより、一人のモーセを暴力的に排除した事実は跡形もなく消去されたのであった。

エジプト人モーセの存在とその業績、そして、彼が伝えた一神教という教え。これらが歴史の中にうもれていったカラクリはこうしてフロイトによって暴かれた。しかし、『モーセと一神教』というテクストの意義は、歴史の改変によって新しいユダヤ史を提示するという歴史学上の分野の業績にとどまるものではない。フロイトは、全人類が共同体として存在するときの一つの現象を普遍性の中に掘り起こしたのである。

『イマーゴ』誌に発表した第一論文につづいて発表した第二論文の中で、フロイトはユダヤ史の歪曲を推理小説なみにスリリングに解き明かしている。しかし、フロイトの想像力はさらなるテクストを発表したいという気持ちによって掻き立てられ、さらに力強く躍動していた。第三論文の発表の経緯は、後に述べるように紆余曲折のあるものであったが、フロイトは「モーセがエジプト人である」という思いつきを、ユダヤ人であるという自らの運命とからませることによって大きく膨らませ一つの到達点にいたったのである。

第三論文第一部Cの章題は「類似」であるが、それは別々である二者の間に共通のものを見ることである。フロイトが見出したのは、ユダヤ民族という集団の行動と、個人の心に起こる一つの徴候との類似性であった。「ユダヤ宗教史の中に認めた奇妙な事例」(三二六頁)つまり、モーセの殺害とその教えの抹消、および別のモーセによる置き換えという事例に対して、それに類似した事例が「一見したところ(ユダヤ宗教史とは)縁もゆかりもない領域」(三二六頁)に見られると言うのである。それは完璧な類似であり「ほとんど同一と見てよいくらいである」と言ってフロイトが持ち出してきたのは「精神病理学において人間の神経症の発生に見られる事例」であった。

フロイトがユダヤ宗教史に現われた現象としてあげた事項の中で、人間の神経症と重なる特性は〈潜伏〉である。「体験してその後忘れてしまっている印象というものは、神経症の病因として大きな意味を持つ」(三二六頁)。臨床的に見られるこうした症状は体験した出来事の記憶が表面上は消えているように見られるのであるが、その記憶は〈潜伏〉しているのであって、時間がたってから反復強迫的によみがえってくる。列車事故にあった人間の事例として有名なくだりは、この第三論文第一部B「潜伏期と伝承」の中で持ち出されている。フロイトは「事故が起こってから症状がはじめて現われるまでの期間」を「伝染病病理学になぞらえて潜伏期」とみなしたのである。「事故現場から見たところ無傷で立ち去った人間」が数週間後、重い心的症状を示すとき「この人物は〝外傷性神経症〟に罹っている」（三二二頁）。こう書かれたテクストを読む我々は、ここで〝外傷性神経症〟という診断名を目にするのである。

　ユダヤ一神教がたどった運命に、フロイトは個人の神経症とどのような〈類似〉性を見出したのであろうか。モーセという指導者の殺害と、新しい宗教の導入とによって、モーセの教えである一神教はユダヤ民族の歴史から消えたことはすでに述べた。しかし、フロイトがその間の経緯を書き記すレトリックに注意したい。彼は言う。「見かけだけは止めを刺されたモーセとその教義の運命に（自分は）関心がある」（三一七頁、傍点下河辺）。モーセとその教えの記憶は「見かけだけは」消えていても、いずれ立ち戻るとフロイトは考えていたのである。

　ユダヤの宗教史の中に、モーセの教えを捨て去り、一神教的理念が全く感じられない時期が長く見受けられる。フロイトはこの時期を精神病理の用語にあてはめて「潜伏期」になぞらえた。個人の心理の場合、潜伏期の後、症状が表に出てくるわけであるが、ユダヤ民族の場合にも、一旦消えていたモーセの教えが遅れて影響力を発揮しだす様相がみとめられ、フロイトはこうした経緯を集団心理学の対象になりうると見なしている。事実、カデーシュで受け入れたヤーヴェ神の信仰はモーセの教えにとって替わったように見えていたが、実は「その背後に忘れられたはずのモーセの神の存在が現われた」（三〇九頁）ことをフロイトは例証して見せているのである。

　モーセの教えを生き延びさせたのは何であったのか？　フロイトはそれを〈伝承〉であると考えている。文書の中に書き取られた歴史は先に述べたように何らかの思惑により歪曲が施され、「その時々の必要や意図のままに報告が作成される」（三二三頁）。一方、口頭で伝えられる伝承は、歪曲の意図の影響を受けることが少なく、「文書では省略されるか修正を加えられることが、伝承の中では無傷のまま残ることになる」（三二三頁）。

　モーセに対する記憶は一旦潜伏することで、公式の歴史においては意図的に否定され隠蔽された。しかし、それらは伝承の中に保存され生き延びたのである。一つの民族の歴史の中に消え、数世紀を経て、人々の心に見えない力を及ぼし始める集団の記憶がある。記憶の抑圧、潜伏、そして回帰という一連の流れは、一つの民族という大集団の中に、しかも、何世代という壮大な時間の中に見出されたのである。そして、同様の経過が個人の心に起こり、それに〝外傷性神経症〟として診断名が与えられたことを考えるとき、個人と集団の心理の間に〈類似〉を見出したフロイトの思いつきは新たなる展開への突破口であったことがわかってくる。モーセの殺害、モーセの教えの遺棄といった、民族にとって重大な出来事の記憶は、重大であるがゆえに隠蔽され、歴史の中に潜伏し、そして、伝承のおかげで回帰する。こうしたプロセスを、個から集団へ、一代から数世代へ、〈類似〉という絆で結びつけたフロイトの想像力によって、「集団のトラウマ」は発見されたのである。

3　社会のコンテクストが生み出した「集団のトラウマ」

『モーセと一神教』というテクストが現代社会に衝撃を与えうるとすれば、それは、三〇〇〇年以上も前のユダヤ民族の歴史を扱っていながら、それが現代社会において、集団の歴史を語る際の心理的特質にもあてはまることを示しているからである。個人の心の神経症と集団の歴史言説の生成との間の類似を見通したフロイトの直感に、二十一世紀の今、われわれは新たなる意味を見出せると思うのである。

ユダヤ民族が民族として語り継いできた物語には、大きな亀裂があった。本来、起こっていたはずのことを民族全体でその記憶を抑圧し、出来事を長い間隠蔽したまま歴史が記されてきた。こうした推測を、様々な資料や先行研究によって説得力あるものとして証明していくフロイトの文章は、推理小説の謎ときのようなスリリングな展開を見せている。そして、彼の議論がその核心へと向かったとき、いったん消滅したかに見えたモーセ教が、新しく受容したヤーヴェの教えの影から再来し、ユダヤ人の信仰の実質的内容を乗っ取っている状況がつまびらかに報告されたのである。

埋葬されていた記憶がよみがえり、いつのまにか見えない影響力を発揮し始め、ついにはすりかえられた形で回帰する。ユダヤ民族の歴史の中に見られるこの現象が、一人の人間の精神の中に出現することはフロイトによってすでに報告されていた。記憶が心の中で凍結し、潜伏期の無症状を経てそれは別の形で——多くは五感による身体症状として——立ち戻ってこようとする。この症状に対してフロイトが名づけた診断名は〈外傷性神経症〉。今回、彼は、多数の人間からなる共同体に、しかも、何代にもわたる長時間の現象としてこの〈外傷性神経症〉をあてはめたのである。

人生の終結期、自らの身体に末期の癌をかかえ、不穏な情勢のヨーロッパにあって、個人の心のトラウマを人間の集合体の心理的メカニズムに引き寄せる仮説は、フロイトの壮大なる想像力から生まれた。これを単にフロイトの天才のなせるわざと言えれば簡単かもしれない。しかし、『モーセと一神教』というテクストの中には、机上の理論以上のもっと生々しいものが読み取れる。それは、著者と彼を取り巻く状況の緊張関係の中でこそ生まれた、理論の根源性と時代の緊迫感との絡まりあいである。

ヒットラーの台頭により、ヨーロッパ全土で、古くから行なわれていたユダヤ人迫害は、テクノロジーという新しい手段をかりて未曾有の規模で反復されようとしていた。そんな中にあって、ユダヤ人フロイトは自分に降りかかる状況と対話しながら『モーセと一神教』を書き綴っていた。しかし、これから述べるように、彼は、一気にこの膨大なテクストを書き下ろしたわけではない。もっと正確に言うと、書いたものを発表することを幾度か躊躇し、発表を差し控えている。第一論文は次の文章で終わっている。「(モーセがエジプト人であったとする洞察から引き出される)あらゆる推論をさらに報告するのは控えることにする」(二七九頁)。また第三論文のはじまりに置かれた「はしがきI」では次のように言っている。「モーセについての私の研究の最後の部分の公表は控えることになるのではないかと思っているばかりでなく、控えることになるのがわかっている」(三一二-三一三頁)。

自らの説を世に問うことをさし控えた理由をフロイトは「外的な危険」と表現している。とすれば、『モーセと一神教』というテクストは、それまで誰も考えつかなかったことを、時代の状況がフロイトを通して語らせた実況中継の書と読むこともできる。誰も考えつかなかったこと、それは、ユダヤ民族という集団のトラウマであった。

『モーセと一神教』の中で、個人の心の症状として〝外傷性神経症〟という言葉が初めて集団に用いられたのは、テクストの第二論文の終りである。モーセがエジプト人である可能性の議論から出発し、ユダヤ民族とその宗教史について新しい歴史解釈を述べた後、フロイトはユダヤ史の中に見られる〈二重性〉を指摘する。同じモーセの名で呼ばれる二人の教祖が存在したための二重性。最初の宗教が別の宗教に一時的には駆逐されたように見えて、時間がたつにつれ逆に影響力を取り戻したことからくる宗教的二重性。こうした二重性の「必然的結果」(三一〇頁)として、合流した二つの民族がもたらす二重性が浮き上がってくる。そのときフロイトは二つの民族の差を次のように表現している。「民族の一方の構成部分が心的外傷の原因と認められる体験をしているのに、他の構成部分はこの体験にあずからなかった」(三一〇頁、傍点下河辺)。モーセに率いられてエジプトから脱出し、その後、その指導者モーセを殺害した出来事を、フロイトは〝心的外傷〟と表現し、集団の記憶にたいして初めて「トラウマ」という用語を用いたのである。こうしたフロイトの導きから、二十一世紀の我々は何を読み取ることができるのか? フロイトの行なった〈類似〉を見るという行為を、現代の世界で反復すれば、それは、二十一世紀の世界に人類全体のトラウマを見ることになろう。

一九三七年のフロイトに話をもどそう。第二論文の最後に目立たないように〝心的外傷〟という言葉をさしはさんだ後は、それ以上この点について述べることはせず、フロイトは論文をそこから十数行で終わらせて『イマーゴ』誌に発表した。

『モーセと一神教』はフロイトの死の直前、数年間にわたって書かれ、三度に分けて発表されている。現在は、一つのまとまったテクストとして出版されているが、本来は書かれた時期の異なる四つの部分から成っている。各部分を書いていたとき、フロイトはどこまで自分の議論をつまびらかにしており、どのような読者にむかってその議論を提示していたのだろうか？　一つ一つの部分についてその点を検証することによって、あの膨大な『モーセと一神教』というテクストは解きほぐされていくべきであろう。

第一論文は『イマーゴ』第二十三巻第一号に、第二論文は同誌第二十三巻第四号に、いずれも一九三七年に発表された。第一論文はユダヤ民族の指導者モーセがエジプト人であるという、とてつもない仮説を提示したものであり、つづく第二論文は、自分の出したその仮説の信憑性について、心理的な脈絡から洞察している。ユダヤの宗教史についての全く新しい版を述べ、二人のモーセ、二つの宗教、二つの民族の存在を例証したのはこの論文の中である。しかし、そこで重要なことは、フロイトは自分の議論を「客観的証明を欠いている（二七九頁）」と言明していることである。「これを確実な根拠なしに……外の世界の批判的攻撃にさらすべきでないという警告をいっそう強く感じるべきであろう」（同）という言葉が続いている。フロイトが第一、第二論文を発表するにあたり、自ら「重大広範な推論」と呼ぶ彼の議論の残りの部分を盛り込まなかったのはこうした理由であった。最も物議をかもしそうなその部分について、フロイトはあえて世間に提示することを差し控えたのであった。

人文書院版『フロイト著作集』第十一巻収録「モーセと一神教」での頁数の割合は、第一論文八・二五頁、第二論文三二・五頁、第三論文第一部三四・五頁、同第二部二七・五頁である。第一、第二論文をあわせて四〇・七五頁分が発表され、第三論文相当の六二頁分は未発表のまま残されたのであった。一九三七年のことである。

フロイトは、しかし、発表をさしひかえたその論文のために、そのときすでにはしがきまで書いていた。もし、一九三八年に彼にあることが起こらなければ、そのはしがきとともに、未発表の大論文は永遠に我々の目にふれることはなかったかもしれない。彼ははしがきで次のように言っている。

私はこの研究を公表することはしない。しかし、だからと言って、それが書くことの妨げにはならない。……そのあとこの論文は秘密に保管されることになるかもしれない。いつの日か、危険なしに公表できる時代がくるまでである。そのときは同じ結論、同じ意見を表明している人物に対して、かつて暗黒だった時代にすでに、君と同じことを考えた人物がいたのだ、と言うことができる（三一三頁、傍点下河辺）。

フロイトの上顎癌は最終段階に来ていた。もし彼が癌という病に負けて論文を公表したいという精神力を失っていたら？　そして、もし、「暗黒の時代」と呼ぶ時期の闇の力に翻弄されたフロイトの境遇に一つの変化が訪れなかったら？　『モーセと一神教』というテクストは、現在我々が手にしている半分以下の分量であるばかりか、その最も刺激的、根源的議論が失われたままになっていたかもしれないのである。

しかし、歴史の流れのおかげで、差し控えていた部分はフロイトによって発表されることとなった。それが、第三論文の第一部および第二部である。前者には「はしがき」後者には「前書き」がついており、フロイトがこのテクストを発表するまでの躊躇やテクストが書かれてきた経緯などが述べられている。

我々の注意を引くのは第一部に二つの「はしがき」がつけられていて、各々、書かれた時期がそえられていることである。「はしがきⅠ」には「ウィーンにて一九三八年三月以前」、「はしがきⅡ」には「ロンドンにて一九三八年六月」と記されている。居場所が変わっていることがまず目につくが、もっと意味深いのは一九三八年三月と六月という記載である。ウィーンに暮らしていたフロイトはナチスのドイツ侵攻により危険を感じウィーンから立ち去った。先の「暗黒だった時代に」のくだりは「はしがきⅠ」からの引用であるが、危険の中にあったフロイトはロンドンに移り住み、そこで安全を得たのである。「はしがきⅠ」では「公表しない」（三一三頁）と言っていた論文が、「はしがきII」で「（私の研究の最後の部分を）公表する」（同）と変わっているのは、移動によってフロイトの立場が大きく変わったためだったのである。

論文の全貌の発表をフロイトに差し控えさせていたものは何であったのか？　それは、自分の研究が「わが国を支配している諸勢力のきわめて強い不興を招くことが目に見えている」（三一二頁）からだと彼は言う。この時点で彼が想定した支配側の力とは、カトリック教会であった。自分の研究、すなわち精神分析学が「宗教を人類の神経症に還元してしまう」（三一二頁）ことに支配側の人々が怒って、精神分析の活動が禁止されることを彼は恐れていたのであった。とはいえ、ここで注目したいのは、イギリスに迎えられて平穏な生活を始めた後に書かれた「はしがきII」では、故郷を去った理由がもう一つ付け加わっていることである。「私は今や、考え方のためばかりでなく、〝人種〟のためもあって迫害されるのが確実なので、多くの友人たちとともに、幼年時代から七十八年にわたって私の故郷であった市をはなれたのである」（三一三頁、傍点下河辺）。

自分がユダヤ人であることが大量殺戮（ジェノサイド）の標的になり命の危険がある。このことが、論文の公表を差し控えた理由であることを、一九三八年六月の時点ですでにフロイトは自ら理解していたのである。ユダヤ人の強制収容所の大量輸送が本格的に始まるのは一九三九年。ガス室などの大量虐殺が最も大規模で行なわれたのは一九四一年から一九四二年にかけてであった。

一九三七、三八年頃のヨーロッパでは、勢力をのばしつつあったナチスが全体主義的支配を、国土、政治、経済、文化のあらゆる面において拡大していた。空間を一色に塗りつぶそうとするその欲望は人種の浄化にまで及び、ユダヤ人を始めとする不純な要素を抹消しようとする不気味な動きがはじまっていた。他者としての異人種の存在を許すことのできぬ国家の意図を、ジェノサイドの欲望と呼ぶとすれば、太古から人類の共同体に宿っているその欲望を、テクノロジーと官僚制の導入によって、考えられぬ規模で充足させようとしたのがナチのホロコーストであった。

六百万人のユダヤ人を殺したというホロコーストは、実行したドイツはもちろん、そうしたことが起こる状況作りに加担したヨーロッパにとって、「どんな人間的動機からしても、明るみにだすのを差し止めずにはいられない気になる際立った事件」(三〇六頁)であったと言えるであろう。引用部分はフロイトが『モーセと一神教』第二論文の最後でユダヤ民族の歴史について述べるのに用いた表現である。もし、フロイトのこのレトリックがホロコーストという出来事を語る際にも無理なくあてはまるとみなされるならば、我々は一つの〈類似〉にたどりつくことになる。

フロイトが先の引用文で指し示していた「事件」とは、指導者・解放者としてのモーセをユダヤ人が殺害したことであった。そしてその事件を論じることで展開されていったのが、記憶には〝潜伏期〟があるという「外傷性神経症」の概念とそれをユダヤ宗教史へ当てはめる議論である。とすれば、そうした内容の論文を書いているフロイト自身を取り巻く世界で、ホロコーストという出来事が進行しているとき、その出来事もモーセの殺害と同様のメカニズムで歴史の中に吸収されていくはずである。ホロコーストのことは誰も口にしない、記録しない。あたかも何もなかったかのように表に出ずに時間がたっていく。フロイトがユダヤ民族の歴史に見た〝潜伏期〟と同様なものを、二十世紀後半の世界に見ることができるとすれば、それは、文化の記憶の中に出来事が埋葬されていったからである。

一九三八年のヨーロッパはトラウマ的出来事を体験していた。フロイトはそのさ中にいたからこそ、三千年もへだたった別の時代の民族のトラウマを墓から掘り起こし、その記憶の断絶の意味を読み取れたのだ。『モーセと一神教』執筆中に、初めて、集団にたいして「トラウマ」という概念をあてはめて用いたことは、「トラウマ的状況」にあるヨーロッパで、かろうじて生き延びたユダヤ人としての体験から湧き出てきた発想だったと言えるのではないだろうか。太古のユダヤ民族のトラウマは、一九三八年のヨーロッパで集団のトラウマに巻き込まれたフロイトを通して言語化されたのである。自らのなしているとてつもないこと、つまりホロコーストによるジェノサイドを、二十世紀ヨーロッパ社会は、記憶の外に潜伏させ、歴史の表面から消去する仕業を進行中であった。そのような状況の中にあって、フロイトは彼の五感を通じて、ユダヤ民族にふりかかった運命を自分の運命に織り込んだのだ。それは、彼の理論としてではなく、〝集団のトラウマ〟を発見する経緯と、それを世間に公表する困難を克服していくプロセスの中に書き込まれていった。読み取るのは我々の仕事である。

結び

『モーセと一神教』というテクストには三つの時間が流れていると私はこの論文の冒頭で述べた。一九三〇年代、ナチの脅威の中で残りの生命の全てをかけて書いているフロイトの時間。彼自身の人種であるユダヤ民族が〝モーセ〟とともにユダヤ教を作り上げた紀元前十四世紀から十世紀という時間。そして、フロイトがユダヤ民族についての未曾有の歴史解釈を記した『モーセと一神教』を読む我々が生きる二十一世紀という時間である。

一九三〇年代、ありえぬこととして記憶から抹消された出来事の渦中にあって、フロイトは三千年以上へだたった別時代、別空間の民族のトラウマ的出来事を墓から掘り起こし、記憶の改変による歴史の歪曲を解きほぐした。

二十一世紀に入った今、我々は個人の神経症についてＰＴＳＤ（心的外傷後ストレス障害）という診断名とともにトラウマが心理に与える機能についての概念を手にしている。ここで、我々現代人がフロイト的想像力を働かせることが出来るとすれば、個人のＰＴＳＤと、現代に生きる人類という集団の心理状態との間に〈類似〉を見出すことは可能であろう。ホロコーストを行なっていた社会がその時点でそのことを認識できず、記憶を潜伏させていったとすれば、その〈類似〉として、現代世界も〝考えられないこと〟を行ないつつその記憶をトラウマとして葬り、うわべは文明の進化という幻想を突き進んでいるとは言えないであろうか？
二十一世紀の今、埋葬されつつある記憶は何なのか？　それをよみがえらせる現代のフロイトの役をするのは誰なのか？

ＰＴＳＤの典型的症状として〝麻痺〟がある。世界は今、テロの威嚇にとりつかれている。〝テロという不正〟を抑えるというアメリカの大義は、世界を安定させるより、世界を攻撃性の空気で充満させている。現在の状況は一見〝麻痺〟とは逆の過剰な行動に走っているようにも思えるかもしれないが、イラク攻撃や北朝鮮問題などのケースの裏には一つの問題が常に貼りついていることを見逃してはならない。それは、「核」という問題である。世界は「核」という表象に対して心を〝麻痺〟させているのではないだろうか？

ナチのホロコーストにより葬られた人の数は六百万人といわれている。一つの人種を根絶しようとした企てのおぞましさを思うと、この数字は十分にトラウマ的である。しかし、我々が手にしてしまった「核」は、攻撃された側を全滅させた上で、攻撃をしかけた側をも滅ぼすという意味で、人類がこれまで手にしたことのない「力」である。二十世紀の半ば、ユダヤ人ホロコーストによってジェノサイドの欲望をグロテスクな形で実行してしまった人類は、二十一世紀初頭の今、欲望を持った側もその欲望の充足によって自らを滅ぼしてしまう事態に直面している。そして、このことに気づかずに全世界は動いている。ちょうどホロコーストが行なわれている最中にそのことが認識されず、歴史の中に潜伏していったように。

二十一世紀のフロイトが現われるのを待っていては、人類は「核」に対するコントロールを失い、世界は滅びてしまうかもしれない。フロイトが『モーセと一神教』執筆によって実演したことを、今、我々は、一人一人の心の中で反復すべきであろう。トラウマ的状況の中でユダヤ民族のトラウマを洞察したフロイトが書いた『モーセと一神教』を我々は読んでいる。ＰＴＳＤの麻痺に陥っている現代の社会の中で〝ありえないこと〟が起こっており、それが記憶として埋葬されつつあるのだということを、何とかして考えられるようにならねばならない。

ジェノサイドを企てたがる心理（genocide mentality）が人類という種の思考に巣くった癖であることを理解したうえで、二十一世紀のトラウマを想像することが今、われわれに要求されている。心の労働が今ほど必要とされている時代はないのではないだろうか。『モーセと一神教』はその労働を始めさせるスターターキットの役目をするテクストなのである。

［付記］

・文中（　）内で示した頁数は『フロイト著作集』第十一巻（人文書院、一九八四年）による。

・フロイトのテクストを『モーセと一神教』という表記で呼んでいるが、人文書院版は「人間モーセと一神教」、Penguin Freud Library, vol. 13では“Moses and Monotheism : Three Essays”（1939［1934-38］）となっている。

・三つの論文については、人文書院版もPenguin版もI、II、IIIというアラビア数字で示し、個々にタイトルをつけている。

I　エジプト人モーセ　II　モーセがエジプト人であったとすれば……　III　モーセとその民と一神教

I Moses an Egyptian　II If Moses was an Egyptian...　III Moses, His People and Monotheist Religion

本論文では、各々を「第一論文」「第二論文」「第三論文」と表記してある。また、「第三論文」の中の二つの部分については「第一部」「第二部」と表記した。

歴史とトラウマと解離

白川美也子

1 はじめに

「埋葬と亡霊」というテーマが与えられたとき、それは、共同体の歴史にも、個人史にも、治療プロセスのなかにも、現われうる普遍的な概念に思われた。

そこで「埋葬」を「外傷性記憶の解離」に、「亡霊」を「それにより引き起こされる症状」と読みかえ、トラウマ臨床の難しさについて、外傷性記憶と解離の性質から説明し、トラウマによる疾患についての筆者の治療経験や実際の治療過程を具体的に呈示する。

まず単回性のトラウマによる疾患の臨床場面から、戦争と性暴力というトラウマ臨床における重大問題による傷付きをもった人の回復過程を記述する。双方とも、なんらかの理由で、その体験を語ることができなかったために回復が遅延していた。葬られようとした記憶が、いかに生々しく立ち現われ、どのように語られ、どのように回復するか、個人史に歴史が深く影響を与えている様子やそこからの回復をみていく。

次に、複雑なトラウマによる疾患の臨床場面における治療のミクロのプロセスを、逐語的に提示することによって、内界で起きている現象についての理解をすすめたい。被虐待とＤＶの目撃から再演を繰り返す少年と、同様の体験を重ねながら成長し、さまざまな精神症状を抱え、自分も子どもを虐待していた母親の精神療法過程を呈示する。ここにおいては、トラウマが個人と共同体に与える影響の相似や交錯を描写したい。

さらに、精神医学史におけるトラウマや解離臨床の動向を、「解離」のもつ多次元的な特性と関連づけて説明する。

最後に、トラウマや解離の臨床をテーマとしている筆者が、臨床の実践のなかで心がけていることや、いつのまにか感じるようになった歴史と個人史のつながりや、共同体＝世界と個人のつながりの感覚について伝えたい。

2　トラウマ臨床の難しさ——外傷性記憶と解離——

精神療法という営みの基本は、過去から現在にいたる苦悩や悲嘆を治療者と患者の二者間で追体験することによって、ある人が「今ここ」をよりよく生きることを援助することではないかと思う。このときに共同体の中のその人の個人史が、二者間の「物語」として共有されることになる。どのような治療の根底にもこの作業がある。

トラウマ臨床に携わって最初に感じた難しさは、この「物語化」が困難なことである。トラウマとは、対処不能な体験という客観的な要素に、恐怖や無力感などの特異な感情という主観的な要素が加わり継続的な反応を生じている状態である。「外傷性記憶」と呼ばれる通常の記憶と異なるその特性は中井の論に詳しいが[1]、無時間性・鮮明性、想起に苦痛な情緒を伴う、言葉になりにくい、という三徴にまとめられることが多い。外傷性記憶とは、特殊なメモリーネットワークであり、五感、感情、思考、認知などトラウマを体験したときの心身の状態が、まるで「冷凍保存」されたかのごとく保持されているものである。語りがたい出来事であることに加え、生理学的にも語ることが困難な状態が引き起こされている。

次に、解離は、トラウマなどの衝撃によってできる心の壁という比喩を使って説明できる。外傷性記憶を疎隔化することで、怖しい体験から自己を守るという意味合いがあり、これも当初は適応的な働きである。解離には三つの段階がある。一次解離は、まずトラウマ体験をうけたときの感覚知覚の麻痺・混乱であり、二次解離は距離をとって自らを観察するような体験である。さらに、三次解離は、トラウマ体験を含む、異なった自我状態が発達することである(2)。

解離には、高速道路催眠や芸術におけるトランスなどの正常(適応的)な解離もあるが、意識、記憶、同一性、知覚といった、通常は統合されている機能が破綻してしまうという特徴があり、当初の適応はいずれの不適応や症状につながるという問題をはらむ。すなわち「解離」によっても、トラウマ体験は「私の経験・記憶」として語られることを阻まれている。

このような外傷性記憶や解離を臨床場面で扱うためには、単純に言語的なアプローチだけでは困難なことは理解されるだろう。言葉を用いて表現されにくい、接近しにくい部位に、解離された問題が存在し、それらによってさまざまな症状が現われるからである。

3　単回性トラウマの臨床場面から

筆者が、トラウマ臨床に携わることになったのは、九七年に、静岡県警の被害者対策の仕事に任命されたことが契機であった。その背景には、九五年の阪神淡路大震災やオウム真理教事件や児童殺傷事件などの凶悪犯罪によって被害者への心のケアが注目される流れがあった。当初、私はＰＴＳＤという病態をそれと認識してみたことがなかった。周囲の精神科医も同様であり、東京で小西聖子が主催していたＰＴＳＤ研究会に出席して学んでいくことになった。その駆け出しのころに出会った二症例を呈示する。ひとつは戦災による被害、もうひとつは、性暴力による被害である。外傷性記憶と、それが解離されていることによって呈するさまざまな症状とそこからの回復をよく描き出しうると考えたからである。

「ある長い戦後」―被弾とその影響―

第二次世界大戦から、丁度五十年を経た頃私が赴任したある精神病院の慢性病棟に、通常の統合失調症と何か異なるものを感じさせる六十代の女性Aさんがいた。器質性精神障害の匂いがするのである。普段のたたずまいに崩れなく、受け答えは物静かであり、何かしら諦念のようなものすら感じられた。幻覚妄想はないが、時折ひとり笑いをするのが、唯一統合失調症を連想させる瞬間だった。

精神病院での毎日は、退院の目処もつかない人たちに「何かいいこと」を探していく作業でもある。ナースステーションで〈なんとか外泊できないかな?〉と訊くと、看護師が応えた。「今はいいですけど、夏はひどいですよ。とりつかれたように怖い怖いといって、ひどい幻覚妄想がでるんです」。

カルテを開けてみると、単調な記述のなかに、毎年夏にだけドイツ語で「幻覚妄想状態」という記載がある。看護師に聞くその様子は、いつもの状態からは想像ができない生々しさで、当初感じた器質性の匂いとそれは異なり軽く混乱した。

何も語らなかった人が、思いがけぬ過去の外傷体験を語り始めたのは、「夏に調子が悪くなるときに見えるもの」について率直に尋ねたときのことだった。彼女は「たくさんの血だらけの人が見えるのです」という。〈それはあなたが実際にみたものではないのですか?〉……そこから語られはじめたのは、ある終戦直前の現実だった。ひととおり聞き終わった後、ナースステーションに行き、着物を脱いでもらい、背中の上半分から後頸部にかけて、太平洋戦争の艦砲射撃の無数の被弾痕があるのを確認したのが目に焼き付いている。

彼女は次のように語った。戦争が終わる年の、ある暑い日、艦砲射撃が始まった。防空壕が掘ってある納屋に急いだときには、そこはもう浮浪者でいっぱいになっていて、入る隙間がなかった。むなしく壕の入り口に倒れ込んでいたところ、背後から被弾をした。覚えているのは血だらけの人の群れと大八車で死んだように運ばれた自分であり、その後、彼女は病んでしまったのだという。

疎遠であった原家族を説き伏せて総合病院を受診していただき、頭部CTをとったところ、異常所見なしという返事が返ってきた。しかし、CT写真をみると、被弾痕と重なる後頭部脳実質に気になるノッチがある。私は執拗だった。放射線科に電話をして、〈輝度を変えてもう一度見てみてください〉と依頼をした。その午後に、若干興奮した声で「弾丸が入っています」と電話を受けた。骨密度に焦点をあわせた写真には、後頭部下部の浅い実質内に白い輝線を発する弾丸が映っていた。

夏にみえる血まみれの人、というのは、爆撃場面で被災をした人たちの記憶のフラッシュバックであり、夏におきるのはまさしく記念日反応であった。それは外傷性記憶の特徴を満たした。さらに弾丸が後頭部視覚領野に存在することによって、その他の症状が説明できた。彼女には、ときどき「模様がみえる」ことがあって、その模様がみえると「よくわからないけど笑えてきてしまう」のだという。弾丸の存在によって引き起こされるてんかん性の精神運動発作の症状が空笑と診断され、統合失調症の診断を揺るぎなくしていたのだ。その「空笑」は抗てんかん薬を充分量使うことによって消失した。

私は、時間があるとその患者さんのところに通うようになった。手遊び（「せっせっせ」等）をしながら、物静かな老婦人の話を聞いた。(3) それは、娘時代の話であり、それを境に輝かしい娘時代を失ったある日の物語であり、その後の精神病院での生活であり、精神的苦痛だった。「精神病」の物語が、「心身の傷」の物語に変化したことで、その痛ましさは了解可能なものとなり、五十年の空白を経て彼女を原家族に再統合する原動力となった。注意深く外泊が重ねられ、外泊が成功したため、退院となった。次の記念日にも症状の再発はなかった。Aさんは、精神病院をでて、その生涯の終わりを親族に囲まれ、畑仕事を行いながら過ごされたのである。

「身体は記憶している」性暴力被害の後遺症―

Bさんが初診したときには、視力がほとんどなく（心因性視野障害と後に判明した）、食事もほとんどとれない状態だった。数年前に上司から性暴力被害に遭い、「それを人に話したら同僚をまた強姦する」と脅されてから、誰にもいえない状態が続いていたことだけはわかっていた。「私が悪い、私があそこにいたから、その人は私を強姦したのだ」と繰り返し、被害にあったということすら否認されていた。

ひどい「発作」は大抵夕刻に起きる。うなり声をあげて苦しみ始め、のたうち回り、叫ぶ。緊急電話の向こうで地の底から響くようななりや叫びが聞こえることも度々だった。救急来院し、処置によって治まったときには、その間の記憶を健忘していた。後に、そのような時は実際にうけた被害を実際にうけているように再体験していたと語り、それがフラッシュバックであったことがわかった。

そのような緊急受診の日付を確認すると、月のうちのある日時あるいは曜日に集中していた。記念日反応は月命日的にも曜日にも時刻にも起きる。それを説明して患者が納得したときに、コントロール不能の夕刻の「発作」は少しずつなくなっていった。まったく記憶を失うのではなく、「飛んでいる、上の方で自分が強姦されているのをみている」という症状に変化した。実際の被害時にBさんは、浮かび上がって上から見るという体験をしている。これは二次解離に続するトラウマ周辺期の解離（Peritraumatic Dissociation）である。

PTSD治療の最初の段階は安全の確保である。まず、事件を思い出すこと、事件について話すことが危険であるという状況から、進展が起きなければならなかった。Bさんが、強姦被害は自分が望んだことではなく、人権の侵害であるという認識をもてるようになるために、心理教育を行なった。それとともに視力は回復し、同時に事件に対する怒りと憤りをもつようになったある日、夢で「犯人の姿」を見たが、その顔は空白であった。

Bさんが会社に戻らないと決意をしてから、事件の詳細がさらに返ってきた。フラッシュバックのときに、必ず左頬が赤く腫れ、涙がでることについて共に考えていたときに、強姦直前に殴られた記憶が返ってきた。さらに「黄色と黒の蛇が胴にまきつく」夢のイメージを膨らませていたところ、事件のあった山中の工事現場にあった工事用ロープで縛られたという記憶が返ってきた。記憶が返るにつれて憤りは増し、告訴をしたいという気持ちは強くなった。

もっと奇妙な記憶の返り方もあった。ある日、受診にたくさんの下着と靴下をもって来たのである。「どうしてかわからないのだけど、どうしても欲しくって。はい、先生にもプレゼント」と可愛い下着をくれるのである。回復に伴い、女性としておしゃれをしたいという感覚が戻ってきているからだろうという楽観的な私の予測ははずれた。どんなときにでも答えは常にクライエントのなかにしかない。その「靴下と下着を買う」衝動が出てきた後に返ってきたのは、殴られて縛られた後に犯人の靴下を口につめられたことと、被害後汚れた下着を捨てた記憶だった。下着に血痕があったというはっきりした記憶から、強姦か強制わいせつかという、警察的強姦の根拠となり、告訴の焦点であったにも関わらず、本人は不確かだった、いわゆる挿入行為の有無が明らかになった。

回復は行きつ戻りつしながらゆっくり昇っていく果てしない螺旋階段である。回復して力を得た分、現れる課題は大きい。新たな発作は次のようなものであった。まず意識が遠のき、左頬が赤くなり左眼に涙が浮く。棒のように倒れ、呼吸がまったく停止する。数十秒から一分以上の呼吸停止の後、下腹部がさざ波のように痙攣し始め、次第にそれが大きくなって上腹部にむかう。突如爆発的に激しい呼吸が再開する。見る者に死の危険すら感じさせるものだった。その発作の際には、力をいれ、足を組み固く閉じることもあれば、倒れたときに、口を思いっきり膨らませることもあった。これは、一連の犯行時の彼女の動きの再上演（Reenactment）だったのである。この発作は、それをビデオで撮影したものをBさんと共にみることで、彼女に犯行全体の記憶が返ることによってようやく治まった。

時を経て、私は参考人として法廷に立った。被告およびその弁護人は、Bさんの供述をすべて「治療者の示唆によりみた夢のなかの出来事である」と主張していた。私はおよそ次のように述べた。

「……このような症状が起き、それと関連する記憶が返ってきた後に、その症状が消えるということが、外部の示唆によって起きたのではなく、その記憶が外傷性記憶の特徴をもっていたことの証明です。外傷性記憶の内容は、事実そのままが冷凍保存されたようなものであり、事実から離れることはありません。被告は、騙してBさんを山に連れて行き、右手で彼女を殴り倒しました。短期間意識を失った彼女の胴をそこにあった工事用ロープで縛り、さらに自分の靴下を脱いでBさんの口に詰め、呼吸すら困難な状態で強姦し、その後、秘密を守るように脅した上で解放したと症状から推測できます」と。なんどか大きく貧乏揺すりをしていた被告がさらに、がたんがたん、と地団駄を踏むように足を動かした。

さらに時を経て、Bさんは勇気ある選択をして職場に戻った。その地で理解ある配偶者を得て、困難ながら喜びのある生活を送っている。「回復は螺旋階段であること、自分が回復するためには、警察、検察、医師、家族、周囲の人など、さまざまな立場の人たちの協力が必要だったと広く伝えて欲しい」という言葉を預かっている。

トラウマと共同体の役割

イスラエルの精神科医、シャレフは、外傷性記憶には本来次のような適応的な働きがあるという。まず、嘆き回ることによって人の注意を惹く、濃厚なコミュニケーションを確立しようとする、学習プロセスを促し他者に危険を伝える、他者の教示によりエピソード記憶が生じる等である。しかし、一方では、外傷性記憶は想起に苦痛な情緒を伴うことから、回避によるコミュニケーション減少、症状をもつこと自体から援助をうけにくくなるという側面も持つ(4)。PTSDは、回復の障害なのである。

Aさんは、夏になると起きる血まみれの人がみえる発作という形で、戦災被害を表現していたが、精神疾患と誤認されることで、その意味が家族や共同体と共有されることがなかった。Bさんは、出来事による衝撃そのものの強度と、加害者の脅しで、それを話すことができないことによって、孤立していた。

PTSDのケアというのは、専門職ではないとできないものではない、ある意味ではとても人間的な営みである。(5) 苦悩や悲嘆を受け止めること、症状を通して、患者がその体験を自己の物語として受けとめることを援助すること、さらにそれが共同体の物語として受けとめられていくこと、この単純なことがいかに重要かということを二つの症例は教えてくれる。

4　複雑なトラウマによる解離

「戦いごっこ」―再演と不適応加害行動―

十四歳のCくんは、乳幼児期から、父よりひどい暴力をふるわれて、父の母へのドメスティックバイオレンスを目撃して育った。五歳で別居。その後の母親の再婚により家庭は安定したが、再婚後生まれた弟に「遊んでいるつもりで暴力をふるってしまう」という再演行動や、人形を縛ったり、傷つけたりして遊ぶポストトラウマティックプレイなどの加害的不適応行動が問題となり来院した。学校でも「いじめるか、いじめられる」という支配―被支配の硬直した対人関係か、自分よりも弱い、庇護をしなければとみなした女児との共依存関係しかとれず、対等で健全な対人距離および関係がもてないという問題を抱えていた。

繰り返されるトラウマ（被虐待やドメスティックバイオレンスの目撃など）と解離

被虐待という過酷な体験による様々な子どもへの表れについては別稿に記しているが、臨床上の困難は、繰り返される複雑なトラウマの影響が、表面的には、問題となる行動や性格として表われることである。[6]

テア（Terr, L.）は、子どものトラウマを単回性トラウマによるI型トラウマと慢性反復的に強い外傷的な出来事にさらされ続けた場合におこるII型トラウマに分類する。[7] その特徴は、否認と精神的麻痺、自己催眠と解離、怒りと受動性である。外傷体験が繰り返される中で、心を防御しようとする働きによる、外傷的出来事の存在自体の否認、周囲からの疎隔、同一性の変容や混乱、攻撃的な行動や自傷、対人関係や自己価値感への障害が生じる。

また、子どもは、発達途上の存在であり、その記憶システムは未完成である。バージェス（Burgess, A.）は、子ども時代のトラウマによる一種の記憶への刷り込みを「Trauma learning」と名付け、PTSDにおける記憶の特徴を、再演（回想、断片化、フラッシュバック、強烈な感覚的経験）、反復（再被害化、攻撃者や被害者への同一化）、置き換え（トラウマの加工、異常な性幻想、異常性愛、精神病様反応）の3つとした。さらに、PTSDの発症が遅延している状態として、回避（性行動回避、薬物依存［鎮静系薬剤］、身体化、抑うつ反応）、と攻撃（危険な行動、反社会的行為、薬物依存［刺激系薬剤］、性行動過多）の二型を描写している。[8] 症例のCくんは、このテアのII型トラウマであり、バージェスによるトラウマ性学習のなかの反復に相当する行動を起こしており、PTSD未発症の攻撃型の病像にあてはまっている。

EMDRについて

セッションのプロセスの理解のために、EMDR（Eye Movement Desensitization and Reprocessing）という外傷性記憶の処理技法のひとつについて説明をする。本方法は、シャピロ（Shapiro, F.）によって一九八九年に発表されてから、米国を中心に広くトラウマ治療に採用されている技法である。[9] トラウマに関連するイメージを思い浮かべながら、治療者が左右に振る指を目で追ってもらったり、膝においた手を交互にタッピングするなどの律動的な両側身体交互刺激を加えながら「今ここ」と過去の記憶の双方に焦点を当てていくことで、脳が本来もっている情報処理の能力が活性化され、加速的な情報処理が起きるとされている。外傷性記憶の言語化が進み、状況依存性である外傷性記憶のベースになり過去の状況に縛り付けられている否定的認知が肯定的認知に変化していく。否定的認知とともにトラウマ体験を想起する苦痛感は、最高十の主観的苦痛尺度で、肯定的認知をどれだけ信じられるかは、最高七の認知の妥当性という主観尺度を使って変化をみていく。

Cくんの場合は、再演である「戦いごっこを繰り返してしまう」ところから、繰り返さないと思うことができる変化が引き起こされるまでに、さまざまな記憶が呼び起こされ、自分や他者の行動に対する見方が変化していく。筆者の言葉を〈　〉内に、Cくんの言葉を地の文章に、また筆者の補足を（　）内に記した。また#という記号を、前記した身体刺激を行っているところで使用する。

セッション

〈どうして暴力をふるうの？〉最近は、遊びからはじまるけど、盛り上がると……幼い頃に帰っちゃう。弟と同じくらいの精神年齢になっちゃう。わかってやっていた。〈そうするとどうなる？〉親にも迷惑がかかる。家の中で走り回ったりするだけで終わればいいけど、弟まで暴れちゃう。弟が前のことをもう一回しろっていってくる（弟と自分の同一化もしくは混同が起きている）〈ほんとうに？〉弟はそれで楽しげらしい。〈？〉何か弟の中では、ストーリーができている。〈弟とあなたの世界が重なってる？〉遊びだけど蹴っちゃう。昔のことと同じことを繰り返しちゃう。〈それってどんな感じ？〉いやな感じ。〈暴力をふるわないためには、どういう自分を信じることができればいい？〉自分は同じことを繰り返さない。

否定的認知「私は同じことを繰り返してしまう。」主観的苦痛尺度、最高十のうち四

肯定的認知「もう同じことを繰り返さない。」認知の妥当性最高七のうち五

#（眼球運動もしくは手のタッピング、以下省略）そういう遊びにのってはいけない。幼心で蹴っちゃったり。そういう遊びにのっけるのは、自分。#ない。#〈嫌な感じに集中して〉全部こっちからしかけていた。〈弟もしかけている?〉それもある。#弟が言い出したのは、自分がやってやめたあと。〈何をやるの?〉それは分からない……（自分の暴力を否認）#…自分からしかけるのは戦いごっこ（否認しているが、戦いごっこという形で一歩認める）。#自分は勝手にやっちゃう。#弟との戦いごっこ。自分でそう思っている。弟はどう思っているかわからない。#〈ひどく暴力をふるわれた子どもが、遊びの中で、今度は自分が暴力をふるうことを繰り返す子がいます。あなたはどう思う?〉当てはまらないと思う。〈親からの暴力を受けて、それを認めたくなくて、暴力を戦いごっこと考えます。自分はどう思う?〉あてはまる…〈どう?〉やっぱり、あてはまらない。昔の親父は本気でやっていて…。〈昔の親父は本気であなたのことを蹴った?〉#自分は弟にしていた。正当化をしていた。昔の親父はもっとひどいことをしていた。#〈それに集中して〉…#…でもね、今ね、父親の所についてっちゃってどうなるのか、怖い。（その頃の恐怖が甦っていると感じた）#その後、ちょくちょく父親の所へいった。母親が連れて行った。#昔は父親の所へ行ったときに、自然と怖さはなくなった。〈行く前は?〉怖かった。何かの心の働きがそうさせている（Cくんは、父親への恐怖を否認する機制に内的に気づいていると感じた）#〈そのことに集中して〉…#〈もう一度元に戻って弟に戦いごっこをしかけた自分についてどういう気持ちがする?〉出てこない#…申し訳ない。#〈もう一度戦いごっこの場面。どう見える?〉もうやらない。やりたくない。〈どうして?〉昔の父親と同じになっちゃう。#〈僕はもう二度と繰り返さないって思ってみて〉さっき6って言ったの、7くらいになった。自分に誓える。#〈それに集中して、別の記憶が出てくることも出てこないこともあります〉誓える場面しか思わない。#〈弟にどうやったら繰り返さないだろうか（「未来への鋳型」将来こう

したいという行動パターンの基礎イメージ」を作る)〉自分の中に誓ったから…具体的にはない。#〈具体的なイメージできるのがいい〉今、戦う場面しか思い浮かばない。#弟の顔が思い浮かんだ。#〈同じことを繰り返さない〉親にも少し暴力あったから、これもなくそうと思った。#…何も出てこない。誓っている(苦しそうな表情、まだ暴力場面が甦っていると感じられる)。#〈無理に誓わなくてもいいよ〉出来そうじゃなくて、やる。#〈自然体で遊んでいるところ、浮かぶ?〉…#〈戦い場面出てきた?〉うん。#〈どんな?〉普通に自分がやられるとか、そういう感じ。#出てこない。でも、今、そういうことしないって誓ったから。(苦痛表情がうかんでいる、暴力的な場面はまだ浮かんでいると思われる)#…#何か怖いというのも取れてきた。もう会わないから。#〈それに集中して〉今、父親のようにするのを一番悲しむのは母親だから。もう遊びに行かない(実際には近年ほとんど行っていない)〈今までどう思ってた?〉また会ったら怖いって。#…〈『僕は二度と繰り返さない。父親にやられることとないし、弟にやることとないし』どのくらい信じられる?〉7のうち7信じられる(表情が楽になってくる)#何言っていいかわからない。(少し当惑した表情)#〈体にどんな感じする?〉胸の中がおだやかな感じ。#〈楽? 嫌な感じは?〉ない。〈胸の中の穏やかな感じは何色?〉白。〈その光を全身に通すこと出来るかな?〉できる。…強くなる。〈何が?〉自分で決めたその気持ちが。

否定的認知「私は同じことを繰り返してしまう。」主観的苦痛尺度、最高十のうち〇
肯定的認知「もう同じことを繰り返さない。」認知の妥当性最高七のうち七

このセッション後、「(セッションを)うけてよかった。嫌なことも全部話せた」と述べた。直後から再演行動は止み、弟に対する暴力行為は消失し、再発しなかった。

Cくんの問題行動は、父親からの深刻な暴力を否認し、その記憶を解離することにより「戦いごっこ」という

形での再演（Replay）が起きたことの結果であった。攻撃者への同一化や、弟と自分の同一化、父親の恐怖などをセッションのなかで、再体験し、自覚していくことで変化が生じたと考えられる。

セッションの流れを示すと次のようになる。自分の欲望・衝動と弟のそれの混同↓自分の暴力の否認↓自分のしていたことを「戦いごっこ」と表現↓（セラピストによる心理教育、認知の編み込み）↓父親からの暴力を想起↓父親への恐怖を想起・再体験↓「同じことを繰り返したくない」という感覚が生まれる↓恐怖のさらに鮮明な再体験↓弟との間で穏やかに遊ぶイメージがもてる↓「もう繰り返さない」と自分で決められることができる。このような過程であった。

その後、さらに父親の過去の具体的な暴力場面を同様に取り扱い、対人関係上の問題はさらに落ち着いた。Cくんの反抗や暴力や「キレる」ことは、「大人」に対する、解離・抑圧されているがゆえに常に喚起される恐怖や怒りや不信、被害的な認知からきていたのだろう。Cくんは、被害体験を直視することで、自分の対人関係のパターンを見つめ、自らの加害性を自覚し、それを繰り返さなくなった。その後も、周囲の信頼できる大人に話して、自ら解決していくことができるようになったのである。

5　「海に帰りたい」沖縄戦・家庭内暴力・性虐待被害・虐待加害の連鎖とその浄化

Dさんは幼い子どもをつれて離婚したばかりの二十代の女性である。離婚の原因は夫からの暴力だった。Dさんの母も、夫からの暴力を逃れて、沖縄のある離島から本土に来ている。

初診時の主訴は不眠、焦燥感、アルコール依存、そして子どもへの虐待だった。精神症状としては、初診の時は前夫の暴力のフラッシュバックが問題だったが、ある日継父から継続的長期に性虐待を受けていた記憶が鮮明に甦り、不眠や焦燥感がさらに募った。身体化や性虐待の記憶のフラッシュバックがひどくなり、怒りや自殺衝動のコントロールが不能となって入院となった。入院時には「すべてがどうでもいい、『死んじゃおっ』という感じ、子どももどうでもいい」と述べていた。

入院後の初回セッションでは、性虐待の場面をEMDRで扱い、虐待のときの様々な場面や感情が脱感作された。しかし、その後、当時守ってくれないと感じられていた母親に対する強い怒りが出現し、病院にいられないという衝動が抑えられなくなった。

複雑性PTSDと愛着と解離

Dさんの症状は、感情覚醒や衝動の統御の変化（怒り、自殺念慮、アルコール依存）、注意意識の変化（解離など）、身体化、慢性的な人格の変化（周囲への激しい怒りと、子どもへの虐待）、意味体系における変化（将来への絶望）にまとめることができる。Cくんがケアされないまま成人すると呈するような、複雑性PTSD（DESNOS、Disoreders pf Extreme Stress not Other Specified、他に特定されない極度のストレス要害）の病像である。筆者の複雑性PTSDに関する治療については、別稿に述べたが[10]、ここにおいて、もう一度、解離と愛着の問題について触れておきたい。

近年、トラウマばかりでなく、愛着の喪失が解離につながることがわかってきている。メイン（Main, M.）は、D型愛着という愛着パターンと解離現象のつながりについて述べている[11]。また、パトナムは、解離を呈する子どもの臨床経験から、病的解離状態における「離散的行動状態」という概念を提出している[12]。

虐待、特に性虐待をうける、本来健全な愛着が生じるはずの養育者や、養護するべき成人との間に非常に複雑な関係が生じることになる。脱愛着により解離が生じる。繰り返される虐待による被害をうけた子どもはそのようなミクロの解離の連続により、外傷性記憶と結びつく無数の自我状態が生み出され、統合されないまま「離散型行動状態」という幼児的なバラバラの行動パターンを持ったまま成長する。被害児童の衝動や情動は、常に虐待者によってコントロールされ、育たぬまま残っているため、衝動や情動のコントロール不能につながる。このような状態に対する治療を行うためには、単に外傷性記憶の処理だけではなく、なんらかの形でのその自我状態への慰撫と周囲への愛着関係の回復、トラウマによってもたらされたネガティブな感情の浄化がなされることが必要になる。ワトキンス（Watkins & Watkins）らが提唱した自我状態療法が有効である。(13)

ホログラフィートークについて

ホログラフィートークは、嶺によって構成された治療技法である。(14) 心理療法としては自我状態療法に分類される。私は複雑性PTSD治療に簡便な形で援用しているが、患者のもつ解離傾向を、解離能力として活かすことができる優れた技法だと感じている。(15)

ここでは、普段私が行っている手順を説明する。まず問題となる身体症状や情動に焦点を当てて、その感じを視覚化する。その視覚化された「もの」に身体感覚的にアクセスして、その「もの」もしくは「部分」に問いかけていく。クライエントに、「もの」とセラピストをつなぐ通訳者になってもらうイメージをもってもらう。〈あなたはどうなりたいの？〉とその「もの」に訊いて、条件や課題を探っていく。そして、その「もの」が最初に生じた時点まで軽いトランス状態でのイメージ誘導を使って年齢退行していく。そこで出てくる過去の子どもである自分や大人である自分に、「どうしたいの？」と訊いて、その必要性や願望を満たしていく。必要があれば、子どもである自分の周囲の人、家族、友人、知人、などに対して同じ操作を繰り返していく。

ホログラフィートークセッション

以下衝動コントロール不能となったCさんへのホログラフィートークのセッションを途中まで、逐語的に呈示する。患者の言葉を地の文に、セラピストの言葉を〈 〉内に書き抜く。

〈ここにいられないという感じは身体のどこにありますか?〉腹の底に、真っ黒なドロドロ、マグマがある〈マグマに訊いてみましょう。どうしたんですか?〉すべてをぐちゃぐちゃにしたい〈本当はどんな姿になりたいの?〉海に帰りたい〈海に帰れたら?〉珊瑚礁になる〈そのためには?〉もっと強くなる〈そのためには具体的に?〉「明るくて、にこにこして、一日一日を大切にする」〈もっと具体的に?〉ゼロからやり直す〈そのために?〉新たな気持ちで心を空っぽにする〈ほかには?〉おとうさん(二人目の継父)とお母さんと三人で話す。

〈それでは、そのマグマが最初に体に入ったときまで過去に遡りましょう。目の前に心の時計をおいて、時計の針がぐるぐる反対に回っていきます。どんどん過去に遡ります。時計の針がぴたりととまったら、その場面です〉八歳の夏、加害者に体の上に乗られています(性虐待の場面)〈Dちゃんに訊いてみましょう。どうしたんですか?〉よくわからない、やめてほしい〈そのことを、ちゃんと言えている?〉言ったのにやめてくれないの(子どもの声になっている)〈では、継父さんに訊いてみましょう、どうしたんですか?〉こいつを玩具にしたい〈Dちゃんは本当はどうしたいの〉お母さんに守ってほしい〈お母さんに思いっきり気持ちを伝えてみよう〉。お母さんは悲しんで泣いている〈お母さんどうしてあげたいですか?〉守ってあげたい。抱きしめてあげたい(これはDさんの中の母イメージの言葉である)。〈それでは、お母さんと子どもで継父さんに言いましょう〉。お母さんは殺したいと言った。私はどうしてこんなことをするの、やめてと言うのに、おとうさんは反省していない。〈継父の反省しない部分が身体のなかで暗くなっています、それはどこ?〉胸です〈そこに心の手でそっと触れると何がありますか〉マグマよりドロドロして汚いヘドロがある。〈そのヘドロに訊いてみましょう〉快感を覚えて何が悪い。〈あなたはどんな姿になりたいですか?〉このままでいたい。〈それでは、そのヘドロが最初にお父さんの身体に入ったときまで過去に遡ってみましょう〉…薄汚い部屋、三十代後半の継父がみえます〈どうしたんですか→継父へ〉ペットのように手なづけたい〈そんなことができるの?〉うまくいく〈継父の身体にある、支配がうまくいくと思っている部分に訊いてみましょう〉頭にある。脳みそにある。〈それでは脳みそに訊いてみましょう〉…世の中何をやってもうまくいかない。〈Dちゃんへの虐待とそれがどう関係するんですか?〉人を支配したい〈では、おとうさんの中の人を支配したい気持ちが芽生えた場面まで遡ってみましょう〉十代のおとうさん〈どうしたんですか?↓子どもの頃の継父〉…毎日つまらない。ビッグになるために人を支配したい。お母さんに支配された。相手にされなかった。（ここで、同席していた母親は、Dさんに虐待をした前夫の父親は仕事の関係で留守がち、ひとりになった母親は親戚との浮気を子どもに見せても平気な人だったことを回想して、クライエントとセラピストにそれを告げた。クライエントも知らない情報だった）〈十代のおとうさんの心のなかにある苦痛な記憶はどんな形ですか?〉三角のものがあります〈今どんな気分ですか?↓三角のもの〉早く支配したい。本当は普通の家庭に生まれたかった〈小さなおとうさんに、今のあなた（Dさん）の気持ちに伝えて〉かわいそう、泣いている、丸くなっている〈まるの気持ちは?〉うれしい〈あなたから愛情のエネルギーを送ってあげて、十代の継父さんが満足したら頷いてください〉…溶けていきました。

〈それでは、八歳のDちゃんの場面に戻りましょう〉楽しそうに妹と私とおとうさんとお風呂に入っている。〈おとうさん、今どんな気分ですか?〉Dとお風呂に入れてうれしい〈下腹部のヘドロは?〉全くなっています!（驚いた様子で）〈それでは、ヘドロの跡に訊いてみましょう、どうですか?〉Dにしたことを後悔しています〈その気持ちを自分の（継父の）お母さんに話してみて〉…苦笑いしています。〈思い当たりますか↓継父の母〉はい…大きな戦争で苦労した。一人で寂しかった〈継父さんのヘドロの跡と継父のお母さんに、愛情のエネルギーを送って、ゆっくり過去に返してあげてください〉…〈（イメージのなかの）お母さんどうですか?〉平和になるといいね〈継父に訊く〉さっぱりした〈父子としての楽しい触れあいをしてください〉…Dちゃんが妹と平等に扱って欲しいって〈今のあなたとDちゃんでおとうさんに伝えて〉…妹とおもちゃとりあいっこして奪い取った（笑う）〈ほかに何かしたいことはありますか?〉プールに連れて行ってほしい〈では行きましょう〉

潜りあいっこ、息とめ大会、おとうさん、お母さんに、お兄さん、お姉さん全員でプール〈全員に愛情のエネルギーを送ってみんなが満足したら今に戻ってきましょう〉…戻りました〈Dさんのお腹のマグマはどうですか〉減っています。安らかな気分です〈もっと安らかになるために〉お母さんの愛情のエネルギーが必要〈外泊の範囲でできることは？〉一緒に買い物にいったり、料理を作ったり〈そのためには？〉病気をよくして早く家に帰ることが大切〈そのためには？〉きちんと過去と向かいあうこと〈そのためには？〉家族全員の協力が大切〈もう一度マグマをみて〉今はマグマはなくなっている。すっきり海に戻れた。澄んだ海。砂浜に星の砂…お酒もやめる。子どもも大事にする。私はいいお母さんになる。

この後、しばらく衝動や情動のコントロールは不安定だったが、Dさんは医療を離れ、健全な家庭を再建するまでに回復した。

癒しと時間性の変容

ホログラフィートークによって、衝動や情動をひとつの自我状態として捉え、その自我状態と対話することによって、個人や世代を越えたイメージの上での癒しが可能になる。Dさんは、継父を加害者と呼んでいたが、そこに込められた思いは複雑である。戦災や犯罪被害と異なり、虐待やドメスティックバイオレンスにおいては、加害当事者に対する（満たされない）愛着が当然存在し、その両面を認めていかないと治療は行き詰まる。

Dさんが、イメージのなかに生じる継父の少年時代を直感的に理解し、痛ましく思い、愛情のエネルギーを送るイメージがもてることによって、自らの暴力性を統御できるようになった。スペザーノ（Spezano, c.）は、全ての暴力的、攻撃的な言動は、実は愛を求める叫びだと述べているが[16]、トラウマ臨床を行なっていると、この意味が深くわかってくるように思う。

ある時間軸に生じたトラウマ体験は、その後の全ての出来事に影を投げかけているように通常は考えられている。しかし、下坂が述べるように、過去のトラウマにばかり注目したり、加害被害という言葉に囚われることは、実際に望ましくない[17]。因果関係に縛られ、「今ここ」における個人の自由と責任に焦点をあてることができなくなることがある。

このようなトラウマワークをしているときに、時間というものは今を中心に放射状に広がるものとしてイメージされてくるときがある。今ここで、過去の見方を変え、まったく違う情動体験をすることで、現在もまた変化する。よりよい未来をイメージすることで、今ここに新しい心構えが生まれる。赦しや、愛情や、理解や、「すべてが個人の成長のために起き、糧になるのだ」というスピリチュアルな考えは、治療者から押しつけることができるものではない。加害被害に捕らわれた在り方と、そうでない在り方に優劣があるわけでもない。しかし、治療者がいかに自由な意識をもっているかは、患者に影響を及ぼしうるし、常に未熟な自分が問われていることに気づく。そのような意識を忘れないでトラウマ治療がしたいと考えている。

6　個人史から歴史へ―戦争と性暴力の遺産―

虐待臨床に取り組む友人が、「虐待の原因は」という返事に困るような問いを尋ねられ、とっさに「戦争でしょう」という返答をするのを見ていて、妙に納得したことがある。Dさんの例においてもそうであるが、戦争被害のサバイバーで自分のうけた苦痛を解離・抑圧している人を発端に、世代間にわたって暴力の連鎖が起きていると感じることは臨床上よくある。

戦争と性暴力の問題は、トラウマの臨床を動かした。二〇世紀に入って第一次世界大戦が起こると、シェルショック（砲弾ショック）が注目されるようになる。[18] 第二次世界大戦が始まるとさらに研究が進み、戦争神経症は誰にでも起こりうることが認識されるようになった。ベトナム戦争では、アメリカが参戦した七〇年頃から帰還兵の問題が出てきて、トラウマの問題が政治レベルでも認識されるようになった。

同時期に北米でフェミニストの運動が起きている。最初のレイプ・クライシス・センターができたのは、一九七一年である。前述したトラウマ性学習について書いたバージェスは、救急の外来に来るレイプ被害者を調査し、その臨床症状がアメリカン・ジャーナル・オブ・サイカイアトリー（American journal of Psychiatry）に掲載されたのが一九七四年である。

ベトナム帰還兵の示す症状とレイプ被害者の示す症状が類似していることが気づかれ、それが研究に結び付いていく。七五年にNIMH（National Institute of Mental Health）にレイプ・リサーチ・センターが設立され、そして一九八〇年にPTSDがDSMⅢの診断基準に加えられる。この背景にはベトナム戦争と関連する政治的な問題が関連しているといわれている。[19] このように戦争と性暴力はあってはならないことではあるが、それが注目されることによって、トラウマの臨床の発展の原動力となっていることがわかる。

それ以降もいろいろな戦争および紛争があった。たとえば旧ユーゴ紛争では、民族浄化と称した性暴力被害が非常に注目された。個人への支配・攻撃である性暴力が、集団的に武器として抑圧の手段して使用されたのである。日本でも従軍慰安婦の問題があるが、人間の攻撃性と性暴力は密接に絡み合っているようにみえる。ハーマンは、「女性のヒステリーと男性の戦闘神経症とは同じ一つのものである」さらに、「戦争と政治という公的世界すなわち男性の世界と、家庭生活という私生活すなわち女性の世界とを分かつ深淵を超すことも、時にはできるのではないか」と述べている。[20] そのためには、まずそのつながりをしっかりと見ることが必要になってくる。

広島の平和祈念講演の石碑には「過ちはもう繰り返しません」と刻まれている。十四歳の子どもであるCくんは「もう繰り返さない」と暴力の連鎖を止めることができたが、世界では未だ絶えずどこかで戦争が起きている。

繰り返される攻撃や戦争の連鎖の背景は人類の歴史そのものであり、あまりに複雑で、たやすく解決はできないのはわかっていても、傍観者であってはならないとも思う。

7　トラウマをめぐる論争と解離

ハーマン（J. L. Herman）が「トラウマ研究の歴史は間歇的な健忘である」と述べたように、精神医学史の中でトラウマは注目されては忘れ去られてきた。[20] その詳細にはここでは触れないが、私はこの現象には解離という現象そのものがもつ性質が関係しているのではないかと思っている。

二十世紀末に、北米においてトラウマ問題がきっかけになって幾つかの論争が起きている。一つは「偽りの記憶症候群（false memory syndrome）」で、これは性虐待の記憶の甦りが、事実か、偽記憶かという点をめぐる論争であって、ロフタスの記述に詳しい。もう一つは「多重人格論争」である。

興味深いのは、「偽りの記憶症候群」も、「多重人格」においても、「あるのかないのか」という点が争われている。前者は健忘、後者は人格解離、と解離問題が関連している。論議の焦点は、「信用できるかできないか」という両極端性にあり、そこにおいては個別の患者は見えていない。論争そのものに、患者の現実から離れた抑圧・否認・解離があるように思われる。

パトナム（Frank W. Putnam）は、「解離という現象は粒子と波動でできているように思える」と書いた。[21] 前述したように解離には一元的に捉えられない性質があって、人や状況によっていろいろな現れ方があるために、こういう論争を引き起こしてしまうのではないだろうか。田辺は、不適応解離の発達因子として、準備因子、誘発因子、強化維持因子の三つの因子をあげてまとめているので以下に抜粋する。まず、準備因子は、1、生得的な解離能力の高さ、心的統合力の弱さ、2、幼児期のイメージ・表象能力の発達、3、危機への生産的・積極的対処法の未発達、危機への対処を援助する社会—環境的資源の欠如である。誘発因子は、圧倒的で対処不能なストレスへの暴露である。強化—維持因子としては、1、対処不能なストレスへの反復暴露、2、ストレス暴露体験の外傷化、3、外傷の補償・慰安・浄化・修正となる体験・環境の欠如、4、適応的対処様式の発達不全である。[21] 若干重なるが、臨床的に筆者が常に注目する個体の要因は、外傷をうけた年齢と、個体のもつ想像機能、被催眠性、幼小児期の愛着の形成である。すなわち、いろいろな要素が円環的に絡み合って作られる連続体的な気質が解離現象の母体なのではないかと考える。解離を一元的、線的なものではなく、立体的にとらえる視点が必要であろう。

ここで多重人格に関して例をあげて説明する。DSM-Ⅲにおいて、多重人格性障害（MPD: Multiple Personality Disorder）とされていたものが、DSM-Ⅳでは解離性同一性障害（Dissociative Identity Disorder）となった。この背景には、例の「多重人格はあるのかないのか」という専門家間の論争があったという。

アリソン（Allison, R.）は、解離性疾患を成因、および治療法の違いに注目して多重人格性障害、解離性同一性障害、そして想像上の友人（IICs; Internalized Imaginary Companions）という言葉を区別して使用している。アリソンにおける多重人格性障害は、1、スタンフォード催眠スケール gradeV という高い被催眠性（人口の四％程度）、2、7歳以前の生命を脅かすような出来事、3、両親の偏向（一方が虐待者で一方が養護的であったり、時にその役割が入れ替わること）、等の条件が重なったときに生じる。[22] このように多重人格を呈する患者のなかでの個別の症状や成因の異なりをみてとっていた治療者にとっては、「多重人格」という診断基準をまったくなくしてしまわないために、DSM-Ⅳはひとつの妥協点だったという。

このような少数例において、交代人格を、交代人格として扱い、催眠などを用いながら「融合」していくことが治療上必要になってくる。通常の解離性同一性障害に対して、トラウマというよりも被催眠性の高さと想像機能の高さが相乗して出現する交代人格は、むしろ、ひとりの人格として扱わず、〈○○さんがでてこなくてすむようになるためには、あなたはどんな自分になればいいですか?〉等と問いかけつづけることで、内省がすすんでいくことが多い。そのような症例にアリソンのいうところの多重人格性障害に対する接近方法はむしろ医原性の増悪を招くことすらある。田中は多重人格に関する日本の症例のレビューを行ない、交代人格の扱い方に関する微妙な事情を書いている[23]。

このように解離を一元的に理解し取り扱うのは難しいため、患者の現実の過大評価や過少評価がおきやすい。そして、社会の側にも否認とバックラッシュは明らかに存在する。人間の残虐さを見せつけられることは、誰しもができれば避けたい。これはレイプ被害者の裁判にかかわっていると痛切に感じるものである。患者の現実の否認・過小評価はなされてはならない。でも過大評価や過度の一般化は、最終的に否認やバックラッシュを呼ぶ。これがハーマンのいうところの間歇性健忘につながるのではないだろうか。

このようなことを引き起こさないためには、患者の個別性を離れずに、治療過程そのものが患者さんに及ぼす影響に目を向けていくということが大切になる。トラウマ臨床と共に被害者に対するさまざまなエンパワメントと社会的な手続きが行なわれることが望ましい。

8　メタファーとしての多重人格性傷害

乳幼児期から度重なる性虐待を受け続けたことによって、アリソンのいうところの多重人格障害を来していた患者Eさんには、乳児から父母の人格を取り込んだものまで、六〇人以上の交代人格がいた。治療の方法は、前掲のものとほぼ同じで、人格状態を扱っていたものが、実際の交代人格になるだけである。トラウマをうける度にそのトラウマを引き受け、そのままの年齢で留まっていたそれぞれの人格の癒しを行ない、交代人格であれば融合し、想像上の友人であれば、消失することの繰り返しをしていく。自我状態療法のひとつである解離のテーブル技法を用いながら、各交代人格に関して、ＥＭＤＲやホログラフィートークを用いていく。言語的な応答が得られなくなることがあるので、観念運動性のサインを決めて行なうこともある。時間のかかる地道な作業である。

多重人格性障害の診療に携わる多くの人が、世界観が変化したという実感を語る。暴力的人格や攻撃的人格は、攻撃されたり、酷い体験をしたときに生じ、同様のことが起きたときに戦うために存在していたりする。すなわち、交代人格が防御、援助を目的として生じた起源が他の人格に理解され、ネガティブな感情が中立化されると、迫害者人格は最終的に援助者人格に変容する。治療中に不思議な出来事が起きたり、いわゆるスピリチュアルな世界に気づくこともある。

人格の融合は、人格同士を隔てている解離障壁がなくなることによっておきる。あるかないかの虚実の皮膜は、その形であり続けようとして変容を阻んでいる怒りと憎しみの感情である。多重人格障害の患者は、怒りと憎しみの感情を浄化することによって、人格を統合したり、調和して機能したりできるようになる。そして、怒りと憎しみを浄化しうるのは、人と人との間でそうであり、Ｄさんのときに自我状態の間でそうであったように、人格間の相互理解と愛なのである。回復が進んできたときに、次のような興味深い体験を聞いた。「悪いときは、たいへんでした。問題は人格がでるとか、でないとかだけではないのです。自分のなかで、ＦがＥを強姦したり、今は仲がいいＧがＨを罵っていたり、何もしていないのに、恐怖と怒りに満ちた生活でした。何も起きてないのに、自傷が絶えないかったのはそのせいです」と。

ひとつしかない体を共有し、相争い、自らを傷つける人格たちは、ひとつしかない美しい地球を共有し、相争い、傷つけている私たちの姿と重なる。もし、病もメタファーとして神に啓示されるものであったとしたら、二十世紀末から二十一世紀にかけて注目された多重人格障害は、「世界の病の象徴」であり、回復の方向性をさししめすものかもしれない。

9　おわりに—癒しと世界の回復—

私の臨床医としての視点は、常に出会う患者の「小さな歴史」、その人の個人史にむかっていた。しかし、個人史を見つめるほど、「大きな歴史」のなかの「ある時、ある場所」という時間と空間の交点に展翅された蝶のように不自由な人間存在がみえてくる。歴史は個人史に影響を与え、また逆に、共同体に属している以上、ささやかな私たちの物語は、歴史に加わる。

たとえば、Aさんや、Bさんにとって、被災しなかったら、強姦されなかったらという人生はない。トラウマ体験は人が否応なく歴史に縛られていることを意識させられる。しかし、Aさんは五十年の空白を経て、その戦災体験を人に語り、精神病院から出て、原家族とひとつになることができた。Bさんは、苦しみと悲しみを味わい、乗り越えることで、解離を克服し、受け入れがたく語りがたい記憶を統合し、自ら選んで生きるという喜びのある生活を送り始めた。Cくんは、幼い頃の被害体験と向かいあうことで非暴力を誓い、成長し続けている。Dさんは、自分を犯した継父を理解し、母親と和解し、幸福な家庭を再建した。それらの物語は、彼らの周囲にも影響を及ぼすだろう。彼らが回復したことは、世界がすこし癒されたことにはならないだろうか。

私がここまで歩んで来ることができたのは、地域の精神医療のネットワークの支えに加え、犯罪被害者対策に携わる様々な人との出会いや、阪神大震災時に形成されたトラウマ臨床のネットワークとの出会いによる力が大きい。気づけば、戦争や性暴力がトラウマや解離への理解を促進してきたのと同様に、大きな災害や犯罪が起きたことが、私のみならず多数の医師や関連援助職の成長や患者との出会いに影響を及ぼしているのである。

また、トラウマをめぐる社会的制度の進展自体が、世界の分離を癒すことにつながっているように思う。たとえば、警察のアドバイザーを始めた頃は、警察は「民事不介入」といってドメスティックバイオレンスの被害者を見なかった。学校と警察は相容れないもののようにみえた。しかし、時が進み、トラウマという視点での関わりが生じるうちに、相互理解と協力が生まれてきた。トラウマ治療を行なっていく中で、私は単なる精神科医としては出会えなかった様々な組織とにあいだに関係を結ぶことになった。またトラウマ治療を行うことは、自分のもっていた偏見を打ち壊す。加害―被害の連鎖をみるなかで、善悪に関する固定観念を外していかないと望ましい治療成果を得られないことがある。私自身、ずいぶん自分の中の気づかれなかった分離を癒してきたと思う。

バタフライ・エフェクト、小さな蝶の羽ばたきが、大きな風を巻き起こすこともあるという。小さな「私」の小さな羽ばたきの、その責任性を自覚することが大切になる。因果関係に縛られ、不自由だと思いこんでいた「私」という存在が、「今ここ」において変容しうることを知り、よりよいものを目指して自由に飛べることに気づいたとき、やはり、世界は癒されているのだと信じることができる。この小さな私も世界を構成しているのだから。

苦しみと悲しみでむすばれた底辺に、喜びという頂点をおこう。その三角形の真ん中に自由という文字を描きながら、一歩ずつ歩いていこう。

（1）中井久夫「外傷性記憶とその治療―一つの方針」森茂起編『トラウマの表象と主体』新曜社、二〇〇三年。
（2）B・A・ヴァン・デア・コーク「外傷後ストレス障害における解離と情報処理過程」B・A・ヴァン・デア・コーク他編『トラウマティック・ストレス』西澤哲監訳、二〇〇一年。

（3）手遊びは、ＥＭＤＲにおける律動的な左右交互刺激を意識したものであったが、それが効を奏したかどうかは実際にはわからない。しかし、手遊びは心をなごませ、娘時代の喪失を体験したＡさんにとって、辛いことをより楽に語るきっかけにはなったかもしれない。
（4）Ａ・シャレフ「ＰＴＳＤの病原論と回復の過程」第三回日本トラウマティック・ストレス学会招待講演、二〇〇三年四月。
（5）白川美也子「ＰＴＳＤ―当事者の立場で―」こころのライブラリー、ＰＴＳＤ（外傷後ストレス障害）、星和書店、二〇〇四年。
（6）白川美也子、田中究「子どものトラウマ―犯罪・虐待・いじめなどを中心に―」金吉晴編『心的トラウマの理解とケア』じほう社、二〇〇〇年。
（7）Terr, L.: Childhood traumas: An outline and overview. American Journal of Psychiatry, 27, 96-104, 1991.
（8）Burgess AW, Hartman CR, Clements PT Jr.: Biology of memory and childhood trauma. J Psychosoc Nurs Ment Health Serv. Mar; 33(3): 6-26, 1995.
（9）Ｆ・シャピロ『ＥＭＤＲ―外傷記憶を処理する心理療法―』市井雅哉監訳、二瓶社、二〇〇四年。
（10）白川美也子「複雑性ＰＴＳＤ」臨床精神医学増刊号「ＰＴＳＤとその周辺」二〇〇二年。
（11）Main, M, Morgan, H.: Disorganization and Disorentation in Infant Strange Situation Behavior: Phenotypic Resembrance to Dissociative States, Michaelson, L. K., Ray, W. j. Eds Handbook of Dissociation, 107-138, Plenum Press, 1996.
（12）Ｆ・パトナム『解離―若年期における病理と治療』中井久夫訳、みすず書房、二〇〇一年。
（13）Watkins, J. G., Watkins, H. H.: Ego State Therapy-Theory and Therapy-, W. W. Norton Company, 1997.
（14）嶺輝子「中絶のケア」宮地尚子編『トラウマとジェンダー』金剛出版、二〇〇三年。
（15）白川美也子「ＰＴＳＤ（外傷後ストレス障害）」吉本雄史、中野善行編『無意識をいかす心理療法の実践と展開、トランス・メタファー・リソース』星和書店、二〇〇四年。
（16）Ｃ・スペザーノ『傷つくならばそれは「愛」ではない』大空夢湧子訳、ＶＯＩＣＥ、一九九七年。
（17）下坂幸三：心的外傷理論の拡大化に反対する．精神療法 24: 20-27, 1998.
（18）Ａ・カーディナー『戦争ストレスと神経症』中井久夫、加藤敏訳、みすず書房、二〇〇四年。
（19）Ｈ・カチンス、Ａ・Ｋ・カーク『精神疾患はつくられる―ＤＳＭ診断の罠』高木俊介、塚本千秋監訳、日本評論社、二〇〇二年。

（20）J・L・ハーマン『心的外傷と回復』中井久夫訳、みすず書房、一九九九年。
（21）田辺肇「解離現象」下山晴彦、丹野義治編『講座臨床心理学3、異常心理学I』所収、東京大学出版会、二〇〇二年。
（22）Allison, R. B.: Multiple Personality Disorder, Dissociative Identity Disorder and Internalized Imaginary Companions, Hypnosis, 25(3): 125-133, 1998.
（23）田中究「多重人格性障害」中安信夫編『稀で特異な精神症候群ないし状態像』星和書店、二〇〇四年。

尚、故人となった一例を除き、症例呈示における承諾をとり、その上で事例の細部に変更を加えてある。彼ら彼女らの受苦と闘いと回復に敬意を表する。この小文を、私にトラウマおよび解離臨床の手ほどきをしてくれた故・安克昌医師、高崎吉徳医師の霊前に捧げる。

〈靖国〉をめぐる感情の問題

高橋哲哉

ここで取り上げるのは、いわゆる「靖国問題」における「感情」の問題です。

いうまでもなく、靖国問題は感情の問題だけではなく、いくつかの位相を含んでいます。日本のマスコミなどでこの問題が取り上げられるときには、まず首相の参拝などをめぐる「A級戦犯」の合祀問題があります。これは中国や韓国の政府などから公式に批判が出ることもあり、いわゆる歴史認識の問題です。

もう一つは、首相や閣僚などの靖国神社参拝行為が、日本国憲法第二〇条および第八九条で規定されている政教分離原則に違反するのではないかという憲法問題です。靖国問題は通常、このA級戦犯合祀問題と憲法問題としてマスコミで論じられています。これらももちろん重要な問題です。

しかし、私が今日ここで取り上げてみたいのは、それらの問題をさらに根底に掘り下げたところにあるもの、すなわち、靖国神社がかつてこの国で組織した「感情」の在り方です。これをとりあえず「靖国信仰」といっておきましょう。国家が戦争をして戦死者が生じた場合、遺族あるいはその周囲にいる人々がそれを感情的にどのように受け止めるかという問題が出てきますが、靖国信仰はこの問題の解決のための一つの「処方箋」です。

この問題は決して日本の靖国神社だけの問題ではありません。ヨーロッパでは古代のギリシャ・ローマから既にそういうシステムがあったことが知られていて、近代の国民国家は戦争をしあう中で、戦没者、戦死者を祀る、

「英霊」として顕彰するということをやってきたわけです。これを厳密な意味で「トラウマ」問題、「PTSD」問題と言えるかどうかは別として、ここでは「感情の問題」として三つの資料を読みながら問題提起してみたいと思います。

誰のための靖国か—靖国の妻と母—

まず「大阪地方裁判所御中陳述書」という資料です。

これは「平成一四年四月一九日」の日付で大阪地方裁判所に岩井益子さんという方が提出した陳述書です。現在、小泉首相の靖国神社参拝に対して国内で七つの裁判が起こされています。東京、千葉、大阪が二つ、松山、福岡、そして沖縄です。各地方裁判所に裁判が起こされており、既に一審判決が幾つか出ています（後に福岡は確定）。その中の大阪地方裁判所に出された陳述書の一つです。この大阪靖国訴訟では、被告に小泉首相と国だけではなく靖国神社が含まれている点が注目されます。八〇年代に当時の中曽根康弘首相が靖国神社に参拝したときもいくつか訴訟が起こされましたが、被告の中に靖国神社が入ったのは初めてのケースなのです。靖国に家族が合祀されている遺族の中で、被告をサポートする立場からこの裁判に参加して、「靖国神社を訴えるというのはとても耐えられない、許せない」と陳述した人々がいる。裁判補助制度（補助参加）というシステムで、民事訴訟法で認められているのです。

岩井さんは、夫が太平洋戦争に招集され戦死し、靖国に合祀されている戦死者遺族です。岩井さんのような立場の妻は戦前戦中から「靖国の妻」と呼ばれていたのですが、そのような名前で現在も自らを呼んでいる岩井さんが、国や首相のみならず靖国神社までが憲法違反——首相の参拝を受け入れること自体が宗教法人として憲法に違反している——と訴えられたことに対して、抗議の陳述書を出したのです。

陳述書には一から七まで番号が振られています。「生い立ちと結婚」から始まり、短い「新婚生活の思い出」、そして「（夫の）出征、終戦」を経て、「戦死通知」。「夫の散華」というところでは、戦後判明した夫の戦死の実態が書かれ、戦死したフィリピンに慰霊の旅に出かける過程が記されています。六番の「靖国神社と私」、そして七番の「今回の裁判について」では、岩井さんの靖国神社あるいは靖国信仰についての考え方、感じ方が表明されています。「七　今回の裁判について」の前半はこうです。

「さて今回、首相が靖国神社に昨年八月一三日に参拝されたことを不服とする方々が全国で裁判を起こされているようです。とりわけここ大阪におきましては、あろうことか靖国神社までもが被告とされています。私ども遺族といたしましては、このような原告の方々の主張はとても放っておけるものではありません。私のような靖国の妻をはじめ、ほとんどすべての遺族の怒りと血涙を絞らしめるものです。もし首相が靖国神社に参拝されたことで、心が傷つけられるという方がおられるのならば……」

——ここでは原告団の主張について触れています。原告は宗教的人格権が侵害された、あるいは首相の参拝によって心が傷つけられたという主張をしているわけですが、こう続きます。

「……靖国の妻といたしましては、靖国神社が国家護持されず、外国の意向に気兼ねして首相の参拝すら思うに任せず、天皇陛下の御親拝も得られない現状は、その何万倍何億倍もの心が傷つくことでございます。私にとって、夫が生前、戦死すれば必ずそこに祀られると信じて死に赴いた、その靖国神社を汚されることは、私自身を汚されることの何億倍も屈辱です。愛する夫のためにも絶対に許すことのできない出来事です。**靖国神社を汚すくらいなら、私自身を一〇〇万回殺してください。たった一言、靖国神社を罵倒する言葉を聞くだけで、私自身の身が切り裂かれ、全身の血が逆流してあふれだし、それが見渡す限り戦士たちの血の海となって広がっていくのが見えるようです。**」

この陳述文を岩井さんが法廷で読み上げたときには、法廷の中がしーんと静まりかえったというようなことも伝えられています。ここには、きわめて激しい感情の表明、遺族感情の表明が見られます。これは被告への支援を目的にした陳述書であり、そういう意味で、すでに「法的な言説」と見なすことができるので、そこに誇張やある種の計算があるのではないかという推測も不可能ではありません。しかし、遺族の感情の最も激しい表現として、こういうものがあり得るのだということを、私たちは踏まえておいたほうがいい。これは靖国神社を支持する側、靖国神社に家族を合祀されていることを名誉と考える側の遺族の感情です。

一方、原告団に入っている多くの遺族たちは、逆に首相の参拝によって心が傷つけられたと主張しています。首相の靖国参拝によって不眠症に陥るとか、さまざまな機能障害に見舞われるなどの症状が原告団の中で語られていまして、東京訴訟の原告団には、こうした症状を「ＰＴＳＤ」という言葉で表現しようといった動きもあります。これが、戦後半世紀以上過ぎた現在の日本でもなお存在している、異なる立場の遺族感情、遺族の心の傷というものの一端なのだと思うのです。

靖国信仰とは、命を捨てても「お国のために」戦う、そしてまさに「お国のために」戦って死んだときには、この靖国神社に英霊として、神として祀られるのだという信仰で、「死んだら靖国で会おう」という合言葉が語られたという話もあります。そのように兵士の精神を鼓舞し、そしてその兵士に続く兵士を動員する働きをもっていた、それが靖国信仰の中心にあることは否定できないでしょう。しかしこの靖国信仰は、軍の論理、戦争の論理、いわば男性的な論理だけで成り立っていたわけではありません。そこには、兵士の母、妻、子どもといった人々も、きわめて重要なものとして含まれていたわけです。女性における靖国信仰は、「靖国の母」、「靖国の妻」などのカテゴリーで表現されました。また父親を戦争で失って靖国に合祀された子どもたちは「靖国の遺児」と言われ、戦争遺児の最も理想とされた感情の在り方が存在したわけです。

次の資料は、一九三九年に雑誌『主婦の友』六月号に掲載された、「母一人子一人の愛児をお国に捧げた誉れの母の感涙座談会」というものです。当時の『主婦の友』を見てみると、頻繁に靖国についての特集が行なわれています。ここからも、靖国信仰における女性の位置がいかに重要だったかが分かります。この座談会は一九三九年のもので、まだパールハーバー攻撃以前ですが、すでに日中戦争が全面化していた時期です。その総力戦の中で、中国大陸に出征していた兵士たちにたくさんの戦死者が出ます。そこで随時、靖国神社でそれらの戦死者を合祀する「臨時大祭」が行なわれました。その際、息子を戦死させた母親たちが、遺族として靖国神社の臨時大祭（合祀祭）に招かれ、息子が神として合祀される「招魂の儀」に参列し、合わせて新宿御苑や宮城（皇居）、上野動物園などにも招待されて、地元に帰っていくということがあったのです。この資料は、北陸、おそらく石川県あたりの母親たちだろうと言われているのですが、そういうイベントに国費をもって招待されて、その後の座談会で感想を述べ合ったときの記録です。

森川　七つの年から一人で育てなはったのどすかえ。

村井　はい、百姓をしてそのあい間あい間に、一生懸命に笠を作ったりござをこしらえたりして、男の子だで商業二年まではやらんならんと気張ってやってきました。どうせお粗末な育て方でありますけれど、どうぞ女親が育てたからとうしろ指をさされんようにと思いましてな。力んでやりましたに。

斎藤　うちの兄貴は、動員がかかってきたら、お天子様へ命をお上げ申しとうて申しとうてね、早う早うと思うとりましたね。今度は望みがかなって名誉のお戦死をさせてもらいましてね。

森川　あの白い御輿が、靖国神社に入りなはった晩な、ありがとうて、ありがとうてたまりませなんだ。間に合わん子をなあ、こないに間にあわしとてつかあさってなあ、結構でござります。

村井　お天子様のおかげだわな、もったいないことでございます。

中村　みな泣きましたわいな。
高井　よろこび涙だわね、泣くということは、うれしゅうても泣くんだしな。
中村　私らがような者に、陛下に使ってもらえる子を持たしていただいてな、ほんとうにありがたいことでございますわいな。
まあ、ラッパが鳴りますなあ、兵隊さんやろか。あのお羽車のとき鳴ったラッパの音は、もうなんともかんともいえませなんだ、ありがとうて、ありがとうて。
森川　なんともいえんいい音でしたなあ、あんな結構な御輿に入れていただいて、うちの子はほんとうにしあわせ者だ、つねでは、ああいう風に祀ってもらえません。
斎藤　お天子様までお詣りしてくださいやんしたね。拝ましてもらいました。
中村　ほんとに、ようよう拝ましてもらいましたあんばいでな、もったいないこと。
斎藤　自分は戦争がはじまってから、心の中で始終思っておりやんしたに。われらが可愛いために、お天子様が麦ままのごはんを食べなさってえ、ご苦労をしてくださるちって聞いておりやんしたでな。どうぞどうぞしてご恩返しをしなきゃならんと思っておりましたで、お天子様を拝んだときにゃ、自分は涙がこぼれて仕方がなかったんやに。靖国様へお詣りできて、お天子様を拝ましてもろうて、自分はもう、何も思い残すことはありません。今日が日に死んでも満足ですね、笑って死ねます。こんな次第でございましてな。
中村　また今日は新宿御苑ちゅうところを見せていただきましたなあ、何ともいえんありがたい、息子を結構に祀っていただいて、立派なところを見せていただいて。
斎藤　お花がたくさん咲いてな。どこまでいっても広い広いお庭で、極楽ちゅうところと同じだ。
高井　息子も冥土からよろこんでくりょうぞ。死に方がよかっただ。泣いた顔など見せちゃ、天子様に申し訳がねえ、みんなお国のためだがね、おら、そう思って、ほんとにいつも元気だがね。

中村　ほんとうになあ、もう子供が帰らんと思やさびしくなって仕方がないが、お国のために死んで、天子様にほめていただいとると思うと、何もかも忘れるほどうれしゅうて元気が出ますあんばいどすわな。

森川　間に合わん子を、よう間に合わせてつかあさって、お礼を申します。

この資料には、当時の靖国の母の典型的な感情が強く現れていると考えられます。ここで「御羽車」というのは、招魂の儀、つまり戦死者の霊を合祀するといわれる儀式の時に、靖国神社の神官がかついで参道を本殿へと向かっていくもので、その中に戦死者の名簿、「霊璽簿」が入っているわけです。全国から招かれた遺族はその参道の両側に多数参列していて、御羽車が通るのと天皇が参拝するのをそこで目撃するわけですね。

ここに現われた靖国の母の感情は、「有り難い」とか、「もったいない」とか、嬉し泣きをするとか、そういう感情なんですね。息子が戦死して悲しいとか、虚しいとか、納得できないとか、割り切れないとか、そういう否定的な感情はここには全く見られません。その中心にあるのは、明らかにお天子様すなわち天皇への信仰なのです。天皇のために――当時は国家と天皇はほぼイコールとされていたわけですから、「お国のために」と言ってもいいんですけれども――、地方の本当に貧しい民草の一人である自分の一人息子がお役に立った、そして靖国に英霊として合祀されて、みんなから感謝され、讃えられ、何と天皇自身がそこに参拝しに来てくれた、こんなに嬉しいことはないという。それはたとえば、斉藤さんという人の言葉の後半部分にも表現されています。「靖国さまへお参りできて、お天子様を拝ましてもろうて、自分はもう何も思い残すことはありません。今日が日に死んでも満足ですね。笑って死ねます。こんな次第でございましてな」。

この資料は重要で、日本浪漫派の研究などで知られる思想史家・橋川文三の「靖国思想の成立と変容」という文章の冒頭に引用されているものです。橋川はこの座談会について、自分は靖国問題についてさまざまな資料を見たけれども、これ以上見事な靖国信仰の表現を見たことがないと言っております。そして、まるでこの世のものとも思えないような「浄福感」の表現だと言っているわけです。雑誌の座談会ですから、当然出す前に手が入っているでしょう。本当にこれが百パーセント、母親たちの感情そのものの表現かどうか疑うこともできるでしょう。しかし、このような感情が当時の母親たちの実感の大きな部分をなしていたというところまで否定することはできないと考えます。

さて問題はこれからです。このような、自分の手塩に掛けて一生懸命育てた一人息子が戦争で死んで、とにかく嬉しい、もう何も思い残すことはないから今日死んでもいいというくらい嬉しいというのは、普通の人間の感情の在り方としては極めて不自然と言わざるを得ません。家族が戦争、つまり人と人とが殺し合う悲惨な戦場で死んだわけです。それを悲しいと感じないでむしろ嬉しいと感じるのは、不自然としか言いようがない。いわゆるトラウマ理論の中で、フロイトなどがもともと言っていますように、愛着の対象が突然喪失したときに生じるのは、被害の感情、悲しみの感情、喪失の悲しみです。ところがここには、全く違う感情が表明されている。そして、それが靖国信仰の「最も見事な表現」となっている、ということです。

死の意味づけ―靖国信仰のカラクリ―

では、この座談会は、本当にそのような感情表現だけで徹頭徹尾埋め尽くされているのかと思って読んでいくと、実はその中に、感情の揺らぎを見て取ることができます。

その一例は、森川さんという人の次のような発言です。

「もうあの子は死んだと思うとりますが、それでも元気な兵隊さんを見ると、ああ、ああ、晩方なんかになりますとな、恥ずかしいことでございますけれど、親心でな、かわいいなかわいいなと思います。そんなことを思ったすぐ後でな、直にな、ああ、名誉なことや名誉なことやと思います。それでな、何ともしれん笑顔が出ます」。

あるいは、

「親というものはな、後へ引いたとか引かんとか、世間のいろいろな話を聞くと、うちの子に万が一そんなことが起こったらいかんと思うでな。行くときには、後に戻ったら承知しねえぞと言っても、心ではやっぱりかわいそで、どうしても死なせとうないがな。それが、おめえ、うちの子は天子様に差し上げた子でねえだが。どうしておめえ、後へなんぞ引っ込ましておけるもんけ。おらがようなつまらん者の子を天子様につかっていただくでねえか」。

「心ではやっぱりかわいそで、どうしても死なせとうないがな」といった表現は他にもいくつかの個所に出てきます。しかし、このような表現が出てくると、必ずその直後に、それでもやはり「お天子様のお役にたって」嬉しいと、名誉だ、名誉だというのがすぐに続くわけです。

意識的なのか、無意識的なのかわかりませんが、被害の感情、悲しみの感情、喪失の感情というものを一種抑圧して、自ら排除して名誉の感情あるいは喜びの感情というものを表に出しているという印象を受けます。本来、家族が戦死したときに遺族がもつはずの悲しみの感情、あるいはむなしさや割り切れなさといったもの、そういったものを抑圧して、あるいは、ある種のプロセスによってそれらが抑圧されて、逆に喜びの感情、名誉の感情として表現される——これが靖国のシステムの「感情」の側面なのではないか、靖国信仰の中心にあるメカニズムなのではないか、そういう仮説を立てることができるのではないかと思うのです。

このようなことを考えてくると、「戦死者の大祭典を挙行すべし」という資料は大いに参考に値します。これは一八九五年、日清戦争直後、福沢諭吉が主宰する『時事新報』という新聞の論説として福沢が発表したとされてきました(『福澤諭吉全集』第十五巻、岩波書店、一九七〇年)。現在、『時事新報』の論説については、福沢の真筆かどうかの議論が起こっているため、その点はここではこだわらないでおきますが、ともあれ当時、福沢の主宰していた新聞の論説として出たものであることは無視できないと思います。

冒頭にはこうあります。

九月二九日までの報告に據れば、日清役竝に臺灣戦争に於て我軍人の戦死せし者八百五十一人、傷死二百三十三人、病死五千三百八十五人、合計六千四百六十九人にして、其後の死者も少なからざることならん。

日清戦争は、近代日本国家はじまって以来の一大対外戦争でした。では「臺灣戦争」とは何か。日清戦争に勝利した日本は清と下関条約を結び、台湾を植民地として割譲させることに成功しました。しかし、台湾がただちに平和裡に日本の統治下に入ったかといえば、そうではありませんでした。日本の支配下に入ることに対する台湾人の抵抗がきわめて激しかったので、それを制圧するために日本軍が投入され、一応の制圧には成功したものの、その戦争の過程で台湾側はもとより日本側にも多数の戦死者を出したのです。この「臺灣戦争」は、現在の靖国神社の「各戦役事変別合祀者数」においても、いまなお「台湾征討」として、日清戦争と区別して掲げられています。二〇〇一年十月十七日現在の「戦役事変別合祀祭神数」によれば、日清戦争の合祀者一万三千六百十九柱、「台湾征討」千百三十柱、合計一万四千七百四十九柱ですから、この論説が書かれた時点では、まだその半分以下しか判明していなかったことになります。では、この論説は、この「少なからざる戦死者」について何を問題にするのでしょうか。

著者によれば、生き残った将兵は最高の名誉を与えられ、国民に感謝されるのみならず、爵位勲章を授けられ、報奨金を受けている。これに対して、戦死者は爵位勲章や報奨金を受ける術もなく、国民に歓迎される由もなく、凱旋将兵のような光栄に浴することができない。そしてその遺族もまた、多少の扶助料などを与えられ、細々と生計を立てているとはいえ、手柄を立てて無事に帰ることを祈った「父兄」はすでになく、その「戦友」たちの栄光を横目で見ながら、涙を流すのみである。凱旋将兵には最高の名誉と栄光が与えられているのに対し、戦死者とその遺族には名誉も栄光もなく、社会から忘れ去られようとしている。これはおかしい。このままではいけない。戦死者とその遺族にも可能なかぎりの名誉と栄光を与えなければならない、これがこの論説の主張なのです。

なぜか。そもそも命を捨てて戦った戦死者が、生き残って凱旋した将兵よりも国家への貢献において劣っていたとは言えない。しかしそれだけではなく、なぜ戦死者とその遺族に最高の名誉と栄光を与えなければならないかといえば、最大の理由は次の点にある、と著者は言います。

特に東洋の形勢は日に切迫して、何時如何なる變を生ずるやも測る可らず。萬一不幸にして再び干戈の動くを見るに至らば、何者に依頼して国を衛る可きか。矢張り夫の勇往無前、死を視る帰るが如き精神に依らざる可らざることなれば、益々此精神を養ふこそ護国の要務にして、これを養ふには及ぶ限りの光栄を戦死者竝に其遺族に与えて、以て戦場に斃るるの幸福なるを感ぜしめざる可らず。

つまり、日清戦争には勝利したものの、東アジアの情勢は緊迫していて、いつまた戦争になるかもしれない。戦争になったら、何に依拠して国を護るべきなのか。それはまさしく、死を恐れず生命を賭して戦う兵士の精神にほかならず、したがって、その精神を養うことこそ国を護る要諦であって、また、それを養うためには、可能なかぎりの栄光を戦死者とその遺族に与えて、**「戦場に斃るるの幸福なるを感ぜしめざる可らず」**、すなわち、戦死することが幸福であると感じさせるようにしなくてはならない、というわけなのです。

ここには、国家が戦死者を「国のために死んだ名誉の死者」として、なぜ最大の栄誉を与えるのかについて、それを必要とする立場からの、この上なく率直な説明が見いだされます。家族を失って悲嘆の涙にくれる戦死者を放置していたのでは、次の戦争で、国家のために命を捨てても戦う兵士の精神を調達することができない。戦死者とその遺族に最大の国家的栄誉を与えることによってこそ、自ら国のための「名誉の戦死」を遂げようとする兵士たちを動員することができる、というのです。

では、戦死者とその遺族に最大の栄誉を与える方策は何か。

先般来各地方に於ては戦死者の招魂祭を営みたれども、以て足れりとす可らず。更に一歩を進て地を帝国の中心なる東京にトして此に祭壇を築き、全国戦死者の遺族を招待して臨場の栄を得せしめ、恐れ多きことながら大元帥陛下自ら祭主と為らせ給ひ、文武百官を率いて場に臨ませられ、死者の勲功を賞し其英魂を慰するの勅語を下し賜はんこと、我輩の大いに願ふ所なり。

日清戦争と「臺灣戦争」の後で、各地方で戦死者の招魂祭が営まれていたが、それでは不十分である。帝国の首都東京に全国戦死者の遺族を招待して、明治天皇自らが祭主となって、死者の功績を褒め称え、その魂を顕彰する勅語を下すことこそ、戦死者とその遺族に最大の栄誉を与えること、そして国民に「戦場に斃るるの幸福なるを感ぜしめ」ることになるのだ、というわけです。

そして続けます。

過般佐倉の兵営に於て招魂祭を行ひしとき、招かれし遺族中一人の老翁あり。親一人、子一人の身なりしに、其一子が不幸にも戦死したりとて初めは只泣く許りなりしが、此盛典に列するの栄に感じ、一子を失ふも惜むに足らずとて、後には大に満足して帰れりと云ふ。今若し大元帥陛下自ら祭主と為らせられて非常の祭典を挙げ給はんか、**死者は地下に天恩の難有を謝し奉り、遺族は光栄に感泣して父兄の戦死を喜び、一般国民は萬一事あらば君国の為めに死せんことを冀ふなる可し。**多少の費用は愛むに足らず。呉々も此盛典あらんことを希望するものなり。

戦死者を顕彰する国家の論理を、これ以上わかりやすく説明することはできないでしょう。佐倉の兵営で行われた招魂祭に招かれた一人の老人が、戦争で一人息子を失ったとして、最初はただ泣いてばかりいたのに、招魂祭で「名誉の戦死」を称えられたのに感激して、帰るさいには、一人息子を死なせたのも惜しむに足りないと大いに満足して帰っていった、というのです。

戦死者を出した遺族の感情は、ただの人間としてのかぎりでは、悲しみでしかありえないでしょう。ところが、その悲しみが、国家的儀式を経ることによって、一転して喜びに転化してしまうのです。悲しみから喜びへ、不幸から幸福へ。まるで錬金術によるかのように「遺族感情」が、百八十度、逆のものに変わってしまう。

帝国陸海軍の最高司令官「大元帥」明治天皇自らが祭主となって、臨時大祭を挙げるなら、戦死者は黄泉の国で天皇の恩がいかにありがたいかを感謝するであろう、と著者は言います。黄泉の国のことは私たちには分かりませんが、この言葉は、少なくとも遺族を慰謝し、一般国民に「お天子様」のありがたさ、もったいなさを感じさせる効果をもつでしょう。決定的に重要なのは、遺族が感涙に咽び、家族の戦死を喜ぶようになり、それに共感した一般国民は、戦争となれば、天皇と国家のために死ぬことを自ら希望するようになるであろう、と言われている点です。遺族の不満を宥めて、家族を戦争に動員した国家に対しては、間違っても不満の矛先が向かないようにしなければならないし、何よりも、戦死者が顕彰され、遺族がそれを喜ぶことによって、「一般国民」が自ら進んで国家のために命を捧げようと希望するようになることが必要なのです。「多少の費用は愛むに足りず」、すなわち、莫大な国費を投入しても、全国各地から多数の遺族を東京に招待し、「お国」と「お天子様」とがいかにありがたい存在であるかを知らしめ、最高の「感激」を抱いて地元に帰るようにしなければならない。これこそが、「靖国信仰」を成立させる「感情の錬金術」にほかなりません。

ちなみに、著者はこの論説文中で、「靖国神社」という語を一度も使用していません。ただ、「地を帝国の中心なる東京にトして此に祭壇を築き」と言っているだけです。靖国神社は一八六九年に東京招魂社として創建され、十年後の一八七九年に「靖国神社」と社号を改称し、別格官幣社となった後、一八七四年の「台湾出兵」から海外派兵における戦死者の合祀を開始し、日清戦争に至ったのですが、この時点ではまだ「靖国信仰」のシステムが確立されていたわけではなかったからでしょう。

ところが、『時事新報』にこの「戦死者の大祭典を挙行すべし」が発表されてから約一ヵ月後、一八九五年一二月一五日に靖国神社で、大寺安純陸軍少将以下千五百名の招魂式が挙行され、まるでこの論説の主張に応えるかのように、一二月一六日からは三日間にわたって、日清戦争の臨時大祭が行なわれました。そして、その初日には勅使の差遣があり、二日目には、「大元帥」明治天皇自らが靖国神社に参拝したのです。『時事新報』はこれを受けて、新たな論説「死者に厚くす可し」を発表しました。その最後の部分には、こうあります。

今度死者の為めに催ほしたる靖国神社の臨時祭には、辱なくも天皇陛下の御親臨さへありて、禮祭甚だ盛に、合祀者にして知るあらば地下に感泣したることならんと雖も、遺族の有様と一般の感情とを察すれば、決して此侭に止む可気に非ず。大に遺族のものに給与して死者の功労に酬ひんこと我輩の切望に堪えざる所なり。

靖国神社はこうして、次第にその権威を高め、日露戦争後には、日本の戦没者祭祀の中心施設としての決定的な地位を確立していきます。大日本帝国が「天皇の神社」靖国を特権化し、その祭祀によって、軍人軍属の戦死者を「英霊」として顕彰し続けたのは、それによって遺族の不満を宥め、その不満の矛先が決して国家に向かわないようにすると同時に、何よりも軍人軍属の戦死者に最高の栄誉を付与することによって、「君国のために死すること」を願って彼らの「あとに続く」兵士たちを調達するためだったと言えるでしょう。「靖国信仰」確立の初期にあって、日本近代を代表する思想家・福澤諭吉の『時事新報』が、そのからくりを、それを利用する側の視点から率直に語っていたことは、きわめて意味深いと思います。約四〇年後の「感涙座談会」においては、すでに見たように、もはやこのからくりはほとんど不可視となり、「戦場に斃るるの幸福なるを感じ」る感情が、その悲しみをほぼ圧倒するようになっています。

私がここで確認したかったことは、靖国問題をめぐる感情の側面を問うとするなら、そこには、戦死の悲しみ、悲哀の感情を喜びの感情へと一八〇度逆転させるカラクリがあるということに他なりません。

家族が戦死したら、普通は、ただの人としての限りにおいては、悲しい、むなしい、あるいは割り切れないという感情に遺族は満たされるはずでしょう。ところが、まさにその悲しみとむなしさと割り切れなさの中に置かれた遺族に対して、その家族の戦死を意味付ける物語がそこで提供されてくる。当時としては圧倒的な権威をもった国家の用意した物語、これは名誉の戦死であるという物語が用意されてきたときに、やはり遺族はその物語によって家族の死を意味付けざるを得なかった。そのことによって靖国信仰というものが成立したのではないか、こう考えることができるわけです。

本稿は、二〇〇四年七月二十五日に行なわれた甲南大学人間科学研究所第五回公開シンポジウム「トラウマ概念の再吟味――埋葬と亡霊」(兵庫県こころのケアセンター共催)で発表した内容を基に、加筆したものである。

児童虐待によるトラウマと世代間連鎖

棚瀬一代

はじめに

これまで児童虐待をテーマに研究し、また心理臨床に携わってきた私が、「あなたに一番影響を与えた臨床家はだれですか」と問われたとすれば、迷わずフェレンツィと答えるであろう。それほど私はフェレンツィから大きな影響を受けている。フェレンツィの論文に初めて接したのは今から一五年ほど前であった。大学院に入ったばかりの時に先輩が文献講読発表でフェンレンツィの"Confusion of tongues between the adult and the child（The language of tenderness and of passion）"を取り上げていた。その発表を聞いた時、何か体が震えるような衝撃を覚えたことを今でも鮮明に思い出す。その後、カリフォルニアのバークレーに数ヶ月滞在していた時に本屋でふと手にしたのが、出版されたばかりの"*The clinical Diary of Sándor Ferenczi.*"であった。その頃までには、私自身、臨床経験をわずかではあったが積み重ねてきていたこともあり、フェレンツィの「トラウマとは耐え難い外的ないし内的刺激に対して外界変容的《アロプラスティック》な（刺激を変える）方法ではなく、自己変容的《オトプラスティック》な（自己を変える）方法での衝撃揺さぶられ反応である。……」との言葉に出会った時の私自身の衝撃揺さぶられ反応はかなり強烈なものであった。今回は、フェレンツィのこのトラウマ定義を出発点として、トラウマ概念の再吟味という、今回私に与えられた課題を考え、そうしたトラウマ概念をもとに児童虐待の世代間連鎖についても考察する。

1　児童虐待によるトラウマ

身体的虐待、性的虐待、ネグレクト、心理的虐待体験そのものが、トラウマ体験であることは疑いない。私もこの点について反論するつもりは全くない。しかし、保護、愛情、食物、お金、自由など生きていく上に必要なものを親（あるいは養育者）に完全に依存せざるをえない幼い子どもにとって、その親（あるいは養育者）から[1]虐待を受け、「安全基地」や「安全な避難所」を欠くという守りの薄い不当な関係性に適応して生き残らざるをえないということ自体のトラウマ性については、往々にして見過ごされがちであると思う。この点、フェレンツィは、外傷体験ないしトラウマ体験を、虐待的な関係性の中で生き残るために子どもの側に生じる適応反応であることを主張している点で非常にユニークな存在である。

フェレンツィは、トラウマを定義して次のように述べている。「耐え難い外的ないし内的刺激に対して外界変容的《アロプラスティック》な（刺激を変える）方法ではなく、自己変容的《オトプラスティック》な（自己を変える）方法での衝撃揺さぶられ反応である。……自己の新たな形成は、それに先立って、部分的ないし全体的に従来の自己が破壊ないし崩壊（消滅）しなければ不可能である。……。[2]」

このように自己を変容する以外に生き残るすべがないような親と子の関係性は、完全な支配‐服従関係であり、子どもの側から言えば、徹底した親との同一化反応であり徹底した親の摂取反応であると言える。

スティールも、児童虐待で用いられるトラウマ概念を定義して、それはもともとの医学用語よりも意味が広くなり、親またはその他の養育者による行動によって引き起こされる身体的損傷に加えて心理的、認知的、情緒的そして社会的機能上の損傷をも含むものであるとしている。また心理的トラウマは、強く、有害な刺激が子どもの弱い対処能力を圧倒するという不均衡がある時に生じるとして、この子どもの対処能力を考慮せずに刺激強度のみに病因的役割を担わせる過ちを指摘している。(3) パインもまた刺激自体を外傷的であると定義することはできず、強調されねばならないのはその刺激を子どもがどのように体験しているかであると指摘している。(4) この点に関して、ハーマンやラッセルらによる近親姦的虐待(どれほど遠縁であっても親戚による性的虐待は近親姦的虐待と定義されている)の与える長期的影響についての研究においても、性的虐待行為そのものが被害女性に長期的影響を与えるのではなくて、虐待者と被害者との間の関係性いかんによって、長期的影響が全くない場合から、深刻な影響がある場合まで幅があり、最も深刻かつ長期的な影響を残す関係性の変数としては、父親あるいは義父による性的虐待であったと報告している。(5) ヴァン・デア・コルクらもまた出来事自体ではなくて、出来事に付与される意味によって決定される情緒的な反応の強度がその後に生じる心理的病理を説明するとする。(6) またそうした親の支配下に適応して生きることによって、自己についての異種な概念が統合されずにバラバラに集合し、分離した状態、言い換えるなら、統合されない多くの同一化が存在するという状態になることのトラウマ性をスティールとポロックは指摘する。(7)

幼い被虐待児は、逃げ出すことも、虐待を予測し、コントロールすることもできない。親神話に囚われている親戚や先生に話しても誰も信じてくれない。あるいは、脅しや脅迫あるいはマインド・コントロールなどによって話そうとすらしない子どもも多い。被虐待児の置かれた状況とは、囚われの状況であり、無力感に圧倒される状況といえる。このことは、心理学的には、コントロールの内的所在の欠如 lack of internal locus of control と結果としてのコントロールの外的所在への屈服 submission to external loci of control と言われていることである。(8) だが、子どもの抱える問題は決してこれだけではないとロスは指摘する。子どもは生きるために生物学的に養育者に依存しているので、自分を傷つける加害者に愛着しなければならない。もし子どもが親に愛着しなけ

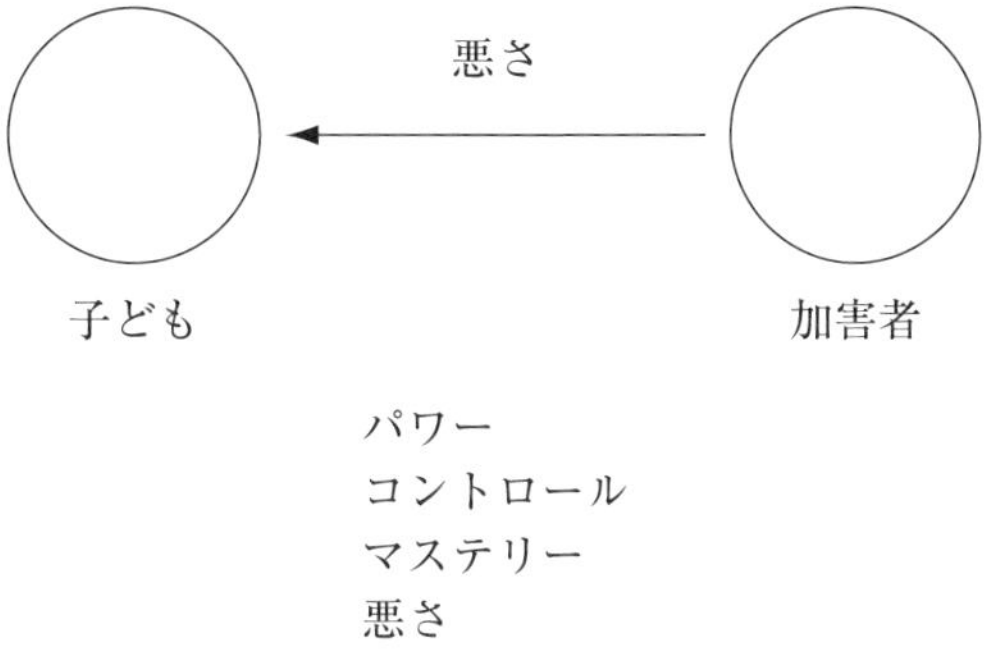

図1　コントロール所在

れば、その子は順調に成長できず、極端な場合には、死んでしまう。[9] 情緒的にも、もし子どもが親に愛着しなければ、順調に成長することはできない。したがって、被虐待児にとって最も苦痛を与えるトラウマ体験とは、幼児期に受けた虐待という特定の出来事ではなくて、全体的なゲスタルトから生じる苦痛、すなわち自分を傷つける人間を憎むかわりに愛さねば生きられない状況に置かれることであるという。[10] そしてこうした困難な状況に適応するために子どもが唯一利用可能なのが自分の心であり、この時点で、発達的に正常な思考プロセスとして、子どもは攻撃者である親と同一化し、コントロールの所在を外から内へとシフトしていく。結果として、虐待を引き起こしているのは親ではなくて子どもになり、圧倒するような状況に対してパワーとマステリーとコントロールを手にすることになる（図1参照）[11]。フェレンツィもまた、子どもは、大人の圧倒するパワーと権威の前で沈黙し、感覚が麻痺し、こうした状況で不安が頂点にまで達すると、自分の存在を忘れて攻撃者に完全に同一化してしまう。こうした攻撃者との同一化、摂取を通して、攻撃者は外的現実としては消えてしまい、心の内に位置づけられるという。[12] ゲリナスは、近親姦において子どもを最も傷つけるのは、性的行為自体ではなくて、自分が知っており、信頼し、依存しなければならない人によって虐待が行われたことによって生じる混乱と恐れであると述べ、近親姦の本質は、関係性の不均衡さと不当さにあると言い、さらに虐待者は関係性を裏切るだけではなくて、子どもの当然と言える依存性、傷つきやすさ、信頼、そして愛情を搾取し、逆手にとって利用し、しかも、そうした不均衡かつ不当な関係性は性的虐待行為がなくなった後も続くという。[13] こうした関係性に囚われて、それに適応して生きることは、短期的に見れば虐待環境の中で生き残るための適応反応であるといえるが、長期的にみれば子どもにとって自己が消滅していくトラウマ体験そのものであるといえる。

2 加害者との同一化と同一性

子どもが、予測できず、自分でコントロールできない、また逃れようのない不快な状況に適応するために、自分に不快感や脅威を与える者との同一化と摂取の反応によって、その不快状況を克服しようとし続けた場合、つまりフェレンツィの言葉で言えば、外界変容的な《アロプラスティック》(刺激を変える)方法ではなく、自己変容的な《オトプラスティック》(自己を変える)方法での衝撃《コンカッション》反応で適応した場合、結果として子どもの同一性はどのようなものになるのかを事例を通してみていきたい。

ベルティは、第一子(三カ月)の女児を虐待して、大腿骨と頭蓋骨を骨折させた。女児の小児科病棟への入院治療を契機として母親ベルティも精神科医のスティールらの治療を受けることになる。[14] この事例は、小児期からの虐待がその同一性と自己イメージにどのような刻印を残すかを劇的な形で示している。

事例1　自分がだれか分からない

ベルティは鏡に映る自分を見てもそれが自分かどうか分からない。時には母親に見え、時には母方祖母に見え、また時には夫の母親に見えたりする。夫も時に応じてベルティに違った存在を求めてくる。皆が、ベルティに誰か別の人であることを要求する。母方祖母だけが恐さを感じずにすんだ人だった。だからベルティは、一人で自分の部屋にいる時は、祖母のように感じ、穏やかな気分、平和な気分になる。しかし誰かが部屋に入ってきて、ベルティを非難し始めるや、すっかり混乱し、皆の言うことをすべてしようと試みる。自分が誰か分からない。未だに母親が恐い。だから母親が怒りだすと不安になり、部屋のカーテンを閉め、チェーンもおろし、鍵も閉めてひきこもる。またベルティには、母親の攻撃性と盗み行為との同一化、さらに赤ん坊という存在は母体と情緒生活、結婚生活を破壊するとの母親の思いとの同一化もみられた。また両親の厳しい躾にも同一化していた。また愛への渇望とともに優しかった祖母との同一化も見られたが、これに対しては、母親から殺されるという代価を支払わねばならないだろうとの恐怖心を抱いていた。またベルティには、すべての人を喜ばせなければならないという罠に落ちた、怯えた、無力な子どもであるとの思いが執拗にあった。自分が本当に誰なのかがベルティには分からなかった……。[15]

次に示す自験事例のAさんも、まさに誕生直後から来談を決意するまで完全に母親に同一化し、結果として自己を無くして生きた。長女に対しては、誕生直後から可愛いと思えず、普通であれば慈しみの感情を引き出すはずの微笑み反応に対しても暴力的に反応していた。またトイレット・トレーニングの失敗に対して激怒して髪の毛をつかんで落としたり、腹が立つと長女に当たって平手で顔を殴ったり足蹴にしたりなどの虐待行為や全般的な育児放棄も見られた。[16]

事例2　加害者との一〇〇％の同一化と自我の空洞化（無自己）

Aさん（三十歳）は、長女を産んだ後、精神が不安定になり、精神科でもらった安定剤五〇錠を一気に飲んで自殺を図るも未遂に終わる。その後第二子を産んだ後も、希死念慮がとれず、自殺を図ろうとするが死にきれず、母親に付き添われて二カ所の精神科を受診する。診断は「性格異常」と「抑うつ神経症」であった。二番目の精神科では、四回の電気ショック療法（ECT）を施行するといわれ、一回は受けたものの、嘔吐、頭痛、だるさがひどくて、中断する。その後、「何をするにもやる気がなく逃避することばかり考えており、子どもに関しても全く無関心で、自己中心的な考えしかできない」との主訴で、私の所属する相談室に来談した。[17]

小さい時から、茶碗洗い、トイレ掃除、洗濯物干しはAさんの仕事だった。妹や弟は家事を何もせず、言いたい放題、やりたい放題でも許されていた。Aさんは母親の思いのままに生きねばならなかった。しんどいと思っても人間不信みたいなところがあって、何も言わずに来た。二十五歳で結婚するまで母親を一番偉い人だと思い、その言うことを一〇〇％聞いてきた。母親の言うことを間違いなく聞いてその通りにしていたら母親は機嫌が良かった。母親と違う主張は絶対できなかった。結婚してからも、母親の考えとちょっとでも違うことを言うと泣かれた。母親の言う通りにしてきたから、自分一人では何もできない。引越した後も物一つ自分で置くこともできない。誕生日のケーキを選ぶにも一日がかり。年賀状の印刷を決めるにも一日がかり。何事も決断できない。昔から、洋服一枚買うにも、何度も出直し、買った後も必ず返品か交換をしてきた。これがほしいというものがない。好みがない。だから子どもの服も妹の子どもと同じブランドで同じ色を選ぶ。自分がないから誉められると舞い上がり、けなされると死のうと思った。また幼少期から何かあると死にたいと思ってきた。また新しい状況では、いつも圧倒されてしまって、パニックになり死にたくなった。

Aさんは、「体は三十歳だが心が成長できていない」と私に母親転移をしてきて素直な幼児のままに成長が止まった印象を与えた。また母親の言うとおりにしてきたから自分一人では何もできないと、無自己[18]に生きたものの悲惨さを感じさせた。またAさんは、悲しい顔をすることも、病気になることも、怪我をすることも、反抗することも、自己主張することも、悩むことも、秘密をもつこともなく、いつも明るく、愛嬌のいい、母親の言うことをそのまま鵜呑みにするような素直な良い子で生きることを要求されていると感じていた。またAさんは、母親にほめられると舞い上がり、けなされると死のうと思った。自分がないから他人の意見で傷つき、自分はもうだめだとひどく落ち込んでしまった。ここには、自尊心を自律的に統御することができないことが示されており、マスターソンが報告する境界例患者の示す自己愛の病理と重なるものがあるといえる。[19]またAさんには、子どもを殺したら無期懲役になるから一生一人でいられるというほどにも強烈な一人になりたいとの願望があった。このことはウイニコットのいう、適切な母親（あるいは他の養育者）の世話を通じて良い環境を信用する機会、そして他者といながら一人でいることを楽しむという健康な体験を欠いていることを示すものといえる。[20]

フェレンツィは、外因的要素を十分に深く追求しない場合には、しばしば気質や体質による安易な説明に時期尚早に至ってしまう危険性があると指摘している。[21] シャピーロもまた、自殺企図を含む顕著な衝動的傾向がみられるような場合には、過去の成育歴の綿密な包括的診断評定を含む鑑別診断が必要であると指摘している。[22] またハーマンは、トラウマ体験のサバイバーのかかえる困難は、そのトラウマ体験が（ナチのホロコーストのように）知られている時でさえも、あまりにも安易にその人の性格の問題に帰せられてしまうことであると指摘しており、性的虐待や家庭内暴力がしばしばそうであるように、そのトラウマ体験が秘密にされている時には、サバイバーの症状や行動は、一般人ばかりではなくて、精神衛生の専門家にとってもかなり当惑させるものであり、……人格障害と誤診される危険性があると指摘しているが、[23] これらの指摘はまさにAさんの体験したことであった。

子どもの虐待環境へのもう一つの適応反応として、発達可能性が突然開花するがごとく、発達が加速化され突然に加齢するという現象がある。フェレンツィも、子どもが性的攻撃に晒されると「鳥や虫によって傷つけられた果実が早く熟すのと同じように……早熟な発達ないし外傷的前進（traumatic progression）をする」[24] と述べている。こうした現象が起きる上でも、加害者との完全な同一化が大きな役割を果たしている。[25] そして加害者である親のニーズをかなえることを自分の責任と感じ、まるで親のように見返りを望むことなく他者の世話に生きるという子どもの親化現象が起きることが多い。[26] こうした子どもの親化する背後には親の側の無意識に近い願望と要求——自分が人生早期に養育者から与えてもらえなかった愛情とケアを子どもから与えてもらいたい——があり、虐待をしている親に広く共通する特徴として年齢不相応な行動を子どもに期待するということがみられる。[27]

事例3　加害者との同一化とケアする少女

身体的接触は親子間の愛情表現の有効な手段であるが、子どもと大人との間に優しさと情熱という言葉の混乱[28] がある時には、その行為は性的虐待に反転して、子どもは深い混乱に陥ってしまう。次に示すのも自験事例であるが、Bさんは幼少期より二十五歳で家を出るまで父親から性的虐待を受けてきた。これまでに二〇数回の見合いをしてきたがいつも身体症状が出て、結局Bさんが断ってきた。Bさんの語り口は、当初、主語が不明瞭で分かりにくかったが、頻繁に報告された夢は、対照的に強烈かつ色彩豊かな内容であった。だがBさんは、夢に対して全く連想が湧かないだけではなくて自分の夢との意識もてず、意識と感情が切り離された感じを訴えた。Bさんには、母親との同一化ばかりではなくて加害者である父親との同一化もみられ、深い罪の意識に苦しみつつも同時に父親を世話しなくてはとの責任感をも抱き続けてきたことが象徴的に現れている夢を紹介する。[29]

夢：「父が何か殺人者みたいな悪者で、母を追いかけている。母は必死で逃げている。……何か母も昔、殺人をしたみたい。床の扉をあけるとそこには白骨化しかけた半生の死体。母はその死体に添い寝したかと思うと床が土の中に沈みかける。そこへ十二 - 十三歳の少女が出てきて、私は父を放っとけないからと言う。」

このように、Bさんの夢には、父親が殺人者として登場するが、十二 - 十三歳の父親をケアする少女と同時に登場する半生死体を抱く母もまた父親と同罪の殺人者として登場する。父親の罪の意識と同一化したBさんの深い罪の意識の現れと同時に、母親と同一化した早熟な世話する存在、親化された存在としてのBさんもまた象徴的に現われている夢と言えるのではなかろうか。

また性的虐待の場合には、被害者の九八%は女性であることもあって、父親ないし父親代理が性的加害者であった場合には、被害女性は母親との同一化に加えて父親（あるいは父親代理）との同一化が生起して、性同一性に混乱が生じてくるといわれる。また新しい同一化の対象を見つけることを困難にし、こうした性同一性の混乱を固着させ、持続させてしまう主たる原因は、両親が被害女性に自分たちの期待に厳格に従い、他を見ないことを執拗に要求する結果であるといわれる。[30] このことはBさんにもそのまま当てはまった。

心的トラウマと解離の関係性について最初に体系的に研究したのはジャネであったが、近年、精神医学の領域において、解離の過程がトラウマと関連した心理的問題が発生する上で決定的に重要な役割を果たしているということが再認識されるようになってきた[31]。解離とは情報を組織化する一つの方法であり、トラウマティックな出来事が起きている時点でも生起するし（一次解離[32]、二次解離[33]）、トラウマティックな出来事の後に、そうした出来事に晒された結果として長期的な影響としても生起する（三次解離[34]）ということが多くの研究報告によって分かってきた[35]。トラウマティックな出来事を経験した後遺症として、いつまでも解離反応をし続けるということは、現在経験している情報を意識的にプロセスできなくなるばかりではなくて、他のより健全な対処方法を探すことを妨げ、結局は、一般的な適応を妨げることになる。つまり、当初は虐待環境への適応反応であった解離反応であるが、その後も引き続きストレスの高い状況で解離反応をし続けるならば、積極的問題解決を避けて、無力で受け身的なスタンスをとり続けることになる[36]。こうした三次解離を呈する患者は典型的に人生早期に始まる慢性的かつ深刻な性的、身体的、心理的虐待を経験していると多くの研究によって報告されている。

このように解離反応と心的トラウマの結びつきは分かってきているものの、健常者にも解離反応はみられるため、解離反応を健常なものから病的なものへと至る連続体であると考えるのがよいのか、それとも健常解離と病的解離とは別の類型であると考えるのがよいのかに関しては長く論争が続いており、未だに決着はついていない状態である[37]。

事例4は、事例3で登場したBさんであるが、Bさんには、ストレスの高い状況において離人感や非現実感といった三次解離反応が見られた。

事例4　その場で感じることができない—離人感、非現実感に苦しむ

ある出来事についてBさんが語るのを聞くうちに、Bさんが自分の大事な思いを相手に伝えていないことが分かる。〈どうしてそんな大事なことを？〉と驚いて問うと、「意外なこと、驚くこと、傷つくことなどがあっても、その場では意識に霧がかかったようになってしまう……小さい時からいつもそうだった」と想起する。またBさんは、面接の場に、事例3で取り上げた夢の他にも多数の劇的な夢を持参したが、すべての夢に対して全く連想が湧かず、自分と関わりのないテレビのシーンを見ているような気分だと語った。Bさんが連想が湧かないというので、事例3の夢であれば〈母も少女もBさんで、父から逃れ、自分のエロスの世界に生きようとするBさんと、父を気遣い、自分を殺して生きようとするBさんに分裂した姿を連想する。母とBさんが重なる印象もある……〉と伝えると、「腑に落ちる感じがする……何かこの夢が自分のもののように少し思えるようになってきた。これまで意識と無意識の世界が切り離され、自分の感情とも切り離されている感じで生きてきた。その場が穏便に行くようにと自分の感情に蓋をして生きてきた……でも感情はどんどん蓄積されていく……」と語った。

このようにBさんが、幼少期からストレスの高い状況に直面した際に、解離反応を知らないうちにとってきたことが分かる。トラウマティックな出来事を体験したことの後遺症としてこうしたストレス対処方法を用い続けることは、自分の体験していることの意味を十分理解できなくし、自分が経験したことを実感できなくしてしまう。実感のない経験は空虚なものである。また経験から学べないばかりではなくて、他のより健康なストレス対処方法を身につけることをも妨げ、結局は、種々の意味で不適応に陥ってしまうことになる。

3　児童虐待の世代間連鎖

幼少期に親から虐待を受けた子どもは、自分が親になった時にその子を虐待するようになるという虐待の世代間連鎖の現象は、広く信じられている。このような確信に近い思いは、一般の人たちだけではなくて、精神保健の専門家の間にも根強いのではなかろうか。しかし、どの程度、虐待が世代間連鎖しているのかに関しては、実証研究も少なく、また発表された実証研究も研究方法や研究対象の違い、あるいは虐待の定義の違いもあって、なかなか先行研究を相互に比較することが困難である。

先行研究のリサーチ・デザインは、大別すると、(1)プロスペクティブな方法と(2)レトロスペクティブな方法(遡及法)に分けることができる。後者のレトロスペクティブな方法には、事例研究分析、児童相談機関の記録分析、臨床面接研究、そして質問紙に対する自己報告分析の四つがある。[38] レトロスペクティブな方法でかつ臨床面接研究としては、スティールとポロックの研究が最も引用されることの多い研究である。[39] プロスペクティブな方法を用いた数少ない実証研究の一つにハンターとキルストロームの研究がある。[40]

虐待親の生育歴を臨床面接の中で遡及的に尋ねたスティールとポロックの研究によれば、虐待親の中には、親から一度も手をあげられたことがないという人も数人いた。しかし全員が、親から強烈かつ広範囲にわたる継続的な要求をされているとの感覚を経験していた。この「要求」とは「良い行動、従順な行動、即座の服従、決して間違わないこと、親の苦悩に対する同情的慰め、親の行動に対する承認と親への援助の期待」という形での要求であった。しかもそうした要求に応えても絶え間なく親から非難されたという。このような状況に置かれることによって、子どもは、自分は愛されていない、自分自身のニーズや欲求や能力は無視され、耳を貸されず、満たされず、さらにはそんなものは間違いですらあると感じる体験をしていた。スティールとポロックは、このような生育歴を被虐待歴としてとらえており、そうした意味で虐待親全員に被虐待歴があるとしている。[41]

このような結論は、乳幼児に対する深刻な虐待が起きた六〇家族についての数ヶ月から長い場合には五年半にわたる集中的な研究結果から導き出されたものである。六〇家族の大半は、虐待された子どもが入院中の小児科からスティールらが働く精神科へリファーされてきたケースであった。その他は、入院を要するほど重篤な怪我は子どもに生じていなかったものの、他の医者、社会福祉機関、司法当局からリファーされてきたケースや、親が自発的に来談したケース、あるいは、精神科での親に対する入院治療ないし外来治療中に子どもへの虐待が明るみに出てきたケースであった。また主として三歳までの乳幼児に対する親ないし養育者からの重篤な虐待についての報告であり、虐待が四歳以上の年齢で始まったケースは包含されていない[42]。

研究方法としては、精神科での診断面接および治療面接の方法に基本的に沿っており、患者の人格に可能なかぎり深く達しようと試みている。上記の方法に加えて、ソーシャル・ワーカーによる面接と家庭訪問も用いている。この方法を用いることによって、一般的な生活様式および日々の両親間および両親―子ども間の相互作用の実際についての情報をも得ることができている。また虐待親のみならず、非虐待親とも可能なかぎり面接している。その他に、できる限り虐待親の両親やその他の親戚ともインフォーマルな面接をしている。時には、虐待母とその母親との合同面接をし、祖母―母親間の相互交流をも観察している。こうした情報によって虐待母自身の幼少期および養育のされ方についての記憶が修正されたり、傍証されたり、あるいはさらに精緻化されたりした。心理テスト・バッテリー（知能テスト、ロールシャッハ・テスト、TAT）が大多数の虐待親に施行され、非虐待親にも施行された場合もある

これらの虐待親の特徴としては、たとえ自発的に援助を求めてきた場合であっても、扱いがとても難しかった。このため彼らと接触をもつためにスティールとポロックはかなり臨機応変な対応をしている[43]。この点は、トラウマ体験者への治療論としての枠破りや、オプティマル・プロビジョン（最適の供与）との問題と関連していて大変興味深い。

虐待親の中には精神病あるいは重篤な情緒的混乱のために入院を要する者もいた。これらの親の場合と子どもが入院している親の場合には、可能な場合には、毎日あるいは週に数回会っている。外来治療を受けていた親の場合には、週一回から三回のオフィスでの面接を規則的に行なっている。初期の頃は、このように面接形式は種々であったが、その後は、週一回のオフィスでの精神科医による面接と毎週ないし隔週のソーシャル・ワーカーによる家庭訪問に移行していき、さらにその後は、面接はまばらになり、やがては危機ないしトラブルが生じた時に必要に応じてという形になっていった。こうした形になった時には電話でのコミュニケーションが大きな

役割を担っている。いつでも、どんな問題ででも電話相談して良いという特権がこれらの研究に関わった親たちには与えられており、実際に多くの親がこの特権を利用した。このようにスティールとポロックの虐待親に対する接し方は、通常の治療枠を大きく破った関わり方であるが、その根拠としては、スティールとポロックは、次のようなことを考えていた。まず第一に、自分たちが対象としている一群の人たちは、そもそも環境を信じる前に、環境が自分たちに関心をもっているということを十分に示してもらうことを必要としている。第二に、こうした深い関与なしには、子どもへの虐待を理解するという研究目的は達成できないと感じた。第三に、虐待された子どもを在宅のままにしておくか、あるいはできるだけ早期に家に戻すという目標を達成するためには、集中的かつ意味ある形で虐待親の人生に介入していく必要があった[44]。困難があるとはいえ、多くの場合に、力動的・精神分析的精神療法に近いものを維持し、かつ意味深い結果を得ることができたとスティールとポロックは報告している。長く接触が保たれた親たちの場合には、自由連想を促し、かつ夢の材料も用いている。転移神経症の十分な展開こそ促さなかったが、転移反応の解釈はかなり用いている。

研究対象の親たちの経済的なステイタスは、富有層から貧困層までと幅があったが、多くは中流階層であった。教育水準・知的能力も、境界水準から非常に高い人までと幅があった。年齢は十八歳から四十歳にわたっていたが大多数が二十歳代であった。

西澤らは、虐待を理由に親子が分離され、子どもが児童養護施設で生活するようになるという経過をもつ七二家族の親（八六人）の特徴を施設のケース記録分析を通して調べているが、被虐待体験をもつ親は全体の二〇・九％にあたる一八人にすぎなかったと報告している[45]。この研究は、ケース記録分析によるレトロスペクティブな研究方法をとっているわけだが、前述のスティールとポロックの臨床面接研究によるレトロスペクティブな方法による結果が、ほぼ一〇〇％であったのに比して極端に低い結果である。ケース記録を作成した人が虐待親に対してどのような質問をしたのかがこの調査からは分からないが、このように低い数値から推測するに、「幼児期に親から虐待された経験がありますか」というような直接的な質問の仕方をしたのではないかと思う。スティールは虐待ないし放置をする親は、質問の仕方さえ適切であれば、その乳幼児期に被虐待ないし被放置体験をもたない者はまれであるという。つまり客観的に見て、通常の躾、体罰の域を越えているような場合でも「幼児期に親から虐待された経験がありますか」と問えば、大半の人が「いいえ」と答えるだろう。しかし「幼児期に誰がどんな躾の仕方をしましたか」と問えば、ほとんどの人が抵抗なく具体的な話をしてくれるものだという。(46)

次に、プロスペクティブな方法を用いたハンターとキルストロームの研究においては、子どもがNICU(新生児集中治療室)に入院した親二八二人を対象にして、インタビュー調査を行なっているが、(47)その生育歴に被虐待ないし被ネグレクト体験があった親は四九人であった。一年後に子どもを虐待ないしネグレクトした人は一〇人であったが、(48)そのうち生育歴に被虐待ないし被ネグレクト体験があった人は九人であった。したがって世代間連鎖率は、四九人中九人(一八%)と非常に低い。逆に言えば、被虐待体験親四九人中四〇人の親(八二%)は虐待の世代間連鎖を少なくともこの子どもに関しては絶つことができていると言える。この場合でも、虐待している親を対象にレトロスペクティブな方法を用いれば、一〇人の虐待親のうち九人(九〇%)に被虐待歴があったことになる。

これらの四九家族のうち、虐待を繰り返した九家族と繰り返さなかった四〇家族との間では、第一子の誕生直後に集められた標準化されたデータから判断すると重要な点で違いが見られたと報告されている。(49)

虐待を繰り返していない親の場合には、全体的な印象として、幼児期の自分の被虐待体験をワーク・スルーしており、積極的に解決しているとの印象がある。また具体的行動としては、(一)社会的資源、社会的ネットワークが大きく広い。つまり大事な友達が存在し、拡大家族との関わりがあり、教会その他の社会的集団への参加があるなどである。また父親をはじめ拡大家族の子どもへの訪問が多いことも印象的であった。また父親と暮らしていない母親の場合でも自分の親と暮らしたり、出産後に学校や仕事に復帰する予定の母親の場合でも、すでに子どもを預けるところが決まっていた。（二）妊娠に対するアンビバレントな感情が少なく、中絶を考えた人は少なかった。また出産前に健康チェックを受けている人が多かった。（三）幼児期体験を語る時に詳細について説明し、かつ適切な情動を伴ってトラウマ体験を言語化した。（四）自分を虐待した親に対して公然と怒りを表明した。（五）子どもとの関係で虐待関係を繰り返さないとの決意の表明があった。（六）繰り返す可能性についての気づきとともに親としての能力に対する疑念が表明された。このことは言い換えるなら、育児の困難さについての現実的認識があると言える。[50]（七）子どもの特徴は、虐待を繰り返さなかった親の子どもは虐待を繰り返した親の子どもよりも一般により健康であった。入院期間も平均二四日と短かった。（八）子どもと親の関係性としては、入院期間が短いにもかかわらず、入院後、より早い時期に訪問しており、訪問頻度も週一度以上と多かった。これは、親が子どもに対してより強い愛着を感じていることの現れと言える。

次に虐待を繰り返している親の場合であるが、全体的な印象は、自らの幼児期の被虐待体験にいまだに閉じこめられているとの印象であった。具体的行動としては、（一）拡大家族や友人たちからも孤立しているというように社会的ネットワークが小さく社会的資源も少なかった。したがって、父親や拡大家族の子どもへの訪問も少ない。父親と暮らしていない母親でも自分の親とは暮らしていなかった。（二）真剣に中絶を考えたが、種々の理由で出産せざるをえなかったというように、妊娠に対するアンビバレントな感情を抱いていた。したがって、出産前に健康チェックを受けている人が少なかった。（三）幼児期体験について曖昧な説明しかしない。（四）長く続く不幸な親子関係（虐待関係）にいまだに甘んじているか、関係を完全に切ってしまっているかであった。（五）自分の親としての能力について疑念を表明することが少ない。このことは、自信の現れというよりは現実認識のなさの現れとみたほうが良いであろう。（六）子どもの特徴としては、健康上の問題が多く、入院期間が多くの場合、六週間以上と長かった。（七）子どもと親の関係性として、訪問時期が入院後の早い時期は少なく、訪問頻度も週一度以上であることは少なかった。また入院期間が長いにもかかわらず、三ケースにおいては、母親以外の訪問者は皆無であった。

カウフマンとジグラーは、この研究を一般化することには、いくつかの点で限界があると言っている。まず（一）被検者が、未熟児ないし病気の赤ん坊の親のみである点、また、（二）児童保護局に通告され、虐待していると認定され記録に残った人のみを虐待を繰り返した人としている点、また（三）調査が、出産後一年間のみであることがあげられている。[51] ハンターとキルストロームの研究の他に二つのプロスペクティブな方法による先行研究を批判的にレビューした結果、カウフマンとジグラーは世代間連鎖率は三〇％（＋－）五％であるとの結論を出している。[52] スティールも、被虐待児は多くの対人関係上の問題をかかえたり人格障害になる傾向があるが、虐待親になるのは四分の一ぐらいだろうと言う。[53] ハーマンも「……一般に思いこまれている虐待の世代間サイクルに反して、圧倒的大多数の虐待生存者は、自分の子どもを虐待もネグレクトもしない……」と指摘している。[54] このように乳幼児期に虐待を受けた子どもが、将来的にわが子を虐待するようになるのは、被虐待児の四分の一から三分の一に過ぎないと言える。

ベネデックは、親になる体験とは、これまで無意識下に沈んでいた二つの記憶が呼び覚まされる体験であるという。一つは乳幼児としていかに育てられたか、つまり親の養育の仕方であり、もう一つは自分の乳幼児としての存在である。そしてこのような心の深層に沈んでいる精神表象が、現実の養育行動を導くと考える。[55]

クラメールとスターンは乳児と母親によって相互に共有される体験のなかには、乳児の側の母親に関する内的作業モデルと母親の側の乳児に関する内的作業モデル、さらには自分自身や自分の母親あるいは夫に関する内的作業モデルなど複数の精神表象が持ち込まれると考える。レボヴィッチもまた、誕生直後の母子関係は、赤ん坊という白紙の上に、母親が乳児以外の複数の意味を投影するという意味で、本質的に幻想的交流であるという。[56] そして乳児以外の他者に関する内的作業モデルが乳児に投影される時には、「オリジナルの生の体験の強烈な印象を再活性化させ[57]」、葛藤が目前の乳児に意識せずして持ち込まれることになる。クラメールは、こうした現象を「アイデンティティのレッテル貼りによって……赤ん坊は一つのお役目を引き受けさせられる」「赤ん坊のゆりかごにすみついている幻想（亡霊）」あるいは「無意識の幽霊」を追い出さないかぎり、赤ん坊は別人になると表現している。[58]

スティールは、虐待の連鎖が起きている場合、典型的に見られるのは、二方向への同一化であると言う。[59] 一つは、厳しい懲罰的な自分の親との同一化であり、またもう一つは、「あの子は、自分が子どもの頃と一緒でうるさい子だ」とか「あの子は私の悪いところを全部受け継いでいる」などとの言葉に表現されているように、虐待親は虐待している子どもの中に「悪い自己」を見ていることが多い。[60]「私は悪かったが私と同じようにあの子も悪い」あるいは「あの子は私のようだ」というように考えるこのメカニズムは、フェニケルがいう「逆方向の同一化」[61]である。ここにおいては「私は私の親であり、私自身であり、私の子どもである」[62]という一種の三世代の同一性が働いている。

次に示す自験事例のCさんには、父親からの身体的虐待と母親からの心理的虐待という生育歴があった。そして二人の子どものうち下の子に対して心理的虐待が世代を越えて繰り返されていた。

事例5　二方向の同一化

Cさんは、幼少期より父親からは時に身体的暴力を受け、母親からは、ずっと価値の切り下げを受け、ほめられた記憶がない。兄が一人いたが、兄は「何をしても許される存在」であり、Cさんは「生まれてこなければよかった存在」であった。結婚した今、Cさんにも、兄妹の二人の子どもがいる。ある時、Cさんは、下の子がTVの前で寝そべっているのを見て「ふてぶてしい」と罵倒して、泣かしてしまったと報告した。私が、同じことを上のお子さんがしていたとしたらどうですか？　と問いかけると、「そういえば、上の子が寝そべっていても何も感じないのに、同じことを下の子がしているとすごく腹がたってくる……あの子を叱った後、何か後ろめたい気持ちが残りずっと気になっていた……。あの子を身体ごとあの子として認めてやることができたらいいのだが……。あの子のことはどうしてもほめることができない。あの子のことを叱る時、自分に母が乗り移り、あの子のことを自分みたいに思ってしまう。我に返った後、可哀想なことをしたとオロオロし、自分とあの子は別の存在なんだから、自分と同じように思ってはいけないと思う」と語った。ここには、母親との同一化とともに生まれてこなければ良かった存在である自分を娘の中に見る、つまり娘を自分と同一化しているという二方向への同一化がはっきりと見てとれる。

世代間の連鎖は、文字通り同じ虐待が繰り返される場合もあるが、多くの場合は、微妙な形になったり、虐待の形が変わったりすることが多い。自験事例で言えば、事例2のAさんは、幼少期にきょうだい間の極端な差別という心理的虐待を母親から受けたが、わが子に対しては身体的な虐待をしていた。事例5のCさんの場合も、幼少期に両親からきょうだい間の極端な差別を受け、また母親からは価値の切り下げを受け、また父親からは頻繁ではないものの時に身体的な暴力を受けてきた。わが子に対しては、きょうだい間の差別という文字通りの虐待の反復に加えて、自分と同一化した下の子に対しては、価値の切り下げに代わって情緒的応答性のなさという形を変えた心理的な虐待が見られた。

おわりに

トラウマへの適応という表現が使われることが多いが、ここで使われている「トラウマ」とは、児童虐待の場合で言えば、身体的虐待や性的虐待あるいは心理的虐待やネグレクトといった外傷的な出来事を指しており、そうした出来事への適応という意味で用いられている。私は本稿で、「トラウマ」という概念をさらに拡げて、生きるために保護や愛情を求める愛着対象から侵襲的・破壊的な虐待を受け、しかも幼いがゆえにそうした状況から逃れることもできず、さらには愛着せねば生き残れないという状況下で、一方的に自分を変え、虐待する親に合わせて適応していく行為自体をトラウマ体験であるとする視点から児童虐待について考察してきた。

　このような適応行為としてのトラウマ体験は、出来事としてのトラウマ体験よりも微妙で外から見えにくい。しかし、そうした体験をしっかりワーク・スルーせずに葬り去ったつもりでいると、結婚、妊娠、出産というような人生の大事な出来事に出会った時に、思いがけず無意識の亡霊として蘇り、得体の知れないものによって脅かされることになる。そうした得体の知れないものの正体を共感力あるセラピストや良き伴侶あるいは良き友との安全かつ守られた空間で直視し、親あるいは養育者に服従し、愛着し続けて生きてきた代償のとてつもない大きさに直面し、またそうした喪失体験を強いた者への抑圧されてきた怒りを激しい情動とともに表明し、さらに失ったものを服喪追悼する。こうした過程を経て初めて、虐待者との和解の気持ちも芽生え、トラウマ体験が予期せぬ時に蘇り脅かす外傷記憶から過去の記憶へとしっかり埋葬され、トラウマ体験の世代を超えての連鎖も断ちきられることになるといえる。

（1）養育者からの虐待の場合、通常は、一過性ではなくて反復性であるが、一回限りの虐待ということもありうる。しかし、ここでは反復性の虐待について述べている。外傷を一過性か反復的かによって分類する考え方としてはテールのI型とII型とその混合型が有名である。Terr, L. C., Childhood trauma—An outline and overview. *American Journal of Psychiatry*. 148, pp. 10-20. 1991.

（2）Dupont, J.（ed.）（Trans. Balint, M. & Jackson, N. Z.）, *The clinical Diary of Sándor Ferenczi*, Cambridge, Harvard University Press, 1995. p. 181.（森茂起訳『臨床日記』みすず書房、二〇〇〇年、二二四a－二二四b頁）

（3）Steele, B. F., Psychodynamic and biological factors in child maltreatment, In Helfer, M. E., Kempe, R. S. & Krugman, R. D.（eds.）, *The Battered Child*,（5th ed.）Chicago, The University of Chicago Press, 1997. pp. 79-80.

（4）Pine, F., On the development of the "borderline-child-to-be", *American Journal of Orthopsychiatry*, 56(3), 450-457,

1986.

（5） Herman, J., Russell, D. & Trocki, K., Long-term effects of incestuous abuse in childhood, *American Journal of Psychiatry*, 143(10), 1986. pp. 1293-1296.

（6） van der Kolk, B. van der Hart, O. & Marmar, C. R., Dissociation and information processing in posttraumatic stress disorder. In van der Kolk, B., MacFarlane, A. C. & Weisaeth, L. (eds.) *Traumatic Stress—The Effects of Overwhelming Experience on Mind, Body, and Society*, New York, The Guildford press, 1996, p. 309.

（7） Steele, B. F. & Pollock, C. B., A psychiatric study of parents who abuse infants and small children. In Helfer, R. E. & Kempe, C. H. (eds.), *The Battered Child* (Ist ed.) Chicago, The University of Chicago Press., 1968, p. 123.

（8） Steele, B. F., op. cit. p. 78.

（9） このことはスピッツの研究にも示されている。Spitz, R. Hospitalism—An inquiry into the genesis of psychiatric conditions in early childhood, *Psychoanalytic Study of the Child*, 1, 1945. pp. 53-74. Spitz, R., Anaclitic depression—An inquiry into the genesis of psychiatric conditions in early childhood, *Psychoanalytic Study of the Child*, 2, 1946, pp. 53-74.

（10） Ross, C. A., *Dissociative Identity Disorder—Diagnosis, Clinical Features, and Treatment of Multiple Personality* (2nd. ed.), New York, John Wiley & Sons, Inc., 1997, p. 284. パインもまた、虐待状況で子どもによって経験される親は「愛すべき―攻撃者」であり、こうした状況で生き残るための一つの原始的対処機能として、虐待親との病理的かつ破壊的同一視があると指摘している。Pine, F., *Developmental Theory and Clinical Process*, New Haven, Yale University Press, 1985. 斉藤久美子・水田一郎監訳『臨床過程と発達』岩崎学術出版社、一九九三年。

（11） Ross, C. A., Ibid., p. 287 より引用。

（12） Ferenczi, S., Confusion of tongues between the adult and the child (The language of tenderness and of passion), *International Journal of Psychoanalysis*, 30, 1949, p. 228.（森茂起訳「大人と子供の間の言葉の混乱―やさしさの言葉と情熱の言葉―」甲南大学学術フロンティア研究室編『心の危機と臨床の知』一巻、二〇〇〇年。

（13） Gelinas, D. J., Family therapy—Characteristic family constellation and basic therapeutic stance. In Sgroi, S. M. (ed.), *Vulnerable Populations—Evaluation and Treatment of Sexually Abused Children and Adult Survivors*, Lexington Books, 1988, pp. 25-26.

（14） Steele, B. F. & Pollock, C. B., op. cit., p. 116, Steele, B. F., op. cit., pp. 88-90.

（15） Steele, B. F. & Pollock, C. B., op. cit., pp. 124-125.

（16）詳細に関しては棚瀬一代『虐待と離婚の心的外傷』朱鷺書房、二〇〇三年（第二版）六七―九九頁を参照のこと。

（17）プライバシー保護のために、分析に必要ない部分はすべて削除してある。

（18）Masterson, J. F., *The Narcissistic and Borderline Disorders*, New York, Brunner/Mazel, 1981.

（19）Masterson, J. F., Ibid.

（20）Winnicott, D. W., The capacity to be alone. In Winnicott, D. W., *The Maturational Processes and the Facilitating Environment*, 1965.（牛島定信訳『情緒発達の精神分析理論』岩崎学術出版社、一九七七年）

（21）Ferenczi, S., op. cit., p. 225.（森茂起訳「前掲」一六三頁）

（22）Shapiro, S., Self-mutilation and self-blame in incest victims, *American Journal of Psychotherapy*, XLI(1), pp. 46-54, 1987.

（23）Herman, J., Complex PTSD―A syndrome in survivors of prolonged and repeated trauma, *Journal of Traumatic Stress*, 5(3), pp. 377-391.

（24）Ferenczi, S., op. cit., p. 229. 森茂起訳「前掲」一六九頁。フェレンツィはトラウマによるこうした早熟化の現象を「賢い赤ん坊」のイメージとして、「大人と子供の間の言葉の混乱―やさしさの言葉と情熱の言葉―」の論文の中でも言及しているが、『臨床日記』や「賢い赤ん坊の夢」Schiriften zir psuchoanalyse, II, Fischer Verlag, Frankfurt am Main, 1972.（但し、「賢い赤ん坊の夢」は森茂起「トラウマによる主体の損傷と生成」森茂起編『トラウマの表象と主体』新曜社、二〇〇三年の二一九頁より引用）の中でも言及している。

（25）Ferenczi, S., op. cit., p. 229. 森茂起訳「前掲」一六九頁。

（26）性的虐待が起きる家庭の関係性の特徴的な付置の一つに、こうした子どもの親化あるいは親と子の役割逆転が指摘される。Gelinas, D. J., op. cit., pp. 26-29. 福井敏「性的虐待、特に近親相姦を生活史に持つ患者の治療について」『精神分析研究』三六巻二号、一一九―一二六頁、一九九二年。

（27）Steele, B. F., op. cit., p. 92.

（28）フェレンツィは、性的虐待の関係性を子どもの語る優しさの言葉と大人の語る情熱の言葉の間の混乱として捉えた。Ferenczi, S., op. cit., 1949.（森茂起訳「前掲」二〇〇〇年）参照。

（29）この事例は、Bさんの許可を得て、日本心理臨床学会第二二回大会（二〇〇三年）で発表したものである。

（30）Steele, B. F. & Pollock, C. B., op. cit., p. 126.

（31）van der Kolk, B., van der Hart, O. & Marmar, C. R., op. cit., pp. 308-309.

（32）日常における非トラウマティックな経験は、感覚的・感情的な要素も含めて一貫した個人的な語り（ナラティヴ）として自動的に統合されるのに対して、圧倒するようなトラウマティックな経験は、経験の全体が意識に統合されず、出来事についての感覚的・感情的要素は、通常の意識から切り離されたままになる。これが一次解離である。つまりその経験は、個人的な語りへと統合されることなく身体感覚的要素として切り離され、分裂される。この一次解離の状態はＰＴＳＤの特徴である。例えば、非常に動揺させる侵入的な想起や悪夢、フラッシュバックといった劇的徴候が表現される。van der Kolk, B. van der Hart, O. & Marmar, C. R., op. cit., p. 307.

（33）最近は、二次解離は周トラウマ期解離 peritraumatic dissociation と呼ばれることが多い。幼少期の性的虐待のサバイバーの多くが、性的虐待が起きている時に体から抜け出し、上から眺めていたと報告する。このようなトラウマが起きている時に用いられる体外離脱反応やその他の周トラウマ期の解離反応は、無力感や恐怖に圧倒されて破局に陥らないための守りになっているが、皮肉なことに、この周トラウマ期の解離は、後の慢性的なＰＴＳＤ発症にとって重要なリスク要素であることが多くの研究から分かってきており、こうした研究報告を受けて、周トラウマ期の解離体験を測定するための信頼性があり、かつ妥当な質問票がマーマーらによって開発された。PDEQ（PERITRAUMATIC DISSOCIATIVE EXPERIENCES QUESTIONNAIRE）（トラウマを体験している時の解離経験を尋ねる質問票で、九項目から成り立っている）（１）一瞬、何が起きているのか分からなくなる。（２）自動操縦装置で行動しているように思う。（３）出来事の間、時間感覚が変化したように感じる。（４）出来事が、夢の中ないし遊びの中のことであるかのように、非現実的に思える。（５）その場の上を浮遊しているように感じる。（６）体から切り離されているように感じる、あるいは、体の歪みを経験する。（７）自分および他者に生起している事に関して混乱する。（８）普通であれば気づいたであろうに、その出来事の間はそのことが起きていることに気づかなかった。（９）身体的怪我の痛みを感じなかった。van der Kolk, B., van der Hart, O. & Marmar, C. R., op. cit., pp. 314-315.

（34）三次解離とは、トラウマに反応して解離することを学んだ人がその後の人生のストレスに対して解離反応を利用し続けるような場合、さらにはトラウマを経験した人が、トラウマ体験を包含し、それぞれが別個の認知・情動・行動パターンをもつ複雑なアイデンティティから成り立つ別個の自我状態つまり解離性の同一性を発達させるような場合を指す。ある自我は、特定のトラウマティックな経験に関する苦痛や恐れあるいは怒りをもち、他方、他の自我状態は、トラウマティックな経験とそれに伴う情動に気づくことなく日々のやらねばならないことを果たし続ける。これらの例は、解離性同一性障害（DID）における多数の解離した同一性（アルター）断片である。van der Kolk, B, van der Hart, Marmar, C. R., op. cit. フェレンツィもまた、子どもが発達過程で多くの衝撃に出会うと、そうした状況に適応しようとして、人格の「分裂」「断片化」「原子化」と呼んでもいい状態に至り、しかもそれぞれの断片が独立した人格のように振る舞い、しかも互いに相手の存在を知らなくなるといった状態にまで至る可能性にも触れている。Ferenczi, op. cit., p. 229（森茂起訳

「前掲」一六九頁）

（35）van der Kolk, B., van der Hart, Marmar, C. R., Dissociation and information processing in posttraumatic stress disorder. In van der Kolk, B., MacFarlane, A. C. & Weisaeth, L.（eds.）, *Traumatic Stress—The Effects of Overwhelming Experience on Mind, Body, and Society*, New York, The Guildford press, 1996, pp. 308-309.

（36）どの程度、ある人が日常生活で解離反応を用いているかを測定するためには、バーンスティンとパットナムのDES（Dissociative Experience Scale）がベストであるといわれている。van der Kolk, B., van der Hart, Marmar, C. R., Ibid., p. 308.

（37）フランク・W・パットナム（中井久夫訳）『解離』みすず書房、二〇〇一年。八二―八五頁参照。

（38）Kaufman, J. & Zigler, E., Do abused children become abusive parents? *American Journal of Orthopsychiatry*, 57(2), pp. 186-192, 1987.

（39）Steele, B. F. & Pollock, C. B., op. cit.

（40）Hunter, R. S. & Kilstrom, N., Breaking the cycle in abusive families. *American Journal of Psychiatry*, 136, pp. 1320-1322, 1979.

（41）Steele, B. F. & Pollock, C. B., op. cit., p. 111. カウフマンとジグラーは、こうしたスティールとポロックらの虐待定義に対して、およそ法的な基準とは違うと批判している（Kaufman, J. & Zigler, E., op. cit., p. 187）、しかし個々の虐待行為に通底する支配性あるいは共感力のなさこそが子どもにとってはトラウマ体験であり、そうした関係性の質が、個別の虐待行為を繰り返すまいとの親の思いにもかかわらず伝達されてしまうといえる。スティールも、共感力の存在こそ良い養育を世代間伝達する上で重要であり、これと対照的に共感力の欠如が、不適切な養育が世代間伝達される上で決定的に重要であると指摘している（Steele, B. F., op. cit., p. 78）。

（42）スティールとポロックは、四歳以降になって始まった子どもに対する虐待は、虐待者の精神病理に性的問題が関与していることが多いと考えている（前掲、一〇四頁）。

（43）Steele, B. F. & Pollock, C. B., p. 105.

（44）これらの枠を破った関係性をスティールたちは、依存性と転移反応が極度に高まった非常に「汚染された」contaminated 関係性と呼んでいる。Steele, B. F. & Pollock, C. B., op. cit., p. 106.

（45）Nishizawa, S., Tamura, J. & Takahashi, T., The characteristics of parents who abuse their children, Asian Society for Child and Adolescent Psychiatry and Allied Professions : First Congress, 1996.

（46）Steele, B. F., Psychodynamic factors in child abuse, In Helfer, R. E. & Kempe, R. S.（eds.）, *The Battered Child*（4th ed.), Chicago, The University of Chicago Press, 1987, pp. 81-114.

（47）（一）親の幼児期（虐待の生育歴の有無）、（二）母親の妊娠（望んだ妊娠か否か、胎児に対してどんなイメージ、幻想の赤ん坊、想像の赤ん坊、夫、その他の周囲の者の妊娠に対する思い、サポート、その他）（三）家族のネットワーク、社会的資源（社会的孤立対援助）などについてたずねている。

（48）一年後に実際に虐待ないしネグレクトをしているとして児童保護局に通報され、調査の結果、虐待をしていると認定された親。

（49）Hunter, R. S. & Kilstrom, N., op. cit., p. 1321.

（50）（五）（六）を要約すれば、育児の困難さについて現実的な認識を持ちつつも、自分の受けた養育よりもより良い養育環境をわが子には与えたいとの「希望」表明であり、ハンターとキルストロームはこの「希望」の果たす役割の重要性を指摘している。Hunter, R. S. & Kilstrom, N., op. cit., p. 1322.

（51）Kaufman, J. & Zigler, E., op. cit., pp. 188-189. 筆者も、複数同胞がいる時には、虐待は母親にアルコールや薬物依存などの物質依存がある場合や精神病である場合以外は、ほとんどの場合に、「可愛くない子」と認知された一人の子どもに向けられることを考えれば、追跡調査が一年というのは短すぎると思う。第一子に虐待が起きなくても第二子、あるいは第三子に起きる可能性は十分あるからだ。Lynch, M. (1975)「母性愛の形成と虐待」フランクリン編・作田勉訳編『母性愛の危機—体罰と虐待』第四章、日本文化科学社、一九八一年。（Franklin, A. W. (ed.), Child abuse—Prediction, *Prevention and Follow-up*, Longman Group Limited, 1978. 棚瀬一代『虐待と離婚の心的外傷』朱鷺書房、二〇〇三年、参照。

（52）Kaufman, J. & Zigler, E., op. cit., p. 190.

（53）Steele, B. F., op. cit., p. 74.

（54）Herman, J., *Trauma and Recovery*, New York, Basic Books, 1992.（中井久夫訳）『心的外傷と回復』みすず書房、一九九七年。

（55）Benedek, T., Parenthood as a developmental phase—A contribution to the libido theory, *Journal of American Psycoanalytic Association*, 7, pp. 389-417.

（56）Lebovici, S., Fantasmatic interaction and intergenerational transmission, *Infant Mental Health Journal*, 19, pp. 10-19.

（57）Stern, D. N., The Interpersonal World of the Infant—A View from Psychoanalysis and Developmental Psychology, New York, Basic Books, 1985.（小此木啓吾・丸太俊彦監訳『乳児の対人世界（理論編）』岩崎学術出版社。）

(58) Cramer, B., Profession Bebe, Calmann-Levy, 1989.(小此木啓吾・福崎裕子訳『ママと赤ちゃんの心理療法』朝日新聞社、一九九四年。)
(59) Steele, B. F. & Pollock, C. B., op. cit., p. pp. 125-126. Steele, B. F., op. cit., p. 125.
(60) 私の臨床体験によれば、これに加えて「嫌悪する夫」「葛藤の高い舅」「葛藤の高い姑」のイメージの悪性投影が起きていることがあった。
(61) Fenichel, 1945. The psychoanalytic theory of neurosis, New York, W. W. Norton.(但し、Steele, B. F. & Pollock, C. B., op. cit., p. 125. より引用)スティールらが面接していた一人の父親は、赤ん坊を殴っている最中に自分を殴っているような奇妙な感覚に一瞬襲われたと報告している。Steele, B. F. & Pollock, C. B., op. cit., p. 135.
(62) Steele, B. F., op. cit., p. 90.

戦争と平和についての観察

中井久夫

1　はじめに

人類がまだ埋葬していないものの代表は戦争である。その亡霊は白昼横行しているように見える。精神医学と犯罪学は個々の戦争犯罪人だけでなく戦争と戦争犯罪をも研究の対象にするべきであるとエランベルジェ先生は書き残された[1]。人類はなぜ戦争するのか、なぜ平和は永続しないのか。個人はどうして戦争に賛成し参加してしまうのか。残酷な戦闘行為を遂行できるのか。どうして戦争反対は難しく、毎度敗北感を以て終わることが多いのか。これらには、ある程度確実な答えのための能力も時間も私にはない。ただ、小学六年生で太平洋戦争の敗戦を迎えた私には、戦争の現実の切れ端を知る者として未熟な考えを「観察」と題して提出せずにはおれない気持ちがある。

戦争を知る者が引退するか世を去った時に次の戦争が始まる例が少なくない。

一九四一年に太平洋戦争が始まったとき、三六年前の日露戦争の現実を知る者は連合艦隊司令長官・山本五十六独りであって、首相の東条英機は日露開戦の時士官学校在学中であった。

第一次大戦はプロシャ・フランス戦争の四三年後に起こっている。大量の死者を出して帝国主義ヨーロッパの自殺となったこの戦争は、主に植民地戦争の経験しかない英仏の将軍たちとフランスに対する戦勝を模範として勉強したドイツの将軍たちとの間に起こった。

今、戦争をわずかでも知る世代は死滅するか現役から引退しつつある。

2　戦争と平和とは非対称的である——まず戦争についての観察

戦争と平和というが、両者は決して対称的概念ではない。前者は進行してゆく「過程」であり、平和はゆらぎを持つが「状態」である。一般に「過程」は理解しやすく、ヴィヴィッドな、あるいは論理的な語りになる。これに対して「状態」は多面的で、名づけがたく、語りにくく、つかみどころがない。この非対称性を具体的に述べてみよう。

まず、戦争である。

戦争は有限期間の「過程」である。始まりがあり終わりがある。多くの問題は単純化して勝敗にいかに寄与するかという一点に収斂してゆく。戦争は語りやすく、新聞の紙面一つでも作りやすい。戦争の語りは叙事詩的になりうる。

指導者の名が頻繁に登場し、一般にその発言が強調され、性格と力量が美化される。それは宣伝だけではなく、戦争が始まってしまったからには指導者が優秀であってもらわねば民衆はたまらない。民衆の指導者美化を求める眼差しを指導者は浴びてカリスマ性を帯びる。軍服などの制服は、場の雰囲気と相まって平凡な老人にも一見の崇高さを与える。民衆には自己と指導層との同一視が急速に行なわれる。単純明快な集団的統一感が優勢となり、選択肢のない社会を作る。軍服は、青年にはまた格別のいさぎよさ、ひきしまった感じ、澄んだ眼差しを与える。戦争を繰り返すうちに、人類は戦闘者の服装、挙動、行為などの美学を洗練させてきたのであろう。それは成人だけでなく、特に男子青少年を誘惑することに力を注いできた。中国との戦争が近づくと幼少年向きの雑誌、マンガ、物語がまっさきに軍国化した。

一方、戦争における指導層の責任は単純化される。失敗が目にみえるものであっても、思いのほか責任を問われず、むしろ合理化される。その一方で、指導層が要求する苦痛、欠乏、不平等その他は戦時下の民衆が受容し忍耐するべきものとしての倫理性を帯びてくる。それは災害時の行動倫理に似ていて、たしかに心に訴えるものがある。前線の兵士はもちろん、極端には戦死者を引き合いに出して、震災の時にも見られた「生存者罪悪感」という正常心理に訴え、戦争遂行の不首尾はみずからの努力が足りないゆえだと各人に責任を感じるようにさせる。

民衆だけではない。兵士が戦列から離れることに非常な罪悪感を覚えさせるのには「生存者罪悪感」に訴えるところが実に大きい。親友が、あるいは信頼していた上官が先に逝ったという思いである。「特別攻撃隊員は一歩前へ」の号令が背中を押す一因子には、この罪悪感がある。

人々は、したがって、表面的には道徳的となり、社会は平和時に比べて改善されたかにみえることすらある。かつての平和時の生活が、自己中心、弛緩、空虚、目的喪失、私利私欲むきだし、犯罪と不道徳の横行する時代として低くみられるようにさえなる。

実際には、多くの問題は都合よく棚上げされ、戦後に先送りされるか隠蔽されて、未来は明るい幻想の色を帯びる。兵士という膨大な雇用が生まれて失業問題が解消し、兵器という高価な大量消費物質のために無際限の需要が生まれて経済界が活性化する。

もちろん、雇用と好況は問題先送りの結果である。日露戦争は外債で戦い、その支払いのために鉄道、塩、タバコを国の専売として抵当においた。太平洋戦争は、国民の貯蓄を悪性インフレによってチャラにすることで帳尻を合わせたが、それは戦時中には誰にも思い寄らないことであった。戦勝による多額の賠償の幻想が宙を漂っていた。

もちろん、戦争はいくら強調してもしたりないほど酸鼻なものである。しかし、酸鼻な局面をほんとうに知るのは死者だけである。「死人に口なし」という単純な事実ほど戦争を可能にしているものはない。いかに惨憺たる局面に際会しても生き残った者にはそれなりの人生がある。それに、「総力戦」下にあっても、酸鼻な局面がすべてに広がり万人の眼にさらされるのはほんとうの敗戦直前である。戦時下にも、戦闘地域以外には「猶予としての平和」がある。実際、B29の無差別爆撃が始まる一九四四年末までの内地は欠乏と不自由が徐々に募っていっただけであった。一九四五年春にも、桜の花を飾り、菊水の幟を翻して歓呼の声の中を特殊潜航艇「回天」を搭載した潜水艦が出撃して行った。修羅場が待っているのは見送る側ではむろんなかった。

二〇〇四年のイラクでは双方の奇襲攻撃が続いているいっぽう、証券取引所が開かれているそうである。

どうも、戦争の美徳は平和時の諸権利が制限される結果であって、実際にはその陰に非常な不公平を生むらしい。日中戦争から太平洋戦争を戦ったのは、少年兵を除けばほぼ明治三〇年代から大正の一五年間に生きた二五年間に生まれて「チョコレートの味を初めて味わった」人たちであるが、この気の毒な世代にも「一族の中で兵隊に行った者はいません」という人がけっこういる。戦争中および占領期間にも「食糧難を経験していません」という人が農家以外にもいる。軍人でも少佐か中佐以上は特攻隊員を志願させ壇上で激励する側にまわるものらしい（例外はむろんある）。戦時中の社会は、軍官民を問わず、ずいぶん差異が大きい社会であった。裏面では、徴兵回避の術策がうごめき、暴力が公認され、暴利が横行し、放埓な不道徳が黙認され、黒社会も公的な任務を帯び、大小の被害は黙殺される。

おそらく、戦争とはエントロピーの大きい（無秩序性の高い）状態であって、これがもっとも一般論的な戦争と平和の非対称性なのであろう。その証拠に、一般に戦争には自己収束性がない。戦争は自分の後始末ができないのである。いや、むしろ、文化人類学で報告されているポトラッチのごとく、嬉々として有形無形の貴重な財を火中に投じるのである。

3　「状態」としての平和

戦争が「過程」であるのに対して平和は無際限に続く有為転変の「状態」である。だから、非常にわかりにくく、目にみえにくく、心に訴える力が弱い。

戦争が大幅にエントロピーの増大を許すのに対して、平和は絶えずエネルギーを費やして負のエントロピー（ネゲントロピー）を注入して秩序を立て直しつづけなければならない。一般にエントロピーの低い状態、たとえば生体はそのようにして維持されるのである。エントロピーの増大は死に至る過程である。秩序を維持するほうが格段に難しいのは、部屋を散らかすのと片づけるのとの違いである。戦争では散らかす「過程」が優勢である。戦争は男性の中の「子ども性」が水を得た魚のようになる。

ここで、エントロピーの低い状態を「秩序」と言ったが、硬直的な格子のような秩序ではない。それなら全体主義国家である。これはしなやかでゆらぎのある秩序（生命がその代表である）に比してエントロピー（無秩序性）が高いはずである。快適さをめざして整えられた部屋と強迫的に整理された部屋の違いといおうか。全体主義的な秩序は、硬直的であって、自己維持性が弱く、しばしばそれ自体が戦争準備状態である。さもなくば裏にほしいままの腐敗が生まれている。

負のエントロピーを生み出すためには高いエントロピー（無秩序）をどこかに排出しなければならない。部屋の整理でいえば、片づけられたものの始末であり、現在の問題でいえば整然とした都市とその大量の廃棄物との関係である。かつての帝国主義の植民地、社会主義国の収容所列島、スラム、多くの差別などなどが、そのしわよせの場だったかもしれない。それでも足りなければ、戦争がかっこうの排泄場となる。マキャベリは「国家には時々排泄しなければならないものが溜まる」といった。しばしば国家は内部の葛藤や矛盾や対立の排泄のために戦争を行なってきた。

これに対して平和維持の努力は何よりもまず、しなやかでゆらぎのある秩序を維持しつづける努力である。しかし、この〝免震構造〟の構築と維持のために刻々要する膨大なエネルギーは一般の目に映らない。平和が珠玉のごとくみえるのは戦時中および終戦後しばらくであり、平和が続くにつれて「すべて世はこともなし」「面白いことないなぁ」と当然視される。

すなわち、平和が続くにつれて家庭も社会も世間も国家も、全体の様相は複雑化、不明瞭化し、見渡しが利かなくなる。平和の時代は戦争に比べて大事件に乏しい。人生に個人の生命を越えた（みせかけの）意義づけをせず、「生き甲斐」を与えない。これらが「退屈」感を生む。平和は「状態」であるから起承転結がないようにみえ、平和は、人に社会の中に埋没した平凡な一生を送らせる。人を引きつけるナラティヴ（物語）にならない。「戦記」は多いが「平和物語」はない。世界に稀な長期の平和である江戸時代二五〇年に「崇高な犠牲的行為」の出番は乏しく、一七〇二年に赤穂浪士の起こした事件が繰り返し語り継がれていった。後は佐倉宗五郎、八百屋お七か。現在でも小康状態の時は犯罪記事が一面を飾る。

平和運動においても語り継がれる大部分は実は「戦争体験」である。これは陰画（ネガ）としての平和である。体験者を越えて語り継ぐことのできる戦争体験もあるが、語り継げないものもある。戦争体験は繰り返し語られるうちに陳腐化を避けようとして一方では「忠臣蔵」の美学に近づき、一方ではダンテの『神曲・地獄篇』の酸鼻に近づく。戦争を知らない人が耳を傾けるためには単純化と極端化と物語化は避けがたい。そして真剣な平和希求は、すでに西ドイツの若者の冷戦下のスローガンのように、消極的な「Ohne mich」（自分抜きでやってくれ）にとって変わってゆきがちである。「反戦」はただちに平和の構築にはならない。

さらに、平和においては、戦争とは逆に、多くの問題が棚卸しされ、あげつらわれる。戦争においては隠蔽されるか大目に見られる多くの不正が明るみに出る。実情に反して、社会の堕落は戦時ではなく平和時のほうが意識される。社会の要求水準が高くなる。そこに人性としての疑いとやっかみが交じる。

人間は現在の傾向がいつまでも続くような「外挿法思考」に慣れているので、未来は今よりも冴えないものにみえ、暗くさえ感じられ、社会全体が慢性の欲求不満状態に陥りやすい。社会の統一性は、平和な時代には見失われがちであり、空疎な言説のうちに消えがちである。経済循環の結果として、周期的に失業と不況とにおびえるようになる。被害感は強くなり、自分だけが疎外されているような感覚が生まれ、責任者を見つけようとする動きが煽られる。

平和時の指導層は責任のみ重く、疎外され、戦時の隠れた不正に比べれば些細な非をあげつらわれる。指導者と民衆との同一視は普通行なわれず、指導者は嘲笑の的にされがちで、社会の集団的結合力が乏しくなる。指導者の平和維持の努力が評価されるのは半世紀から一世紀後である。すなわち、棺を覆うてなお定まらない。浅薄な眼には若者に限らず戦争はカッコよく平和はダサイと見えるようになる。

時とともに若い時にも戦争の過酷さを経験していない人が指導層を占めるようになる。長期的には指導層の戦争への心理的抵抗が低下する。彼らは戦争を発動する権限だけは手にしているが、戦争とはどういうものか、そうして、どのようにして終結させるか、その得失は何であるかは考える能力も経験もなく、この欠落を自覚さえしなくなる。

戦争に対する民衆の心理的バリヤーもまた低下する。国家社会の永続と安全に関係しない末梢的な摩擦に際しても容易に煽動されるようになる。たとえば国境線についての些細な対立がいかに重大な不正、侮辱、軽視とされ、「ばかにするな」「なめるな」の大合唱となってきたことか。歴史上その例に事欠かない。

そして、ある日、人は戦争に直面する。

第一次大戦開始の際のドイツ宰相ベートマン＝ホルヴェークは前任者に「どうしてこういうことになったんだ」と問われて「それがわかったらねぇ」と嘆息したという。太平洋戦争の開戦直前、指導層は「ジリ貧よりもドカ貧を選ぶ」といって、そのとおりになった。必要十分の根拠を以て開戦することは、一九三九年、ソ連に事実上の併合を迫られたフィンランドの他、なかなか思いつかない。

4　戦争準備と平和の準備

戦争にはさまざまな長さの準備期間と始まり方と、同じくさまざまな長さの戦争の終わり方がある。一般に平和ははるかに準備しにくい。戦争中に民衆や兵士が平和を準備することは厳重に取り締まられ、事実上不可能である。戦争の終結とともにわれわれは平和の中に放り出される。戦後の現実はしばしば戦争よりも少なくとも暫くは過酷である。戦争指導層が構想する平和は通常、現実離れしている。彼らにも平和は突然来る。

まだ戦争が始まっていないという意味での平和な時期の平和希求は、やれないわけではない。しかし、戦争反対の言論は、達成感に乏しく次第にアピール力を失いがちである。平和は維持であるから、唱え続けなければならない。すなわち持続的にエネルギーを注ぎ続けなければならない。しかも効果は目にみえないから、結果によって勇気づけられることはめったになく、あっても弱い。したがって徒労感、敗北感が優位を占めてくる。そして、戦争の記憶が遠のくにつれて、「今はいちおう平和じゃないか」「戦争が起こりそうになったら反対するさ」という考えが多くの者に起こりがちとなる。

しかし、これは力不足なのではない。平和を維持するとはそういうものなのである。その困難性は究極は負のエントロピーを注ぎ続けるところにある。実は平和は積極的に構築するものである。

戦争が始まりそうになってからの反対で奏効した例はあっても少ない。一九三七年に始まる日中戦争直前には社会大衆党が躍進し、ダンスが行なわれキャバレーが開かれていた。人々はほぼ泰平の世を謳歌していたのである。天皇機関説は天皇の支持の下に二年前まで官僚公認の学説であった。たしかに昭和天皇とその親英米エスタブリッシュメントは孤立を深めつつあったが、満州や上海における軍の独断専行は、ある程度許容すれば止むであろうと楽観的に眺められていた。中国は軍閥が割拠し、いずれにせよ早晩列強の間で分割されてしまうのだという、少し古い認識がその背後にあった。しかし、いったん戦争が始まってしまうと、「前線の兵士の苦労を思え」という声の前に反対論は急速に圧伏された。ついで「戦死者」が持ち出される。「生存者罪悪感」への強烈な訴えである。平和への思考は平和への郷愁となり、個々の低い呟きでしかなくなる。

この過程では「願望思考」と並んで「認知的不協和」cognitive dissonance すなわち両立しがたい二つの認知の片一方を切り捨てる心理過程が大きく貢献しているにちがいない。特に戦争と平和の問題にはするどい不協和を起こす認知が多い。たとえば中国の覚醒はそここに認知されていたのだが、この認知は伝統的な中国観、中国人像と不協和であって、後者のほうが圧倒的であり、それと両立しない微かな徴候を読みとる者は少なかった。魯迅さえ「中国人は散らばった砂のようにまとまらない」と嘆いていたではないか——。たとえ正しく認知した者でも孤独の中で死を覚悟した発言を行なって後世の評価を待つ者はきわめて少なく、それに耳を傾ける者の存在はほとんど期待できない。

平和の論理がわかりにくいのは、平和の不名誉ではないが、時に政治的に利用されて内部で論争を生む。また平和運動の中には近親憎悪的な内部対立が起こる傾向がある。時とともに、平和を唱える者は同調者しか共鳴しないことばを語って足れりとするようになる。

これに対して、戦争の準備に導く言論は単純明快であり、簡単な論理構築で済む。人間の奥深いところ、いや人間以前の生命感覚にさえ訴える。誇りであり、万能感であり、覚悟である。これらは多くの者がふだん持ちたくて持てないものである。戦争に反対してこの高揚を損なう者への怒りが生まれ、被害感さえ生じる。仮想された敵に「あなどられている」「なめられている」「相手は増長しっ放しである」の合唱が起こり、反対者は臆病者、卑怯者呼ばわりされる。戦争に反対する者の動機が疑われ、疑われるだけならまだしも、何かの陰謀、他国の廻し者ではないかとの疑惑が人心に訴える力を持つようになる。

さらに、「平和」さえ戦争準備に導く言論に取り込まれる。すなわち第一次大戦のスローガンは「戦争をなくするための戦争」であり、日中戦争では「東洋永遠の平和」であった。戦争の否定面は「選択的非注意」の対象となる。「見れども見えず」となるのである。

平和の時には戦争に備え、戦争の際に平和を準備するべきだという見解はもっともであるが、戦争遂行中に指導層が平和を準備することは、短期で戦勝に終わる「クラウゼヴィッツ型戦争」の場合にしか起こらない。これは十九世紀西欧における理想型で、たとえ準備してもめったに現実化しない。短期決戦による圧倒的戦勝を前提とする平和は現実には稀である。リッデル＝ハートが『戦略論』[2]で「成功した戦争は数少ない」と述べているとおりである。妥協による講和が望みうる最良のものであるが、外征軍が敵国土に侵攻し、戦争目的が体制転覆さらには併合である場合の大多数では侵攻された側の抵抗は当然強固かつ執拗となり、本来の目的が容易ならぬ障壁に遮られ、しばしば「戦争の堕落」とでもいうべき事態が起こる。

実際、人間が端的に求めるものは「平和」よりも「安全保障感」security feeling である。人間は老病死を恐れ、孤立を恐れ、治安を求め、社会保障を求め、社会の内外よりの干渉と攻撃とを恐れる。人間はしばしば脅威に過敏である。しかし、安全への脅威はその気になって捜せば必ず見つかる。完全なセキュリティーというものはそもそも存在しないからである。

「安全保障感」希求は平和維持のほうを選ぶと思われるであろうか。そうとは限らない。まさに「安全の脅威」こそ戦争準備を強力に訴えるスローガンである。まことに「安全の脅威」ほど平和を掘り崩すキャンペーンに使われやすいものはない。自国が生存するための「生存圏」「生命線」を国境外に設定するのは帝国主義国の常套手段であった。明治中期の日本もすでにこれを設定していた。そして、この生命線なるものを脅かすものに対する非難、それに対抗する軍備の増強となる。一九三九年のポーランドがナチス・ドイツの脅威になっていたなど信じる者があるとも思えない。しかし、市民は「お前は単純だ」といわれて沈黙してしまう。ドイツの「権益」をおかそうとするポーランドの報復感情が強調される。

しばしば「やられる前にやれ」という単純な論理が訴える力を持ち、先制攻撃を促す。虫刺されの箇所が大きく感じられて全身の注意を集めるように、局所的な不本意状態が国家のありうべからざる重大事態であるかのように思えてくる。指導層もジャーナリズムも、その感覚を煽る。

日中戦争の遠因は、中国人の「日貨排斥運動」を条約違反として執拗に責めたことに始まる。つい先ごろ、アメリカでフランス・ワインを、もう少し前には日本車を壊す騒ぎがあったのを思い合わせれば、当時の日本軍官民の態度は過剰反応としか言いようがない。実際、同時に英貨排斥運動も起こっているが、英国が穏やかにしているうちに、日本だけが標的になった。

戦争への心理的準備は、国家が個人の生死を越えた存在であるという言説がどこからとなく生まれるあたりから始まる。そして戦争の不可避性と自国の被害者性を強調するところへと徐々に高まってゆく。実際は、後になってみれば不可避的どころか選択肢がいくつも見え、被害者性はせいぜいがお互い様なのである。しかし、そういう冷静な見方の多くは後知恵である。

選択肢が他になく、一本道を不可避的に歩むしかないと信じるようになるのは民衆だけではない。指導層内部でも不可避論が主流を占めるようになってくる。一種の自家中毒、自己催眠である。一九四一年に開戦を聴いた識者のことばがいちように「きたるべきものがきた」であったことを思い出す。その遙か以前からすでに戦争の不可避性という宿命感覚は実に広く深く浸透していたのであった。極言すれば、一般に進むより引くほうが百倍も難しいという単純きわまることで開戦が決まるのかもしれない。日本は中国からの撤兵を迫られて開戦に踏み切った。中国撤兵は現実には非常に困難であったろう。ゴルバチョフ・ソ連のアフガニスタン撤兵は改めて尊敬に値すると私は思う。

5 戦争開始と戦争の現実

戦争の前には独特の重苦しい雰囲気がある。これを私は「(軍神)マルス感覚」と呼んだことがある。いっそ始まってほしいというほどの、目に見えないが今にもはちきれそうな緊張感がある。エランベルジェは日露戦争以後、ヨーロッパには次第に募る緊張感があって第一次大戦の開戦前には耐えがたい程になったという(3)。

そのせいか、戦争開始直後には反動的に躁的祝祭的雰囲気がわきあがる。太平洋戦争の開戦を聞いて「ついにやった!」「ざまあみろということであります」と有名人が叫んでいた。太平洋戦争初期の戦争歌謡は実に軽やかな旋律であって無重力的ともいうべく、日中戦争時の重苦しくまさに「自虐的」な軍歌と対照的であった。第一次大戦開戦直後には交戦国民のすべてが高揚し、リルケのような抒情詩人さえ陶酔的な一時期があった。

しかし、祝祭の持続期間は一ヵ月、せいぜい三カ月である。それが過ぎると戦争ははじめてその恐ろしい顔を現わしてくる。たいていの戦争はこの観点からすれば勝敗を論じる前にまず失敗である。おそらく、その前に戦争を終えるというのがクラウゼヴィッツの理想であったろう。

しかし、もう遅い。平和は、なくなって初めてそのありがたみがわかる。短い祝祭期間が失望のうちに終わると、戦争は無際限に人命と労力と物資と財産を吸い込むブラックホールとなる。その持続期間と終結は次第に誰にもわからなくなり、ただ耐えて終わるのを待つのみになる。太平洋戦争の間ほど、平和な時代のささやかな幸せが語られたことはなかった。虎屋の羊羹が、家族の団欒が、通学路のタバコ店のメッチェン（少女）が、どれほど熱烈な話題となったことか。平和物語とは、実はこういうものである。過ぎ去って初めて珠玉のごときものとなるのは老いの繰り言と同じである。平和とは日常茶飯事が続くことである。

　戦争が始まるぎりぎりの直前まで、すべての人間は「戦争」の外にあり、外から戦争を眺めている。この非戦争モードにおいては、戦争は人ごとであり、床屋政談の種である。開戦とともに戦争はすべての人の地平線となる。その向こうは全く見えない。そして、地平線の内側では安全の保障は原理的に撤去されている。あるものは「執行猶予」だけである。人々は、とにかく戦争が終わるまでこの猶予が続き、自分に近しい人の生命と生活が無事なままに終わってほしいと念じる。それが最終的に裏切られるのは、爆撃・砲撃を経験し、さらに地上の交戦を経験した時である。それが戦争のほんとうの顔であるが、究極の経験者は死者しかいない。

　第一次大戦において、英国の職業軍人は一九一四年秋にはほとんど死滅していた(4)。米国の両次大戦激戦地における戦争神経症発症状態はカーディナーとスピーゲル(5)の著作に克明に記述してあるが、同程度の激戦を経験して戦争神経症になった日本兵はほとんど帰還していないであろう。米軍のようには孤立した兵士を救出する努力をしないからである。初期の英軍も太平洋戦争後半の日本軍も、その真の戦争体験は永久に不明である。人類の共通体験に繰り込まれないということだ。

　一九四四年末、すでに米機の爆撃音は日本諸都市の日常の一部であったが、一九四五年三月、ドイツ諸都市で経験を積んだカーチス・ルメーの着任とともに、欧州並の無差別都市爆撃が始まった。猶予期間は終わった。爆撃が重なるとともに次第に想像力が萎縮し、麻痺し、爆撃によって炎上する都市を目視してもそこに何が起こっているかを想像しなくなる。さらに無感動的になり、自他の生死にも鈍感になる。広島・長崎に対する「新型爆弾」攻撃を聞いても、艦載機の攻撃に備えた黒シャツを再び爆弾の「光線」を跳ね返す白シャツに替えるという些事のほうが大問題になってくる。震災の時の同心円的関心拡大とは逆の同心円的な関心縮小を私は体験した。いや、私は現実感を喪失し離人的になっていたのであろう。この白々とした無意味性の中では低空を飛ぶ巨大なB29は銀色に輝いてただただ美しかった。敗戦の知らせを何の感動もなく聴いた。その後、数ヵ月間の記憶は断片的であって、明らかに解離がある。同級生の語る「教科書への墨塗り」の記憶はどうしても出てこない。

6 戦争指導層の願望思考

戦争中の指導層に愕然とするほど願望思考が行き渡っているのを実に多く発見する。しかも、彼らは願望思考に固執する。これは一般原則といってよい。これに比べれば、生命と家族の無事を願う民衆や兵士の願望思考は可愛らしいものである。

ほとんどすべての指導層が戦争は一ヵ月か、たかだか三ヵ月のうちに自国の勝利によって終わると考える傾向がある。第一次大戦においてはそれは特に顕著であった。すべての列強の指導層が積極的には戦争を望まないまま、「ヨーロッパの自殺」といわれる大焚火の中に自国を投入していった(6)(7)。列強のすべての指導層は、恫喝によって相手が屈すると思った。そのための動員令であり、臨戦体制であり、最後通牒であった。しかし、相手も同じことを思っていた。恫喝に屈することは、実際にはベルギーのような小国もしなかった。

このようにして戦争が自動的に始まった。そして、最初の一ヵ月でパリをおとすというドイツ軍の願望思考が成就しなかった後は、五百メートルの距離を争って日に数千、数万、会戦となれば数十万の死者が生まれた。

太平洋戦争ですら、心理的窮地に立っての開戦決定にもかかわらず、シンガポール陥落で有利な講和を結ぶ状況が生まれるはずだと信じていた。そうならなかった後は打つ手がなくなった。太平洋戦争は一言にしていえば、連合国の植民地軍に勝利し、本国軍に敗れたということである。連合国のほうは植民地軍の敗北は「織り込み済み」であった。しかし、願望思考の極まるところ、「無敵」神話が生まれる。「勝利病」である。一九四二年二月一日、米機動部隊はマーシャル群島を襲撃し、戦意の高さを示した。迎えうった護衛なしの五機の九七陸攻の隊長機は炎上しつつ部下を基地に誘導して取って返し「エンタープライズ」の飛行甲板を掠めて海中に没した。これは太平洋戦争最初の米空母への体当たりであった。(8) しかし「勝利病」によって、海軍首脳はこれを何の兆候とも認めず、四月一八日の東京空襲は不意打ちとされた。

これが六月四日のミッドウェイにおける「運命の転機」を迎えさせる一因となった。東京再空襲は陛下に申し訳なしということである。その後の日本軍の作戦は次第に作戦自体が多くの願望思考から構成されるようになる。精密機械のように複雑な味方の行動がすべて円滑に進行し、敵がこれに対しておあつらえむきな状態に留まってくれることを前提とするようになる。マリアナ沖、レイテ沖海戦にはその影が濃い。最高の願望思考は本土決戦である。もし実現すれば、講和条件が有利になるどころか、一九四五年春のルソン島戦の再現となり、兵と民衆が山野を彷徨って遂に人肉食の極限に至っていたであろう。そして、むろん、日本は分割され、少なくとも北海道はロシア領となっていたであろう。

平時から、願望思考は至るところにあった。戦艦「大和」が国費をかたむけて建造されたのは、米国にはパナマ運河を通過できない大戦艦は造れないという固定観念にもとづくものであったが、米国は、サヨリのように細長い戦艦ミズリー級を造って日本の願望思考を破壊した。そして、速力三四ノットのミズリー級は三〇ノットを越える当時の正規空母に随伴できるが、二七ノットの大和級は生まれた時すでに旧式となっていたのであった。

それだけでなく、戦前の帝国海軍は、戦艦を中心として輪形陣を組んでしずしずと進んでくる優勢な米主力艦隊を西太平洋に迎え撃ち、途中を潜水艦、駆逐艦、航空機などで「漸減」させ、タイになったところで雌雄を決するという筋書きで猛訓練をはげんでいた。しかし「漸減」してタイになったならば米艦隊はリスクを避けて引き返すであろう。そもそも、主力艦隊が東西の横綱よろしく取っ組み合いをして国の勝敗を決するということが幻想である。日本海海戦を含め、大多数の海戦は、上陸妨害か補給路遮断の試みとそれへの対抗あるいは予防のために起こっている。真珠湾攻撃は東南アジア上陸作戦の安全化のためであった。

7　日露戦争がなかったなら。

司馬遼太郎は、日露戦争後から日本は誤った道を歩んだと考えていたように思われる。これに賛成する人も多いであろう。

しかし、東北アジアを生命線とする発想は、実に島津斉彬、吉田松陰らにまで遡る。おそらく、彼らは、当時の日本が存亡の危機にあると考え、それを脱するにはどうすればよいかを考えたにちがいない。

当時、世界の国家は数種類しかなかった。（一）植民地を拡大しつつある帝国主義国家、（二）独立を失い帝国主義国家に併合されつつある中東、アジア、アフリカ、大洋州などの小国家、部族国家、エスニック地域など、（三）統一をめざす小国家群地域（ドイツ、イタリア）、（四）清、トルコ、オーストリア－ハンガリー複式帝国などの近代以前に成立した多民族国家で辺境部を蚕食されつつあり分割される危機があるもの、（五）合衆国の傘下に入りつつある旧スペイン帝国領ラテンアメリカ国家、（六）西欧に倣い近代国家を整備しつつある辺境国家の六つである。世界の土地にはすべて国旗が立ちつつあった。日本は態度決定を迫られていた。

ジャンル（六）の最初の国家はエジプトであった。ナポレオンの侵略に刺激され、エジプト副王（総督）であるアルバニア人モハメッド・アリはフランス人の指導下に、近代的官僚制度、軍、法制、税制、新聞発行、灌漑による換金作物（特に綿）の建設に乗り出した。この一式が「近代国家」としての当時の自己証明道具である。

反実仮想として徳川幕府がフランスに拠って近代化を遂行した場合を考えてみると、まずフランスによる過酷な収奪があるだろう。エジプトがその例である。契約書の不備を楯にとられて、レセップスによるスエズ運河建設の労働者の動員とそのための支出はエジプトの負担になった。次に、フランスがいざという時に頼りにならないことである。自身の外征と宗主国トルコのための戦争にスエズ運河のための出費が加わって財政が破綻したエジプトが外債を求めようと欧州に使節を送った時、これに立ちはだかったのはイギリスであって、先回りして「エジプトはトルコの属領にして国家にあらず」と触れ回り、すべての国でエジプト使節は面会さえ拒まれた。この時フランスは背を向けた。英仏合同の債権者会議は英国主導に移行し、スエズ運河は英国に買収され、エジプト陸軍決起部隊は英軍に鎮圧されて、一九一四年にはついに英領になってしまう。(9)

徳川幕府は一時フランスからの外債に頼って薩長と闘おうかと考えたが、もしそれが現実化すれば英国は「徳川はミカドの部下に過ぎない」と先触れしたであろう。ここで攘夷を行なえばエジプトと同じ運命となったであろう。当時の帝国主義国は法外に金を取り立て、払えないと軍を差し向けて領土を奪い、独立を脅かすのが常であった。

エジプトについで、日本、エチオピア、タイが近代化に進む。アジア・アフリカで曲がりなりに独立を全うしえたのは、中国を別にすればこの三カ国だけである。いずれも、不平等条約に悩みながら、近代化の過程で近隣に出兵している。エジプトはスーダン、パレスティナ、日本は台湾、朝鮮半島、エチオピアはエリトリア、タイはカンボジャなどである。この現象は並列的に考察する必要がある。軍人に近代軍を使わせてみたかったのか、政治家が生命線理論を考えつつ古い歴史や怨念を持ち出して民衆を煽ったのか、その裏に指導に当って外国武官あるいは武器商人の思惑があったのか、いずれにせよ、この時期の非西欧近代国家はそのモデルに倣って小帝国主義の実践を試みているということがあるまいか。同時期、酸鼻な戦争が独立して程ない中南米国家同士に頻発していたことも考えてみる必要があるだろう。

日本には大正時代まで陰に陽に「小日本主義」と「大日本主義」との対立があって、最後の小日本主義者は石橋湛山である。おそらく、日本はジャンル（三）の要素と（六）の要素があって、両者のあいだを揺れてきたのであろう。幕末の英米が南北戦争、クリミア戦争、インド兵大反乱などで忙しかったために幸運にも植民地化を免れた面がある日本は、ドイツ、イタリアと並んでほぼ同時に民族国家 nation state として再生した。また日本は産業革命に成功した点で、他の小近代化国家群と区別される。

イタリアは一八九六年、エチオピアを侵略して敗北し、軍は降伏する（アドワの屈辱）。ドイツの場合、普仏戦争勝利に際してビスマルクは、統一成ったドイツ帝国は陸軍国に自己限定して海軍拡張を停止し、ロシアとは決して事を構えず、周辺諸国との友好を図るべきであるとしフランスからのアルザス・ロレーヌ併合にも反対した。これが軍に押し切られ、最後に皇帝が一八九一年に彼を罷免した時、ドイツの運命は決まったといわれる。

「反実仮想」であるが、伊藤博文の考想どおりに日本が日露戦争を回避したらどうなったであろうか。「満州」（中国東北部）は事実上ロシア領のままであったかもしれないが、ロシアの朝鮮半島占領はイギリスの反対に出会うであろう。幕末のロシアによる対馬占領に対して日本に通報された英国は海軍を派遣してロシア軍を退去させている。朝鮮ならばイギリス陸軍の出番であろう。当時イギリスとロシアはすでにチベット、アフガニスタンで衝突していた。しかし、ボーア戦争苦戦中の英国陸軍に勝算があるだろうか。それゆえの日英同盟であり、日露戦争であり、日露戦争はイギリスからみれば代理戦争だった[10]。日本は英国に一個旅団の派遣を請うて拒絶されたという。このような要請をやってもよかろうというだけの何かがあったにちがいない。中国は失地回復のために日本側に立って参戦する意向を示したが、こちらは英国が執拗に説得してやめさせている。中国が参戦したら、その後の歴史はすっかり変わっていたかもしれないが、人種戦争の色彩を帯びて日本は外債に頼れなくなり中国もろとも敗北したかもしれない。また勝利しても中国にとって日本は油断ならない同盟国である。日本は勝利を中国に恩恵としてどこまで何を要求してくるかもしれないであろう。阿片戦争直後の上海に藩命で密航した高杉晋作が英国人にあごで使われる中国人の姿をみた時、東アジアにおける華夷秩序は崩壊し、この崩壊は彼の頭の中から日本中に広まった。

ビスマルクの見解を、ロマンティックな詩人の国から軍国に転じたドイツが採用しなかったように、日露戦争の戦後処理に際して日本は小日本主義を採らなかった。日本の国際的イメージは繊細な工芸の国から軍国主義国となる。ジャポネーズリー（日本趣味）は日露戦争とともに突然終わるのである。英国大使は日本の戦後処理に対して直ちに抗議し、米国はフィリピン領有を日本が認める代償として日本の朝鮮半島領有を認めるという密約を結び、南満州鉄道の共同経営をハリマン財閥に提議させる一方、戦争直後、白く塗った戦艦の大艦隊（「ホワイト・フリート」）に東京湾を訪問させて示威を行なった。日本は、近隣諸国との友好にも、米英両国との友好関係にも高い優先順位を置かず、孤立と破滅に向かっていった。予算の半ば近くを傾けての大海軍の建設も、割り込み的な領土拡張、植民地取得の努力も、ビスマルクの提案を斥けたドイツ帝国どおりではなかったか。いずれもおおっぴらに大国に挑戦し、そして隣国の恨みを買った。これが日露戦争終結以後をそれ以前と分かつ最大の相違である。ロシアとだけ戦後の友好国関係樹立に成功するがロシア帝国の命脈はもはや尽きようとしていた。

8　開戦時の論理破綻と「戦争の堕落」への転回点

戦争初期の熱狂が褪めるのに続いて、願望思考にもとづく戦争の論理が尽き果てる過程がある。

第一次大戦におけるドイツ軍はベルギーの永世中立を犯してフランスの首都パリに迫ろうとした。時計仕掛けのように精密なシュリーフェン作戦の計算が狂ったのは、わずか六個師団と数個の要塞に拠るベルギー軍の頑強な抗戦とベルギー民兵によるレジスタンスであった。最後に政府の退却後のパリ防衛を一手に引き受けたガリエニ将軍の炯眼があって、結局、ドイツ軍はパリまで四〇キロに迫りながら、マルヌの会戦で挫折する結果になる。(11) 戦局はここで膠着し、以後の西部戦線は本質的に塹壕戦であって、しばしば幅五百メートルの土地を争って一日数千から数万の犠牲が支払われ、しかも戦線は固着したまま、毒ガス、戦車、長距離砲、飛行機と兵器だけはどんどん残虐になってゆく。

すでにベルギー侵入の際に、ドイツ軍は抵抗した自治体の市長など指導層とその家族を処刑していった。これがドイツ兵の残虐さを世界に印象づけた。ドイツ人の論理では、下からの自発的抵抗というものは考えられず、必ず上に立って指揮命令する者がいるはずで、それは自治体の長だろうということになった。また、人質をとって、ドイツ兵が一人殺されると、その何人かを駅裏で銃殺した。この手法は第二次大戦のドイツ軍に継承される。日中戦争における日本軍も、中国軍の意外な抵抗に遭遇した。西安事件以後の中国はもはや恫喝に屈しなくなっていた。国民政府軍はチェコ製の機銃で武装し、ドイツ国防軍の指導下に強化した防衛線に拠って頑強に抵抗した。米ソなどの国際義勇兵の操縦する戦闘機は日本機をしばしば撃墜した。また、日本軍は「便衣隊」と呼ぶ中国人の抵抗にも大いに悩まされた。当時の新聞は「小癪な」中国軍と表現したが、実態は苦戦であった。

第一次大戦のドイツ軍パリ攻撃と日中戦争の日本軍の南京攻略戦（とアメリカ軍のバグダッド攻略）に共通なのは、まず、戦争は首都を陥落させれば早期に勝利のうちに終わるという強烈な思い込みである。だからこそ、日本国内では南京陥落を聞いて提灯行列に次ぐ提灯行列が行なわれたのである。しかし、実際には、相手の抗戦意志を挫かなければ、その首都を占領しても戦勝にならない。

パリ入城のドイツ軍はフランス軍がすでに壊滅したと推定していた。それにしては捕虜の数が少ないことに気づいた軍人は後方のルーデンドルフ将軍一人しかおらず、その意見は伝達されなかった。中国は当時でさえ四億の人口を有する国家であって大量の捕虜を出しても新規の兵士に事欠かず、しかも、抗日に燃える女性兵、少年兵も参加していた。日本軍将官の中にも、ナポレオンのロシアでの敗北と同じ運命に陥るとして対中戦争反対論を唱える者が一人いたが、その予言どおりになった。

次に、いずれも意外に頑強な抵抗に苛立って、飲まず食わず眠らずで前進したことがある。マルヌ会戦直前のドイツ軍兵士は溝に落ちれば這い上がれず、将校は馬の首にもたれて眠ってしまう状態であった。ナポレオン軍と同じく現地調達を原則とする日本軍はなおさらであって、三日二夜食べずに前進し、戦時歌謡にもそううたわれた。孫文の中山陵のある紫金山を守った中国軍は特に壮烈な戦闘を演じて、南京入城を遅らせた。

飲まず食わずのドイツ軍は、花の都パリを占領しさえすれば思いどおりのことをやって報いられるという期待が士気を鼓舞した。ドイツ軍はパリ入城を果たせず、周辺の小自治体で憂さを晴らしたのである。日本軍にも「南京までの我慢」という同じ期待はあったであろう。それが紫金山の抵抗で遅らされたからには苛立ちは高まったであろう。

南京陥落直後の詳細にはいろいろな記録があって、研究書も多い[12]。死者数についてはここで論じない。しかし、一九三八年一月四日付で大本営陸軍部幕僚長閑院宮載仁《ことひと》親王より中支那方面軍司令官松井石根あてに「軍紀風紀に於いて忌々しき事態の発生漸く繁を見之を信ぜざれんと欲するも尚疑はざるべからざるものあり」(南京戦史編集委員会編『南京戦史資料集』五六五頁)と軍紀風紀を厳にすべき旨の要望が発せられ、中支那方面軍司令官が更迭され、南京城内の蛮行については次期中支那方面軍司令官畑俊六大将の日記には「支那派遣軍も作戦一段落と共に軍紀風紀漸く頽廃、略奪、強姦類の誠に忌はしき行為も少からざる機なれば」(「畑俊六日誌」『続・現代史資料4　陸軍』みすず書房、一九八三年、一二〇頁)とあって、就任時に昭和天皇に「軍紀の確立」を二つの抱負の一つとしている。おそらく昭和天皇も含めて軍の首脳部は憂慮していたのであろう。そのような事態は民心離反を招き戦争遂行上きわめて望ましくないことである。しかし、少年の私も少し後「今の日本軍は皇軍ではありませんよ。日露戦争とは大違いです。女子を殺して井戸に投げ込んでいる」「揚子江に中国兵の死体がいっぱい流れてくる」と大人同士が語るのを直接聴いている。

これは複数の要因から成っていると思われる。第一次大戦のドイツ軍の行動に照らして、主な要因と思われるものを挙げてみよう。

第一は欲求不満の要因である。南京は中華民国の新都であってパリの華やかさはなかった。それでも、激烈な戦闘後の日本兵には大都市にみえたであろう。第一次大戦のドイツ軍は正規兵に予備兵すなわち市民兵を混ぜていた。日本軍は南京攻略後、精鋭は逃走する中国軍を追って前進し、南京の守備には一般にそうするように予備・後備の市民兵を当てた。市民兵は、不本意に市民生活から呼び出されて生死の境を彷徨った兵士である。一般社会での生活を知っているだけに、禁欲も身にこたえ、召集解除への期待も大きかったであろう。首都占領、戦勝、凱旋、復員という筋書きを国の指導部が当然視し、国民が提灯行列で熱狂を表現していたとすれば、兵士に同じ期待がないほうが不思議であろう。南京占領以前すでに国民政府は遷都を公表していた。期待が裏切られたことが身に沁みてわかってくる。これは実は古典的要因であって、西欧中世で戦争が王と傭兵の闘いであった時代でも、城市攻囲の際には兵士にたとえば三日の略奪を許すことを布告して戦意を鼓舞するのが常であった。

マーガレット・バーク＝ホワイトのようなニューディール時代に一世を風靡した女性写真家でさえ、ベルリン陥落の際に略奪を行ない、「略奪は熱狂であり情熱である」「今では自分が略奪をしたのを喜んでいる、なぜかというと、略奪をしてみることで、そうした行動の背景にある衝動を理解できたからだ[13]」と友人に語っている。この知的な女性をも熱狂させる深く暗い衝動がある。

強姦については、ある泌尿器科医に生理的に不可能ではないかと問うたところ、そのとおりで、われわれには理解できないという答えであった。相手の抵抗を打ち砕くための骨格筋活動の際には、格闘技の際にすべてそうであるようにペニスは萎縮している。そこで、萎縮するペニスに刺激を繰り返しつつ挿入するのであるという説と、相手が解離によって擬似的死（フリーズ）した場合に性行為を開始するという説もある（これでは屍姦である）。しかし、相手の抵抗によって性的に煽られる者もある。このような、平時には犯罪者となっている者が戦争の際に主役を演じることは予想以上に多いだろう。一つの悪は百の善を帳消しにする。それは権力欲化した性である。なお掠奪、暴力、強姦の際に「低いレベルの自己統一感」が生じることも無視できないであろう[14]。スポーツの際には葛藤の棚上げによる統一感が生じるが、その遙かな延長上にあると考えて見ると少しは理解しやすくなるかもしれない。

しかし、逆に「理性的な」捕虜虐殺もあって、これも第二次大戦以前から見られたものであり、欧米軍の兵士にはこれを逃れて「うまく捕虜になる技術」が教えこまれるほどである。

捕虜は厄介なものである。降伏を受諾すれば、そのために護衛兵力を割き、後方に連行しなければならない。護衛兵士の数が少なければ捕虜は反乱する可能性があり、多くすれば味方兵力が減る。そのために意図的に兵士を大量に敵に放って捕虜とさせた例もあるぐらいである。後方では収容施設を作り、衣食を与えなければならない。やがて赤十字の訪問も受けねばならない。第一次、第二次の両大戦を通じて、双方の陣営で捕虜をとらないこと、すなわち、事実上捕虜の虐殺はしばしば起こっている。捕虜になる寸前に射殺することもあるが、捕虜を並べて射殺することもある。私の記憶するのは、重巡洋艦「利根」がインド洋通商破壊作戦に従事中の際、労務者輸送船を捕獲したが、大量の労務者（インド人、中国人）を舷側に並べて射殺している。捕虜の食料その他を賄うためには作戦を打ち切るしかないという状況であろう。戦犯としての刑期をつとめてから艦長・黛大佐が自ら語っておられたかと記憶する。揚子江岸での掃射による虐殺が事実とすればこの型のものであろう。

また、多くの兵士が中国人の家に匿われたという事態がある。日本警備兵は、民家の扉を蹴破って、顔が陽にやけて額の横一線から上は（軍帽のために）白い青年を兵士として引き立てるのであるが、この際、匿っている家族は敵性家族とみなされるであろうし、事実、恐怖をこめて凍りついた無表情な顔と敵意に満ちた眼差を向けられるであろう。国際法は軍服を脱いだ兵士を必ずも保護しない（これは国際法上支持できないとされるが広く信じられていた）。略奪、強姦、虐殺が家族に及んでもふしぎであるまい。強姦には、家族を心理的に傷めつけるという意味もある。

一般にこのような事態は占領を困難にする、自らに不利な行為であり、少なくとも将校はそのことを理解しておかねばならないだろう。中国との戦争においては「敗戦」という事態を全く予想しなかったことも、抑止力を欠いた一理由であったろう。米英との戦争開始後、「この戦争には絶対に敗けられない」「まけたら大変なことになる」と軍人を先頭に言い出したのは、中国戦線における中国人にわが身を置き換えての結論であろう。実際、太平洋戦争の際には、日本兵の頭蓋骨を恋人に贈った米誌掲載の写真の転載以外には「鬼畜」といいながらも「米英軍の残虐行為」の具体例を挙げた新聞記事はなかったのではないか。

イラク戦争においても、米軍がバグダッドに迫った時には兵站戦が伸びきって補給が追いつかず、飲まず食わずに近い状態であったという。第一次大戦のドイツ軍パリ攻撃、第二次大戦の日本軍の南京攻撃の再現である。イラク軍の場合は部族社会の奥深くに姿を没したという違いがある。一戸一戸の「扉を蹴破って捜索する」テレビ画像はまさに南京の再現かと思われる。

9　戦争の「堕落」とは

クラウゼヴィッツ型の戦争とは、(一)外交目的を果たすもう一つの手段であり、(二)正規軍同士が決戦によって勝敗を決し(直接的アプローチ)、(三)短期で終結し、勝利側に有利であるが合理性を逸脱しない講和締結で終わる。

しかし、これらの条件は稀にしか満たしえない。クラウゼヴィッツ型戦争は理想型であり、実は願望思考の産物であるから、実際に経験する戦争は、このモデルからみれば多かれ少なかれ「堕落した戦争」ということになる。

意外にも、もっとも〝成功〟した戦争は、中国共産党が行なった長く苦しい戦争であるという見方が可能であるかもしれない。中国の戦争は、クラウゼヴィッツ型の戦争とは、主力軍が雌雄を決するという点では、正反対のように見えるが、日中戦争の百団大戦（一九四〇年）をはじめ、朝鮮戦争、中印戦争、中越戦争でも時と場合によっては決戦を挑んでいる。

中国は朝鮮戦争において人海戦術を挑み、結果として、米陸軍に中国大陸に兵を進めることは想定しないという不文律を作らせた。しかし、三十八度線を越えていない。インドとの中印戦争においても、インド軍を敗北に追い込み、ヒマラヤ山中の戦略地点を押えるがそこで兵を留めて、インド平原への進出を控えている。捕虜を丁重に扱い、武器を修理清拭してから返還している。中国軍がインド平原に進攻することは無益な冒険である。自国に有利な既成事実さえつくれば国境線は未決定でもよい。インドは中国と再び交戦するのを避けるであろう。ダマンスキー島をめぐるソ連との抗争においても、局地化を徹底し、ソ連に拡大の隙を与えていない。この時は人口の多い中国はそのことによって不敗である（「六億死んでも一億残る」）ことをソ連に向かって宣伝した。

中越戦争はベトナムのカンボジャ侵攻に対する「懲罰」の名目で行なわれ、戦術的には敗北に近かったが、ベトナムのインドシナ半島に対する覇権確立を挫折させ、また中国軍近代化の契機にもなった。

以上の戦争を通じて、中国はすべての国境を接する国との自国優位の安定を確保したかにみえる。そうして、それ以上の深追いをしていない。朝鮮戦争においては中国軍なくしては北朝鮮は存続しえなかったと思われるにもかかわらず、戦費、駐兵権などを要求していない（兵器代を中国に請求したソ連に対しては赫怒しつつそれを支払った。中ソ対立の始まりである）。とにかく軍事が政治に従属し、戦争が外交の手段となっている点が一貫している。

これらの点で、ビスマルクが周辺国家との戦争に取ろうとした態度と、二十世紀の中国の戦争目標の自己限定とには共通点がある。「中原の国」である中国の伝統的な「辺境」安定策であるともみられよう。中国は怖れられているかもしれないが中国に深い怨恨を残す国はなさそうである。日本に対してとった「静観」政策とは「歴史の教訓から学んで反省しているかどうか、様子を見ているところだ」という意味だそうである。刑死したA級戦犯に対する日本の動向に厳しいのは、ひょっとすると東京裁判の正当性如何ではなく、全員が「満州国」建設に関与するか日中戦争の早期妥結を阻止した要人であるということが重要なのであるまいか。

一般に戦争の堕落、すなわち「外交の延長」という原則を捨てることは容易に起こっている。ナポレオン戦争以後、たいていの戦争は願望思考的にクラウゼヴィッツ型戦争で開始し、願望思考の破綻が明々白々となった後、容易に堕落して「終結の仕方が見えないという形での堕落した戦争」となる。

「城下の盟」を誓い、領土（多くは一部）を差し出し、賠償金を払う形の古典的戦争終結は、古い王侯の戦争をモデルとしたものであると思われる。それが二十世紀まで残存したのは、このモデルが西欧の非西欧諸国に対する十九世紀の植民地戦争によって継承されたからではないだろうか。

インド・ムガール帝国、エジプト、トルコ、中国あるいはアフリカ諸国の欧米ロシアに対する安易な屈服は、後の時代の抵抗運動の激甚さと対照的であるが、多くの条件を捨象していえば、皇帝、王とそれをめぐる宮廷官僚が、何をおいても自己の存続 survival を最優先させたことによるのではなかろうか。なおロシア・スエーデン戦争から第二次大戦まで、一般に皇（王）室と宮廷官僚が存続を優先させる傾向はそのまま今日に至っており、その好ましい結果として、現在、皇帝（王）を戴く国家は他と比較しておおむね安定し制度の整った中小国家である。

対称戦争においては、戦争の自然鎮火が起こりうる。顕著なものは三次にわたるインド・パキスタン戦争である。交戦国の双方が共に武器を輸入に依存して自国生産が不可能な場合、武器を消尽すれば自然鎮火が実際に起こった。日露戦争においても、双方とも武器輸入に依存する割合は百％でなかったけれども自然鎮火という面があった。ロシアは日本海海戦の結果、事実上海軍を持たなくなり、日本陸軍は身長一五〇センチ以下の壮丁を徴兵しても新師団編成はもはや困難であった。

実際、武器を初めとする第三国の援助がなければ多くの戦争は自然鎮火に終わったであろう。日中戦争も、日中が自前の資源だけで闘ったら自然鎮火に終わる可能性があった。日中戦争は双方ともに宣戦布告をしない戦争であった。宣戦布告後には第三国が武器・戦略物資を交戦国に輸入することが国際法上禁じられており、交戦国は搭載物資を公海上で拿捕することが認められていたが、これが日中相互に不都合であったためである。中国は主に完成した武器（一部国内でコピー生産）を、日本は屑鉄、石油、マンガンなどの資源とエリコン機銃（スイス製）などの特許を輸入する必要があった。宣戦布告なき戦争は、日中のみならず米英をはじめとする武器・戦略物資輸出国全体に有利であったからこそ、国際的承認を得ていたのである。

もちろん、朝鮮戦争もベトナム戦争もソ連のアフガニスタン戦争も、宣戦布告はなく、武器・戦略物資の生産と輸出を行なう聖域が存在したから長期戦となりえたのである。実際には兵士の参加もあった。日中戦争でも中華民国政府の空軍パイロットは米ソ両国に依存していたが、朝鮮戦争でも戦闘機のパイロットはソ連兵であり、そのミグ15戦闘機が三十八度線を越えなかったのは捕虜になることを恐れたためである。

これらは米ソ冷戦の代理戦争である。双方が戦力の小手試しと武器の実戦による効力試験を行ない、将軍、将校、兵士に実戦経験を積ませるという意味があった。冷厳な事実は、実戦を戦ったことのない世代から成る軍隊は、実習を行なっていない医学生と同じく実戦において役に立たない。二十世紀において十年周期を以て大小の戦争が行なわれた一つの隠れた理由である。

戦争の堕落の現われは、まず、戦争が敵兵の死体数の増加（ボディ・カウント、キル・レート）を競うようになることである。これは戦争の本来の目的ではない。第二は、都市、工場、農地、農家、貯水池、森林の破壊である。ペロポネソス戦争においてスパルタ軍がアテネのオリーヴ園を伐採したことから、米空軍の枯葉剤によるベトナム森林破壊まで一続きである。しかし、いずれの場合も戦争終結を促進したかどうかははなはだ疑問である。一九四五年という敗戦必至の状況においても、ドイツ、日本諸都市の無差別爆撃は、かつての中国都市の場合と同じく、国民の戦意をさほど挫いていない。

第三の例は、市民の殺戮、特に男子の殺戮によって兵士予備軍を減らし、女子、小児の殺戮によって、兵士の再生産を奪うことである。その変種として、自国兵が敵国女性を妊娠させる「民族浄化」がある。しかしこれらも恨みを深くするだけで勝利に近づけるものではない。逆に一般人の抵抗を呼び覚ます。すでに、ナポレオンのスペイン侵攻の際に、市民による抵抗が行なわれ、ゴヤの絵画が記録するように、マッセナ麾下のフランス軍は容赦なく抵抗市民の銃殺を行なっているからである。さらにアメリカ独立戦争の際の英軍に対するミニットマンその他のさまざまな義勇兵にまで遡ることができよう。

十九世紀は対インディアン国家を含む欧米の植民地獲得戦争の時代であり、そこで欧米国家間の戦争のルールが敵対者に適用されなかったことは想像に難くない。それが明白になったのは、南アフリカのオランダ系農民入植者国家トランスヴァールおよびオレンジ自由国に対して英国が二度にわたって仕掛けたいわゆるボーア戦争で、この地域に金およびダイヤモンドの鉱山が発見されたことが真の理由である。ボーア軍は元来市民兵より成っていたが、トランスヴァールの首都プレトリア陥落後の一年半の期間、もっぱらゲリラ戦を行なって一万のボーア兵が五万の英兵を翻弄した。これに対して英軍は、農家を焼く焦土戦術を行ない、また、婦女子を隔離して世界最初のコンセントレーション・キャンプを作った。そこでの死者は法外に多かったという。非対称戦争の原型はスペイン戦争およびボーア戦争にあるといってもよいであろう。(国民国家以前の時代においては市民、農民は一般に戦闘に加わらない。会津戦争において武士以外には藩の苛政を恨んで薩長軍に協力する人が少なくなかったという。)

ドイツ軍がベルギー国の永世中立を侵犯した際のベルギー軍および市民兵の銃殺についてはすでに述べた。次は南京以後の日中戦争について述べる順序である。漢口攻略戦においては日本軍の軍紀は改善したともいわれるが、攻略不能の重慶に遷都されて、首都攻略による勝利の論理の誤りが明白になる。日本海軍は、新式の九六式陸上攻撃機を以て（ゲルニカに次ぐ）世界最初の反復無差別都市攻撃を行なうが、護衛戦闘機として零式艦上戦闘機が随伴する一九四〇年まで、無装甲の九六式攻撃機の被害は甚大であった。近衛内閣は「蔣介石を相手にせず」と声明し、重慶を脱出してきた汪精衛を首班とする親日政府を作るが、傀儡政権として人気がない。それでも、中国人の士気は次第に低下の傾向を見せ、これを憂えた中国共産党は、一九四〇年、百個連隊を動員して、犠牲を顧みず、山西省に出動して精鋭板垣兵団を撃破する（「百団大戦」）。日本軍不敗の伝説は破れ、中国人の士気は立ち直り、特に共産党支配下の村落はゲリラ戦の根拠地となり、ここに人民の海に隠れる魚として八路軍が浸透してゆき、日本軍は「点と線」を支配するだけになり、特に夜間は砦に篭もるようになる。日本軍は、中国共産党軍を攻撃するが、その過程で、人民と兵士の区別がつかなくなり、ボーア戦争の際の英軍と同じく、村落自体を焼き財産を奪い村民を殺す三光作戦に転じざるをえなくなる。この作戦は短期的には成功するが、長期的には全中国人の抗日意識の向上を促してしまう。他方、「善良」な中国人を囲い込む清郷工作を行なうが、一時はかなり広大な範囲を手中に収めながら結局は成功に至らず、清郷にも敵性中国人の浸透を許してしまう。

次第に日本軍の重点は、英米の援助を断ち切るほうに向かう。太平洋戦争自体に聖域攻撃の意味があり、直接的な中国援助ルート遮断のためにも多大の犠牲を払う。

この経過は、ベトナム戦争に酷似している点がある。百団大戦は「テト攻勢」、清郷工作は「戦略村」、三光作戦は、村落を焼き、キル・レート、ボディ・カウントを戦果とする作戦行動に対応する。いずれにしても、兵士と人民の区別がつかず、「やられる前にやれ」の論理が悪循環を生む。化学的枯葉作戦の実施は日本軍の細菌戦、毒ガス戦に相当する。「北爆（北ベトナム爆撃）」は太平洋戦争を導いたフランス領インドシナ占領である。これはまさに聖域攻撃である。

10　非対称戦争

日中戦争および二十世紀後半の主な戦争に共通の条件は何であろうか。

（一）それは非対称戦争である。その非対称性は、さまざまなところに現れる。まず、兵士の人的損害をどれだけ顧慮するか、である。朝鮮戦争において、建国一年後に参戦した中国軍は武器を携帯せずに突撃を行なったといわれる。米兵士は非武装の突撃者への射撃を一瞬躊躇するが、その間に一人の米兵に数人が飛びかかってしまう。イラン・イラク戦争においては、劣勢なイラン軍は無武装の少年を地雷原に突入させて、身を以て地雷原を啓開させた悲惨な作戦をとった。

もっとも、欧米諸国間の対称戦争である第一次大戦においても、人命はしばしば名誉よりも高く評価されなかった。双方とも歩兵が銃剣を携えて中腰であるいは立ったままの密集陣で突撃を行ない機関銃の餌食となった。この時期には名誉という概念が合理性に優先していたが、その点においても両軍は対称的である。しかし、第一次大戦のドイツ軍がベルギー市民兵を処刑したのは、この戦争の非対称性面である。

二十世紀が進むに従って、まず欧米諸国兵士の人命尊重が徐々に向上し、兵士に鉄兜が支給され、戦闘機の座席は鋼鉄で装甲され、軍艦の砲は装甲された。しかし、将軍はしばしば人命損失を顧みなかった。

第一次大戦にもその徴候があったが、第二次大戦では決定的に「総力戦」となり、市民を敵の生産力、潜在的兵力と数えるようになった。敵の生産力を破壊するための工場地帯攻撃は無差別都市爆撃に移った。中国の重慶、英国のコヴェントリー市、ドイツのドレスデン市、日本の東京である。さらに原子爆弾は個体の生涯と子孫にさえ影響を与えうる究極の無差別兵器となった。（この過剰破壊性のゆえに冷戦下では相互恫喝から相互抑止の働きに比重が移っていった。広島、長崎の実例が核戦争の抑止に貢献したことは確かだがその程度は私にはわからない。）

（二）第二の区別は、戦闘の時間と休息の時間の区別の有無である。対称戦争では兵営、要塞、駐屯地居住あるいは行軍が日程の大部分を占める。非対称戦争では戦闘と非戦闘の区別が不明瞭となる。これが、通常軍隊に緊張が弛む暇を与えず、奔命に疲れさせる。

（三）戦闘員と非戦闘員とが服装・徽章その他によって識別できるのが対称戦争であり、しばしば識別しがたいのが非対称戦争である。性や年齢による区別さえ難しい。老農夫や年端のゆかない少女が突然、戦闘員に変貌する。従って、「やられる前にやれ」ということになり、しばしば虐殺問題を起こす。

（四）前線と後方の区別がつかなくなる。ベトナム戦争では、戦闘員がジャングル戦の特殊技能を必要とするために双方にこの区別がなお存在したが、イラク戦争では双方ともにこの区別が消滅し、物資輸送がしばしばもっとも危険となった。

（五）しばしば外国人組織が加わって局面を厄介にする。それは原理主義集団から傭兵までのさまざまな集団がありうる。敵対的武装市民と外国人義勇兵との区別も曖昧になる。

（六）通常戦争には最後に「名誉のための出撃」が試みられる。メッスに包囲されたフランス軍においてはナポレオン三世が最後の突撃の進言を拒否して降伏した。一九一八年においてドイツ海軍は全艦隊を挙げて出撃しようとして水兵の反乱に阻止された。一九四五年四月六日の戦艦大和の出撃は名誉のための出撃が反対に遭わずに実現した珍しい例である。玉砕突撃も同じであろうが、これは米軍に「残敵掃討」をしなくてよいようにした。日本軍はゲリラという形での非対称戦争に移行する場合を想定していなかったのであろうか。ゲリラは「名誉のために戦う」のを捨ててかかっているものだ。

（七）なお、神風特別攻撃隊は人命を顧みないという非対称性と、正規軍の印をつけた軍用機を用いて敵正規軍を攻撃した対称性とを併せ持っているが、米艦隊にとっては、いつどの方向から襲ってくるかわからず、また的に非対称性を帯びるに至った。この場合も、狙いは恐怖つまり心的外傷であろう。
心的外傷のほうが大きかったらしい。しかし、イラク戦争では爆装した個人による「自爆攻撃」という形で決定
時とともに主に外郭部の小艦艇を襲撃するようになったという点での非対称性があり、事実、艦船の損害よりも

非対称戦争は、（一）価値観の違う軍隊間に起こる戦争である。（二）戦争形式は質的に異なり、敵対者間に共通のルールが生まれる余地があっても極めて少ない。（三）一般に非正規性を強く帯びる側は軍事的に劣勢である。（四）非正規性が明確な側は本土防衛戦を闘う側である。（五）一般に劣勢軍のほうが、兵士にまで大義を説き作戦の意義を教示する傾向がある。この非対称性は正規軍同士にも見られた。欧米軍は一般に作戦にかんする情報を将校のみに限定し、兵士には秘密を漏らさず、日記を禁じた。日本軍は兵士にも大義を説き、作戦をも具体的に教え、日記を認めた。これは捕虜の尋問の際に不利を生んだ。日本軍が捕虜になることを禁じたのはこのためもあったというが、日本兵捕虜がもはや一切の面目を失い帰国の道を断たれたと観念して軍の秘密をよく語るようになるという悪循環を生んだ。ソ連軍は政治委員を随伴させて指揮官以下の政治教育と政治意識評価を行なった。中国軍は思想教育と共に、軍の行動原理を単純明快な定式にして教育した(15)。ベトナム軍は作戦会議に兵士を参画させ、攻撃目標の実物大模型を密林内に作成して、最良の攻撃法を論じさせ、さらに演習して最短時間で最大効率を挙げるようにした場合もあったという。

以上の概観から、非対称戦争が、絶えざる緊張を生み、戦争法規違反、残虐行為、市民被害を生む確率がきわめて高く、戦闘員の熱狂性を強化せざるをえないことが結論づけられよう。

おそらく、正規軍同士のクラウゼヴィッツ型戦争は、今後、起こっても稀であろう。原子爆弾の存在がそれを困難にしたことに加えて、ほとんど不可能なほどに正規軍の軍事費が高騰しているからである。

冷戦の経過を経るに従って、共に水爆を発射する原子力潜水艦と空母を備えるなど、米ソの軍備は互いに相似

形となってきた。この対称性ひいては政治軍事行動形式全体が次第に相似ることは、第二次大戦のドイツ陸軍とソ連陸軍、日本海軍と米国海軍、かつてのドイツ軍と戦後のイスラエル軍、ベトナム戦争時の米軍とカンボジャ侵攻の際のベトナム軍などに容易に見て取ることができる。この成り行きは、劣勢国の軍備内容を優勢国のそれに追随させ、ついには資源あるいは資金の不足による破綻・自滅を招く。軍備が科学化、電子化し、巨額の資金と頭脳を必要とするようになって、対称戦争の機会はさらに少なくなるのではなかろうか。世界の軍事力の八割をアメリカが占めているといわれているが、そのアメリカでさえ、兵器の陳旧化と兵員の質低下を抑えることができないという。

非対称戦争の契機の一つは正規軍の敵本土侵攻であるが、もう一つは内戦である。内戦を明るみに出したならば、手の汚れていない民族はほとんど存在しないのではないだろうか。南北戦争のように正規軍同士の対称戦争に比較的近い内戦もあるが、一般に内戦は、非対称戦争の非正規軍同士の戦闘の様相を帯びる。最初はそうでなくても、急速に、その方向への「戦争の堕落」が起こる。冷戦終了後の内戦の多さとその酸鼻さは極端であり、また国家の態をなさない破綻国家が内戦がらみで続出している。極端な例は一九九四年のルワンダ内戦である。一九六〇年代、ルワンダが日本人国立銀行総裁服部氏のもとに平和と繁栄を享受していたことが嘘のようである。

11　人間はいかにして「戦争人 Homo pugnans」たりうるか

人間といっても、これは圧倒的に男性であり、女性兵士も基本的に男性として養成される。

通常の人間を戦士に仕立てるには、人性の一面を育て、人性の他の面を抑圧しなければならない。

戦前の日本においては、幼年時代から戦士へ向かう教育が始まっていた。思春期と共に、男性の生理的戦士面が強調され、調教された。しかし、青年市民から兵士への飛躍は非常に大きいものであり、一般社会を「娑婆」と呼んで、そのルールの一切が通用せぬ世界に入ったことを示す工夫がさまざまになされた。「不条理ゆえにわれ信ず」という逆理が大いに利用された。

逆説的であるが、平時内地での兵士の生活のほうが、官僚的瑣末性を持ったステロタイプにみちみちており、苦渋である。戦地のほうが一般に（上官の裁量したがってその質と哲学とによるところ大であるが）、ある「ゆるめ」がある。中隊長を典型とする実戦部隊長である下級将校は、突撃を命じた時に部下が追随して来ないことが最大の恐怖であって、そのために、配属兵士全員の顔を写真で予め覚えるなど、この将校の下でなら死んでもよいと思わせなければならない。また、他に抜きんでて食糧、装備、その他を自隊のためにもたらす将校でなければならない。これらの期待に非常に反した、戦下手で、部下を掌握せず、劣悪な条件を引き当てる将校は乱戦中に味方兵士に射殺される脅威を感じる。

しかし一般にもっとも現実ばなれしうるのは上級指揮官であることも無視できない要因である。「戦争は錯誤の連続」であるといわれ、錯誤が少ないほうが勝つということになる。しかし、不可避的な錯誤もあるけれども、現実ばなれした願望思考による錯誤の比重は決して少なくないように思われる。参謀たちがゲーム感覚で作戦を樹てているのではないかと思われることがある。最高司令官や参謀は酸鼻な戦場を見るべきでない、なぜなら感情的となって冷静な判断ができなくなるから、ともいわれるのであるが――。

兵士についてはグロスマンの叙述がもっとも迫力のあるものである。[16] 一九四六年、米軍のウィリアムズ少将は、南北戦争以来、第二次大戦に至るまで、敵に向かって発砲する兵士の率はほぼ一定で、一五％か二〇％であることに気づく。これは日本軍のバンザイ突撃に際しても変わらなかったという。他国軍隊でも同じようなものだそうである。少将は、兵士の発砲率向上を海軍の心理学者に命じ、朝鮮戦争において五五％、ベトナム戦争において実に九五％の発砲率を達成したという。

その方法を概説すると、(一) 首を固定して残虐なシーンを無意味化するまでみせつづける(フラッディング法、モーツァルトの音楽でも百回以上聴かせると無意味な音になるという)、(二) これはイスラエル軍の例を挙げているが、通常の射撃標的を止め、メロンをくりぬいてトマトジュースを入れ、これを林の影から隠顕させて五人一組で射撃させ、成績に従って賞罰を与える。これを「条件反射」と呼んでいる。(三) ベトナム人は人間でないという暗示を与える(洗脳)、(四) 十七歳という若い少年兵を用いる。

この方法は成功しすぎたのか、その後の戦争においては米軍の発砲率は二四%だという(『ニューズウィーク』二〇〇三年)。

なお、朝日新聞記者の米軍同行取材によると、[17] 米国の軍用車両とイラク軍がすれ違って激しく撃ち合ったが、さっぱり弾が命中しない。米兵は「当てようと思って撃つのだが百メートルも離れれば当らんものさ」とこともなげに答えている。

日本軍と中国軍が相対峙した時も、最初は狙わずに空に向かって撃つのだが、たまたま戦友に敵弾が命中して彼が戦死すると、その兵士はにわかに真剣に射撃しはじめるという話を直接聴いたことがある。実際、「戦友」は、非常に重要な戦意維持要素とされ、古代ギリシャでは同性愛のカップルが並んで闘うようにした。[18] 現在も、大義でも師団の名誉のためでもなく、戦友のために闘うのだとカーディナーは述べている。その反面には、もし戦友に見捨てられたらたいへんだということがあるだろう。戦友愛は専有愛でもある。

もう一つ、連隊あるいは軍艦への一体化があるかもしれない。戦記には、これらがほとんど人格を持ったものとして扱われる。これは特に日本の戦記ものにきわだっている現象である。戦友会も連隊や軍艦を単位として開催されている。戦記の記述形式の各国比較は興味ある主題であるが、米英においては司令官の性格分析が目立つことだけを記すにとどめて置く。

一般に、戦闘における死者の大部分は逃走中に生じるが、それは人間の顔に向かって射撃するのは精神的抑制が働くからであって、だから捕虜になるときには鉄兜を脱ぐのが要領であるとグロスマンの著書にある。

中国戦線の日本軍は、初期には、中国人を豚と思えと教育し、捕虜の刺突を行なわせたことがあったが、その結果、生涯悪夢に苦しみ、座禅をもっぱらにして世を去った方もおられる。しかしなお、一兵も殺さなかったという元兵士が存在する。

同書によれば、発砲者一五－二〇％のうち半分は強い市民的義務感の持ち主であり、残りは冷酷な人格障害者であるという。石川達三の『生きている兵隊[19]』をみると、小学教師の少尉が次第に冷酷な殺人者兵士に引き寄せられてゆく姿がみられる。戦後の日本捕虜収容所では、例外はあるが、ヤクザが仕切って一般兵士は搾取された[20]。戦争は実に彼らの出番なのである。カーディナーも、落下傘兵などの兵科には、平時の生活に適応できない者が活躍の場を見いだすという。フランス軍でも落下傘兵は、本来の目的でなくデモ鎮圧に使われていた時期がある。

しかし、敵兵に対する個人的憎悪は戦友の惨殺と関連していることが多い[21]。ベトナム戦争の残虐行為にも同じ場合が少なくないようだ。一般には兵士同士には個人的憎悪はなく、日露戦争でも第一次大戦でも、対峙する両軍の間で休戦旗を掲げ、酒宴を開く「戦場交歓」がみられた[22]。日中戦争でも、中国兵への敬意を日本兵はしばしば語った。敵兵は「敵さん」と呼ばれることがあった。「逃れられない苦労を共にする者」という感覚が「苦労をさせやがる相手」という感覚と並んで底流していなくもないらしい。

12 戦争の後始末と平和の構築

リッデル＝ハートは、その『戦略論』において、成功した戦争は少なく、また戦争の後遺症は予想外に永続的であるとしている。特にゲリラ戦の後遺症は長く残り、たとえばナポレオン軍に対するスペインのゲリラ闘争は百年以上後の二十世紀のスペイン市民戦争にも影響していると考えている。これはほとんど外傷史観である。[23] ベトナム戦争以後の米国の政策は依然として「ベトナム症候群」の呪縛の中にあるという。[24] 日露戦争以後のわが国の、最終的に袋小路に至る彷徨の軌跡は、にわかに興った大国意識を含めて、日露戦争の後遺症ではないかと考えてみる価値があるだろう。

したがって、いかに戦争を終結し、その後遺症を防ぎ、平和を構築するかが非常に重要である。しかし、後遺症をできるだけ少なくするような戦争の終え方と、戦争を防止する積極的な平和構築については、戦争の準備以上の巧智と忍耐と見極めと断念と決断とを要するものであると思われる。[25]

「平和を欲するならば戦争に備えよ」とはローマ帝国以来の殺し文句である。しかし、積極的な平和構築が念頭にない戦争準備は時には戦争を呼ぶのである。ここで、積極的な平和構築は、勝利の維持とは別個であることを言っておかなければならない。勝利の状態は必ず一時的である。勝利にもとづく多国間体制を長期的に維持しえた例は仮にあってもきわめて少なく、その後にはしばしば災厄が待ち構えている。そのよい例は第一次大戦後のヴェルサイユ体制である。ウィルソンの理想主義的調停は破綻して、英仏は過剰な安全保障を求めてドイツを再び立ち上がれないようにすることを求めた。第二次大戦の火種がその中にあった。

もっとも成功した平和構築でも、ヨーロッパの近代に限っていえば、その有効期限は五〇年前後であるようである。五〇年にはどういう意味があるのだろうか。十七世紀、十八世紀など、世紀ごとの時代区分に何らかの意味があるようにみえるのは、ごくおおざっぱにみれば、各世紀のほぼ前半に戦争があって西欧全体を揺るがし、それに続いて、新たに生まれた比較的安定した世界で産業、科学、芸術、生活様式の革命的変化が起こるからではなかろうか。戦争とは、十六世紀の宗教戦争、十七世紀の三〇年戦争、十八世紀のルイ十四世がからんだ諸戦争、十九世紀のフランス革命とナポレオン戦争、二十世紀の両世界大戦とロシア革命である。いずれも各世紀の前半に傾いている。

なぜ五〇年かということであるが、同じく原因のわからない周期に経済変動のコンドラチェフ周期（六〇年）がある。これは幼年期と老年期とを除いた人の寿命と同じである。戦争勃発のリスクが前の戦争を経験した世代の引退とともに高まるということが思い合わされる。科学と兵器とは継承され進歩するが、これと対照的に個人体験は個体の死滅とともに、世代の体験はその世代の消滅とともに、失われるものが多い。そして新しい世代は古い世代より賢いとは限らない。

もっとも、さらに大局的な安定が生まれることがある。アレクサンドロス大王が作りだしたヘレニズム世界と、それを継いだローマ世界、これにとって代わったイスラム世界である。いずれも数世紀の平和をもたらしたようにみえる。

この長寿は、その固有世界を超える一つの「普遍的」文化を創りだしたことによるもののようにみえる。ヘレニズム世界はインド大陸、中央アジアに及び、ローマ文化はガリア、ヒスパニア、ゲルマン、アフリカ世界にも波及した。反抗するゲルマン人もローマ文化には敬意を表するというのが特徴であり、このような同化力の強い普遍文化の中では次第に人種、宗教などの相違は二義的なものとなってゆく。

東アジアにおいて二千年を越える中国の覇権も、武力でなく、人種、宗教などを二義的とする普遍的文化によるものであった。（実際、中国の政治的統一時代はその歴史の半ばを越えない。）この普遍文化性には残念ながら日本文化は到達しえないものである。万一、秀吉軍が明軍に勝利して北京に入城しえたとしても、それは日本族が満州族の代わりになっただけであろう。

米国文化はソ連時代のロシア人に対しても現代の中国人に対しても吸引力があることを証明したが、それが十八世紀のフランス文化、十九世紀の英国文化というヨーロッパ文化の下位文化の吸引力の程度を超えるものであるかどうかはまだいうことができないであろう。

戦争の終結にはいくつかの形態がある。戦敗国の併合（たとえば英国によるインド併合）、成功あるいは挫折した独立戦争、勝敗をサスペンドした状態での停戦の維持（たとえば朝鮮戦争）、低い水準での戦争状態の維持（たとえばイスラエルとパレスティナ）がある。模範例は講和条約の締結による戦争の結果の固定とされてきた。勝者は敗者に領土の割譲と賠償金の賦課を求めるものであるが、実際にこれが実現した場合はそれほど多くない。日露戦争は賠償金の取り立てに失敗したところを東アジアから得ようとして地域の平和構築失敗の原因を作った。普仏戦争、第一次大戦もこのモデルに従おうとして、平和の構築に失敗した例である。第二次大戦においてこのモデルに従おうとしたソ連は、従わなかった中国よりも怨恨を買い、パックス・ソヴィエティカの構築に失敗して瓦解した。

第二次大戦の終結はドイツと日本の場合が対照的である。ドイツの場合、一九四五年四月三十日にヒトラーが自殺すると、五月八日の休戦前後にドイツ軍は遭遇した連合軍に個々別々に降伏していった。その過程で少なからぬ死傷者が出た。また、ドイツ兵はソ連兵の手を逃れて米英兵に投降しようとしたが、協定によって米英兵は彼らの一部をソ連軍に引き渡した。この間の犠牲者は十万と見積もられている。日本ではポツダム宣言という停戦後の青写真を連合国が示したことがソ連参戦あるいは原子爆弾よりも大きな力となったと私は思う。米軍上陸までの二週間以内のうちに本土決戦に備えていた兵士の大部分は復員してドイツのような摩擦はなかった。その間アメリカ空軍は都市の上空に爆撃機を飛ばして威圧を続けた。

冷戦の終結はユニークなものであるが、目下その中から生まれたもっとも積極的なものはＥＵの成立であるかにみえる。

それを可能にした条件を考えてみると、まず、一世紀半から二世紀以前にすでに「戦争を卒業した」北欧諸国という実例があった。次に二つの大戦の苦悩があった。ＥＵは北欧モデルに倣い独仏和解の上に成立したということができる。さらに、冷戦下に共に苦しむという体験が必要であったと思われる。

四五年に及ぶ冷戦体験があればこそ、ヨーロッパが、ソ連瓦解の直後に、主要国が現在の国境を固定するという合意に達したということができよう。国境線は長い間ヨーロッパの紛争の火種であった。この合意は、冷戦後のヨーロッパの紛争再開を予防し、被害感情の出口を封じて、戦争の火種を絶つという大きい意義があるだろう。さらに、そうとなれば国境線の敷居を積極的に低めることが自然の成り行きとなるだろう。現在EUに多少距離を置いているのが、国境線問題がない島国の英国、国境線が安定していた（フィンランドを除く）スカンディナヴィア諸国であるのは偶然でないだろう。

一般に、敗戦国では戦後を否認する者と戦後を受容する者とにわかれる。第一次大戦後のドイツでは否認する者のほうが優勢であった。ドイツ本土がナポレオン戦争以後一世紀の間、戦場にならなかったためもあって、「背後の一突き」すなわち国内の敗北主義者の裏切りによる敗北だという宣伝がしきりになされた。第二次大戦ではイギリス、スエーデン、スペイン、ポルトガルを除いてヨーロッパ諸国のことごとくが陸戦の戦場となった。国が陸戦場になるかならないかが戦争体験を左右する程度は大きいと思われる。日本の大部分は陸戦場にならなかった。死者の戦争体験は戦闘であろうと空襲であろうと平等であるが、生き残った者の体験に沖縄とその他地方との落差があるのは、そのためもあるであろう。

日本は、六六三年の唐に対する白村江の敗戦以来、対外戦争の決定的敗北がなく、本土を占領されたこともなかったという希有な地域である。沖縄を除けば一九四五年から五二年までの米軍の占領が当時は意外に温和なものと受け取られたのは事実である。それは、軍が背水の陣を構築するために国民に予め与えた敗戦のイメージのグロテスクさによるところもあり、漏れ聞いていた日本軍外地占領の過酷さと希望のなさとの対比によるところも大きかった。また、島国であったために、深刻な国境問題を直面したこともなかった。

実際、当時の日本は敗戦から多くのものを搾り出した。占領軍によらなければ農地改革は完遂できなかったであろう。小作争議は戦前以上に大規模となったであろう。女性参政権、男女同権なども同様であって、日本の支配層は、占領軍の力によって、この種の改革に対する反対勢力を抑え、全体として戦後五〇年の国内の安定を紡ぎだしたということができる。戦争放棄は「懲罰」であると同時に一種の「みそぎ」と観念されて、「新生日本」が旧日本とは断然違うということの証しとしてしばしば活用された。専守防衛の思想を持つ自衛隊は戦前の軍との間に一線を画した。ベトナム戦争に韓国軍と並んで出兵を要請されなかったのも、現憲法の活用によるところが大きかろう。

戦後の改革は、千三百年以前の変化に似ている。それは白村江の敗戦後の変化である。[25] この敗戦を機に「倭国」は部族国家集合体であることをやめて、「日本」となり、唐に倣った位階制の存在を強調して中央集権官僚国家を発足させ、大使・留学生を派遣して唐主導下の平和に積極的に参加した。外征を一挙に停止し専守防衛に転じて北九州に城壁を築き、防人を張りつけた。しかも唐が白村江の捕虜を返還しおえるまでに数十年を要している。あるいは、唐は、倭国改め日本国が中華秩序の傘下にとどまり続けるかどうかを「静観」していたのかもしれない。戦争の後遺症は古代でも長く続いたのである。

東アジアにおける平和の構築は、ＥＵとはまた違った条件のもとに考えなければならないだろう。二十世紀末のヨーロッパにあった条件は東アジアにはないからである。それに、そのような考察は、この一文の範囲を遠く越えたものにちがいない。ただ、ビスマルクがドイツの成長限界を考えたように日本の成長限界を考える必要があるだろう。そうして、日露戦争以後にあらわとなった日本人の、いざという時にみせる弱点をも。[26][27]

そもそも私がこのような一文を草することは途方もない逸脱だとわれながら思う。しかし、一度は書かずにおれなかったとも思う。それは山本七平氏や半藤一利氏を動かしたものと同じではないにしても遠くはないであろう。戦時中の小学生が「戦中派」といわれる時代であり、その「戦中派」も陛下と同じく満七十一歳を過ぎていうと努めたつもりである。私は戦争という人類史以来の人災の一端でも何とか理解しようと努めたつもりである。

あとがき

戦争について書こうとする作業は、私の一種の喪の作業であることに最近気づいた。遺骨収集、戦跡訪問、戦友会、記念碑建立なども同じく喪の作業である。親戚の中には戦死の状況を求めて米海軍公式戦史だけでなく、一空母の戦闘記録、戦友会にまで手を伸ばした人もある。喪の作業は、理不尽な喪失に折り合いをつけ、ある納得を得て、記憶の浄化を願う作業である。成仏とはこの浄化のことであろう。

ちなみに、戦時中、靖国神社に招かれたのは厳選された遺族代表である。春秋の大祭に誰でも出席できたわけではない。参加者には『靖国の絵巻』が配られた。それはそうそうたる画家たちの戦争画集であった。米国から返還されて公開が問題になっている戦争画の本来の目的はこの画集にあったと思われる。もっとも、惨烈な戦闘の画はフジタの玉砕図ぐらいであって、海戦図以外は清冽な画が少なくなかったと記憶する。

「太平洋戦争」という呼称は海軍が提案し、陸軍に押し切られて「大東亜戦争」となったものである。正確には第二次世界大戦の中国戦域、太平洋戦域、東アジア戦域というべきであろう。また、中国の一社会学者からの「日本人特殊説はもうたくさんで戦争を広くとりあげてほしい」という助言に励まされた。

最後に、百科事典、一般向き歴史書に載っている事項は文献から省略した。検索の便が大きくなった現在、翻訳書の原典は著者、題名、発行年を付記するに留めた。

（1）エランベルジェ（H. F. Ellenberger）「犯罪学の過去と現在（*Criminologie passé et présent*, 1969）、中井久夫編訳『エランベルジェ著作集3』みすず書房、二〇〇〇年。二八三-二八四頁。著者は主に『無意識の発見――西欧力動精神医学史』で知られる精神科医、精神医学史家、犯罪学者。ユニークな視点で書かれた論文が多い。しかし、彼自身は戦争の犯罪学的研究を実際にはやれなかった。

（2）リッデル＝ハート（B. H. Liddell Hart）『戦略論』（*Strategy*、発行年不明）下、森沢亀鶴訳、原書房、一九七一年、三六九頁。著者は英陸軍大尉で引退し、戦略論において反クラウゼヴィッツ的な「間接的アプローチ」を主唱した。第二次大戦においては将軍たちが彼に戦略を相談し「大将に教える大尉」といわれた。

（3）エランベルジェ（前出）『無意識の発見』（*Discovery of the Unconscious: The History and Evolution of Dynamic Psychiatry*, 1970）邦訳、木村敏、中井久夫他、弘文堂、一九八〇年、四三四-四七六頁、随所。

（4）ヤング（Allan Young）『PTSDの医療人類学』*Harmony of Illusions Inventing PTSD*, 1995）、中井、大月、下地、辰野、内藤訳、みすず書房、二〇〇一年、四四頁以下。医療人類学者の立場からPTSDの理論的・歴史的研究を行なった。前半はDSMⅢとその枠内でのPTSDカテゴリーの成立を批判的に述べ、その概念的矛盾を突いている。後半はベトナム帰還兵のPTSDの集団治療の関与的観察の記録である。

（5）カーディナー（Abram Kardiner）『戦争ストレスと神経症』（*War Stress and Neurotic Illness*, 1947）、中井久夫・加藤寛訳、みすず書房、二〇〇四年。掲載四〇症例。著者は修正フロイト派の精神科医、文化人類学者であるが、現在では本書がPTSD概念の下敷きになったことによって知られる。

（6）エクスティンズ（Modris Eksteins）『春の祭典――第一次世界大戦とモダン・エイジの誕生』（*Rite of Spring…The Great War and the Birth of the Modern Age*、発行年不記載）、金利光訳、TBSブリタニカ、一九九一年、一五九頁以下。英国の歴史学者でカナダで教える。無意味な大量殺戮に終始した第一次大戦の実相をもっとも生き生きと伝え、その西欧文化への決定的打撃を述べて、外傷史観とでもいうべきものを展開している。絶版が惜しまれる。

（7）タックマン（Barbara W. Tuchman）『八月の砲声』（*The Guns of August*, 1962）筑摩書房、一九六五年、全篇にわたるが特に一から二三八頁まで。（およびリッデル＝ハート『第一次世界大戦』（*History of the World War I*, 1970）上村達雄訳、中央公論新社、二〇〇〇年）特に第二章と第四章。本書は第一次大戦の最初の一カ月を語って、誰もが真剣に望んでいなかった戦争にほとんど全ヨーロッパがなだれこんでゆくさまをつぶさに述べている。歴史家からすればいくつかの事実誤認があるそうであるが、そのインパクトは、出版直後のキューバ危機において、米国大統領ケネディが本書を振りかざして、対ソ戦争の開始を意味するキューバ攻撃に反対したことで知られる。

（8）中井晶夫『海軍大尉中井一夫の生涯』ライフリサーチプレス、二〇〇〇年。なお、巌谷二三男『雷撃隊、出撃せよ』文春文庫、二〇〇三年（初版、一九五六年）の二四二―二四八頁に簡単な戦闘記事がある。

（9）エジプトはナポレオン侵攻に刺激されて副王モハメッド・アリの統治下にフランスの指導によって世界最初の近代化を開始した。綿を始めとするナイル・デルタの潅漑農業はこれ以後のものである。エジプト軍は初期から外征を行ない、スーダンの他、パレスティナに出兵している。しかし、エジプトはトルコより優秀な海陸軍備を持ってもその属領という地位を脱することができず、トルコに代ってギリシャ独立戦争を弾圧する羽目になり、またスエズ運河開鑿に際してはフランスの陥穽に落ちて多額の費用を失うなど、財政は危機に陥り、ついに英仏の管理下に入り、一八八一年のエジプト陸軍青年将校の反乱も弾圧され、英艦隊はアレクサンドリアを砲撃、上陸してカイロを占領、エジプトは英国覇権下に完全に入り、ついに一九一四年、英領となった。なお、この反乱を指揮したアラービー大佐をセイロン島の流刑地に日本の谷干城中将、柴四朗（東海散士）が訪問して英国の策略について教えを乞うている。

エチオピア史については岡倉登志『エチオピアの歴史』明石書店、一九九九年が詳しい（著者は岡倉天心の孫）。特にその近代化、第一次イタリア・エチオピア戦争の項参照。なお、エチオピアの近代化に当たってハイレ・セラシェはスエーデン人顧問に大きく依存した。皇太子を含む米国留学帰国組が大きな勢力となって陰謀が企てられたといわれ、皇太子処刑以後、帝政は急速に傾き、ソ連に後押しされた〝社会主義〟者が皇帝を幽閉殺害する。

タイ国は、一九四〇年、フランスの対独戦敗北を期にカンボジャに出兵したが、その海軍主力の海防艦二隻および水雷艇をフランス極東艦隊によって撃沈破され、挫折した。なお、タイはエチオピアと同じく大国を避けてデンマルクの援助を求めたが、英国の影響圏から脱することは長く困難であった。なお、村嶋英治『ピブーン――独立タイ王国の立憲革命』岩波書店、一九九六年。

（10）ウッドハウス暎子『日露戦争を演出した男モリソン』上下、東洋経済新報社、一九八八年（新潮文庫、二〇〇四年）。シドニー大学修士論文を骨子として、『タイムズ』紙北京特派員モリソン（オーストラリア人）の日記を主な一次資料に用いて日露戦争に日本を誘導する過程をつぶさに述べている。

（11）タックマン前掲書、特に後半。およびリッデル＝ハート『第一次世界大戦』（前掲書）第四章。

（12）北村稔『「南京事件」の研究――その実像を求めて』文藝春秋、二〇〇一年。なお白石喜彦『石川達三の戦争小説』翰林書房、二〇〇三年。石川は南京攻略を主題にした小説を書いた唯一の作家である。

（13）ゴールドバーグ（Vicki Goldberg）『美しき「ライフ」の伝説――写真家マーガレット・バーク＝ホワイト』（*Margaret Burke-White, a Biography*, 1986）佐藤秀樹訳、平凡社、一九九一年、四九五頁。主人公は写真雑誌『ライフ』に非常な危険を冒して撮影したものを含む多数の報道写真を掲載してニューディールから第二次大戦期に最大の注目を浴びた写真家の一人。

（14）ダットン＋ゴラント（Donald G. Dutton and Susan K. Golant）『なぜ夫は、愛する妻を殴るのか？』（*The Batterer: A psychological profile*, 1995）中村正訳、二〇〇一年、一一頁。ここに述べた主張は本書全体に底流している。

（15）エリオット＝ベートマン（原綴不明）『毛沢東のゲリラ戦略』（*Defeat in the East: The Mark of Mao Tse-tung on War*）オックスフォード出版局、東京、一九六〇年。原典と同時出版とみられる。著者は英国陸軍少将。本書は、マレー作戦における日本軍の勝利を研究して、アジアの軍隊が西欧の軍隊では将校に限定されている戦争の意義と情報を兵士に告げていることに注目したものである。なお、手元にないが、ウィルフレッド・バーチェット『十七度線の北』上下、岩波新書の記憶がある。彼はオーストラリアの記者で明らかに社会主義者であり、ベトナム軍を理想化しているが、ジャングルの中で攻撃目標の実物大模型を作り、討論によって戦法を決め、練習を重ねてから実戦に移ることは、少なくとも対フランスの第一次ベトナム戦争では行なわれていたと思われる。強迫的なまでの綿密さ、完璧主義はベトナムの国民性の一面である。

（16）グロスマン（Dave Grossman）『人殺しの心理学』（*On Killing: The Psychological Cost of Learning to Kill in War and Society*）安原和見訳、原書房、一九九八年（後に『ちくま学芸文庫』に入った）。特に三一五-三七一頁。著者は米軍の心理学将校から大学教授になった人である。

（17）野嶋剛『イラク戦争従軍記』朝日新聞社、二〇〇四年、六四頁。イラク戦争では米軍は記者の「同行取材」を認めて、報道者が米軍との同一視に傾くことを狙った。

（18）フェリル（Arthur Ferrill）『戦争の起源』（*The Origins of War: From the Stone Age to Alexander the Great*, 1985）河出書房新社、一九八八年。著者は米国の古代軍事史研究者。本書は石器時代の線刻に現れた戦闘図の戦法がすでに現在の眼からみても妥当であるとし、またアレクサンダー大王までの戦術史を述べ、さらに大王以来ナポレオンまで基本的に戦術は同一であると観察している。

（19）白石喜彦、前掲書。

（20）守屋正『比島捕虜病院の記録』金剛出版、一九七三年。著者は京大医学部出身の内科医で応召軍医。本書の大部分は捕虜病院における献身的な一米軍医との友情を記したものであるが、本書の一八頁から五一頁まで、ルソン島作戦後期の軍民相携えての山中彷徨を記し、特に「ジャパン・ゲリラ」すなわち離脱日本兵による日本人狩り、人肉食を記している。著者はこの項を記すのに一八年ためらったという。本土決戦の終末は、巨大なルソン島におけるこの惨劇の再現である可能性があると私は思った。

（21）たとえばカーディナーの症例6（邦訳五〇頁以下）。孤立した兵士（たとえば第二次大戦の米軍における代替要員）は士気を保てない。戦友の意味についてはフェリル前掲書に散在している。戦友の絆は、友愛と見捨てられ恐怖との共存であろう。
(22) エクスティンズ、前掲書、一五七―一八五頁。
(23) リッデル＝ハート、前掲書、第二十三章「ゲリラ戦」(邦訳三九四‐四〇四頁)。特に四〇〇‐四〇三頁はゲリラ戦争の特質を述べて、特にその後遺症がゲリラ戦争を遂行した側の人心の不安定を長く生むことを指摘している。「ナポレオンのスペイン正規軍の撃破もその正規軍にとって代わったゲリラ集団の成功によって相殺された。……それは(英国遠征軍を指揮してナポレオン軍を敗走させた)ウェリントンの勝利以上のものがあった。しかし、それは、スペインに平和をもたらさなかった。……それに引き続いて武装革命が伝染病的に拡がり、半世紀にわたって次から次へと続いたあげく、今世紀にも再び勃発したからである。／もう一つの不吉な例は、一八七〇年におけるドイツ侵入軍を悩ますべく創始された「フランス狙撃団」がもたらした弊害である。……ドイツ侵入軍にとっては単にうるさいという程度のものであったが、それは「コンミューン」として知られる同胞相食む恐ろしい闘争の組織に発展した。その上、「非合法行動」という遺産がその後のフランス史における持続的な弱点となった」(同書四〇三頁、三ヵ所訳語変更)。イラク、パレスティナの今後を考える。
(24) 松岡完『ベトナム症候群』中公新書、二〇〇三年。
(25) アイケンベリー(G. John Ikenberry)『アフター・ヴィクトリー』(*After Victory: Institution, Strategic Restraint, and the Rebuilding of Orders after Major Wars*) NTT出版、二〇〇四年。私がこの専門書をきちんと読めたと誤解しないでいただきたいが、ナポレオン戦争後、第一次、第二次世界大戦後、冷戦後の戦後構築についての批判的叙述である。平和構築に関与する外交官は知己を百年後に持つという覚悟が必要だろう。
(26) 遠山美都男『白村江――古代東アジア大戦の謎』講談社現代新書、一九九七年。
(27) 山本七平『日本はなぜ敗れるのか――敗因21ヵ条』角川書店、二〇〇四年(初出一九七五―七六年)。「敗れた」という過去形でないことに注意。
(28) 半藤一利『昭和史』平凡社、二〇〇四年。
山本、半藤両氏の叙述を読むと、国民集団としての日本人の弱点を思わずにはいられない。それは、おみこしの熱狂と無責任とに例えられようか。輿を担ぐ者も、輿に載る者も、誰も輿の方向を定めることができない。ぶらさがっている者がいても、力は平均化して、みこしは道路上を直線的に進む限りまず傾かない。この欠陥が露呈するのは曲がり角であり、みこしが思わぬ方向に行き、あるいは傾いて破壊を自他に及ぼす。しかも、誰もが自分は全力を尽くしていたのだと思っている。醒めている者も、ふつう亡命の可能性に乏しいから、担いでいるふりをしないわけにはゆかない。

なお中井久夫「一九九〇年の世界を考える」『日本病跡学雑誌』第四〇号、一九九〇年(中井久夫『精神科医がものを書く時』I、一〇一－一二四頁、広英社、一九九六年所収)。これはナポレオン戦争以後の全世界の戦争データベースにもとづく冷戦終了時の戦争研究である。

心的外傷の行方——病理的組織化と次世代への負債

福本　修

1　はじめに

編者森茂起氏は、本書に『埋葬と亡霊——トラウマ概念の再吟味』という興味深い題を選ばれている。フェレンチ研究に由来すると思われるこの問題設定は、未解決の心的外傷の行方を示しているばかりではない。それはまさに、フロイトのメランコリー論[13]を淵源として、M・クラインが提唱した妄想分裂ポジション[21]という心的布置かつ心的世界を経て「病理的組織化[28]」論に至る、現代クライン派の展開に合致している。本章ではまず、この流れを叙述することにしたい。

クラインはフェレンチによる教育分析に飽き足りず、アブラハムの元で児童分析を実践・研究した。一九二六年にイギリスに移住してからは、彼女は精神病性不安の理解に基づく「ポジション」概念を発展させた。クラインによれば最も深い被害的不安とは、殺し死んだはずの対象が甦り襲ってくることである。生得的攻撃性・対象への攻撃と自己の分裂・喪の失敗・具象的実在としての死体・同害報復の恐怖が、対象に亡霊の地位を与える。しかしクラインは内因重視で知られており、攻撃性は死の欲動に由来するのだから、外傷と如何なる関係を持ちうるのだろうか——それが通常の疑問である。これが明らかになるのは、クライン派における隠れた「外傷」史、すなわち第一次世界大戦に参戦したビオンの経験と、母子の交流を内的な容器と内容における投影同一化の相互作用とした彼の理論を参照することによってである。

この主題はまた、現代クライン派の臨床においても大きな意味を持っている。精神分析は、その成立からユダヤ人の共同体と密接に関わってきた。治療・報告された症例の多くは、実際には同僚の近親者か近隣者である。その発展過程においては、非ユダヤ人および非ユダヤ文化にいかに広がるかが課題だった。そこを襲ったのが、二度にわたる世界大戦である。特に第二次世界大戦は、分析者たち自身を亡命者として「新たなディアスポラ」[29]を生んだ上に、ユダヤ人共同体の被った大きな打撃に対処する役割を彼らに与えた。そして時代が下って、ホロコースト生存者への心的外傷とともにその第二世代への影響が論じられるようになった[26]。

クライン派の視点は、文化論的・社会心理学的なものではないことはもちろん、環境因子や外的経験を直接取り上げるものではない。外的な出来事は、心的外傷に至るどのようなものであれ、投影と摂取の過程を経て初めて心的世界の構造の一部となる。重要なのは、それがパーソナリティの構造と機能にどのような意味を与えたり破壊したりするかである。それは具体的には、パーソナリティ組織と対象関係として結実する。ブレンマン[9]によるホロコースト生存者の精神分析の報告は、その一例である。彼の女性患者はホロコーストにおいては明らかに被害者であり、その後芸術家として活躍しながらも、その一方で夫を虐待し子どもを養育放棄して、内的・外的に迫害者による「家庭」破壊を再演した。ブレンマンの議論は、のちに見るパーソナリティの「病理的組織化」論の先駆けである。

心的外傷の精神分析的理解は、その後更に洗練されて複雑なものになっている。本章の後半では実例として、ロンドン・タヴィストック・クリニックのトラウマ・ユニット[17]での実践とそこでの経験について述べたい。

精神分析的に方向付けられた外傷理解[17][25]の基本は、外傷的な出来事の衝撃を、個々人の経験における意味から理解し治療することにある。外傷の内的な意味は、先行する幼少期の経験と発達史によって大きな影響を被る。それは現在の症状にのみ注目していても分かることではない。精神分析はその意味で、横断的な症状に焦点を合わせる精神医学的視線と対照的である。無意識の世界に、「偶然」や「忘却」は存在しない。外傷は「後からの打撃après-coup[10]」として、幼児期に由来する未解決の苦痛と葛藤を掻き立てる。異物として賦活されたその存在は具象的なままであるならば、言い換えれば妄想分裂ポジションに留まるならば、心的世界から排除し忘れ去ろうとしても消してしまうことはできない。そこには一種の質量保存の法則が存在する。外傷が引き起こした喪失を巡る喪の作業がなされない限り、喪失や死を受け入れて象徴化することはできない。精神分析の古典的な図式でも、抑圧されるものは昇華されない限り性格の一部と化するか症状として回帰する。それを排除し投げ出そうとしても、誰かが骨を拾わざるをえなくなる。投影と封印の果てに生じるのは、次世代への持ち越しである。

その対極は、出来事を自己の意識生活の一部へと統合すること、すなわち個人にとっての意味を見出すことである。そこにあるのは外傷への治療ではなく、個人に対する治療である。また、精神分析的理解は文化や社会への治療でもなく、そこで関わり受け止める個人への働き掛けである。それが結局、外傷を埋葬もせず亡霊にもしないことに通じる。しかしながら心的外傷を克服することの困難は、出来事の無意味さにある。以下では、それを捉える試みの一端を見ることとしよう。

2　第一次世界大戦の衝撃（1）フロイト

言うまでもなく世界大戦は、精神分析の世界に大きな影響を与えた。ここでは、理論に反映された限りでのその痕跡を確認しておく。それも二人の人物、フロイトとビオンのみを取り上げる。前者は第一次世界大戦の折りに六十歳に手が届いたが、なお理論的に大きな変貌を迎えようとしており、後者はまだ十代の時に大英帝国戦車隊の一員として参戦し、心的な外傷を被ることとなった。

フロイトの理論構築は、一度ほぼ完成を見ると矛盾した事象や対立する異論に衝撃を受けて、それを否定しつつ秘かに受け入れては大きな変貌を遂げる、という展開を繰り返している。しかし或る程度進んでから振り返ると、そこにフロイトの一貫性らしきものが浮かび上がってくるのが不思議なことである。精神分析の発見は、偶然の機会に意味を見出していった過程のようにも見える。

第一の節目とされるのは、性的誘惑説＝彼の神経症理論（Neurotica）の放棄である。[10] しかしそこには、よく強調されがちなほど大きな断絶はない。環境因と素因は、フロイトの理解では一貫して相補的である。外的出来事と気質の寄与は、スペクトラムの二極のように捉えられている。出来事が重大であれば素因が小さくても大きな影響を被るし、素因が大きければ些細な出来事によっても発症する。その中で初期のフロイトがヒステリー発作の原因として特に問題としたのは、「外傷性記憶」[11]である。それは患者の談話から遡行された外傷で、当時さして意味を持たず、思春期に性的興奮と欲求不満を経験できるようになって外傷としての衝撃を持つに至ったと考えられた。フロイトはそこに主として性的な意味を読み取り、患者と対象との呼応し合う関係として「誘惑」[12]という語を選んでいる。彼は当初、性的誘惑を実際の出来事として認めた上で病因論を立てた。だがその多くはむしろ患者の空想の産物であることが明らかになり、誘惑病因説を維持し難くなった。一般には、ここで事実の放棄と引き換えに内的現実を優先することを選んだところに、精神分析の誕生があるとされる。しかしながら、記憶は既に十分に内的な過程であり、外界の単純な写しではなく諸力の干渉し合う場である。その記憶が外傷的なのは、過度の興奮が苦痛をもたらすからである（フロイトが言う快感原則は、快感を際限なく求めようとする傾向ではなくて刺激を一定範囲内に保つことである）。性はその意味で暴力に結びつきうる。そこでも、内からの興奮が呼応している。それが後々の小児性欲論に結びつくまでに、さして隔たりはない。

治療の見通しに関しても、この時期に不連続性はない。当初の見取り図は、貯留した異物を放出によって解消するという除反応（カタルシス）である。この由来とされるアンナ・Oの治療（「煙突掃除」）を説明する理論が全く破綻していたことは、今なお共通了解になっていると言い難いが、それは措くとしよう。[16] 続いて精神分析の作業とされたのは、「無意識を意識化する」というものである。そのための心のモデルは、〈意識―前意識―無意識〉という局所論である。ここには防衛・抵抗・抑圧といった力動論があり、意識化が容易でないことは含まれている。しかし基本的には、無意識の水準に存在するものを意識水準に移動させること、異物に関してその対象としての性質を明らかにせしめることが課題である点で、それが洞察と呼ばれていても、カタルシスと大差はない。この時期のフロイトは神経症を、1．精神―性的葛藤に由来する精神神経症、2．現在の身体的性的機能の低下に由来する現実神経症、3．心を掻き乱す記憶に由来する外傷神経症へと分類したが、しばらく外傷神経症に触れることはなかった。

精神分析のもっと大きな転換は、メランコリーを改めて取り上げたときの心のモデルと、治療論の変化に現れた。それは、内的構造論＝対象関係論として表される流れである。フロイトにおける一つの完成形は、超自我―自我―エスという三層構造である。その転換は、『喪とメランコリー』[13]（一九一五）を端緒として、『快感原則の彼岸』[14]（一九二〇）・『自我とエス』[15]（一九二三）という一連の論文にある。以降精神分析は、数週〜数ヶ月という比較的短期間から、数年に亘るものへと長期化するのが当然のこととなった。なぜか。それは、対象および自己の悪い部分を取り除くこと（浄化＝カタルシス）を治療として思い描くのは空想的であって、実際には生き直す経験（すなわち転移の再演）とともにそれらの対象と対象関係の性質が徐々に変容するのを経なければならないことが、明らかになったからである。精神分析はカタルシスによって軽快するという魔術的な期待から、刻苦してワークスルー（work through）するという行為へと変わっていった。例えば対象の喪失を受容するには、単にもういないと知るだけでなく、愛憎の備給の「一つ一つを外す」ように、対象が不在である現実の各局面と一つ一つ折り合っていかなければならない。『喪とメランコリー』は、こうした喪の過程が正常に進んだ場合と、頓挫した場合を対比して描写している。

フロイトのこの論文は、心的外傷についても外傷神経症（戦争神経症）についても直接論じたものではない。では喪の過程が、どのように心的外傷の精神分析的理解と関連するのだろうか。それは、心的外傷が非可逆的変化をもたらして、自己と対象・その対象関係といったあらゆるものの良さへの信頼を、試練に掛けるからである。打撃が痕跡を残さない程度のものであれば、それは喪失感・無力感・敗北感をもたらさない。フロイトが『快感原則の彼岸』で言う「刺激保護の甚だしい破綻」があるときにこそ、事態は心的外傷となる。そのとき、既存の確立していたはずの防衛組織は侵され、機能停止に陥る。安全性と調和および漠然とした肯定的感情を伴って自らを支えていた自己・対象への信念は、災厄を前にして価値を失う。無防備な自我は、過敏状態となり原始的恐怖と剝き出しの不安に晒される。自明で恒常的だったはずのものは、もはやどこまで信頼してよいか分からない。ここでも回復が比較的容易ならば、一過性に精神医学で言う急性ストレス障害（ＡＳＤ）を被ったとしても遷延化して外傷後ストレス障害（ＰＴＳＤ）には発展しない。このような精神医学の症候論が十分に語らないことだが、外傷によって生じるのは身体＝生理学的症状と並んで、心的布置の瓦解である。また外傷はそれをもたらした暴力によって、自分自身の衝動性を問い直させる。

外傷の大きな影響は、対象への基本的信頼と自己愛の揺らぎに見られる。信頼が防衛的な理想化に基づいていた面が強ければ強いほど、排除されていた悪い関係へと反転する。最早期の対象関係が、改めて問題となる。外傷による最大の喪失は、存在していたはずの自己の統一性である。身体損傷・それに伴う身体能力の実際の低下から自己イメージの毀損まで、いずれも喪失であり、それは愛情を備給した対象の喪失と同じ経験である。

フロイトは、正常の服喪とメランコリー状態を対比することによって、パーソナリティ内の諸部分の関係に着目した。メランコリーとは、失った対象を手放せずに自我の一部がその対象に同一化し、もう一部はそれを批判する審級となった状態である。メランコリー者の自己非難は、実際には対象への非難であり恨みだというわけである。彼はその審級を当初、「良心」と呼んだ。これは自我の分裂を含む内的な部分対象関係であり、新しい内的構造論への道だった。彼の記述は、対象喪失への両者の反応を時間経過順に追って、相違がまさに生じる時点を描こうとしていたように見えるが、該当部を読んでみよう。

「この過程を再構成することに困難はない。或る時点で一つの対象選択すなわち特定の人に対するリビドーの愛着が存在していた。それからこの愛する人から侮辱や失望がもたらされることによって、その対象関係は揺るがされた。その結果は、リビドーがその対象からリビドーが撤収されて他の新しい対象へと移動するという正常なものではなくて、違ったものだった。それが生じるには、さまざまな条件が必要と思われる。対象備給は、抵抗力がほとんどないことが明らかとなって終えられた。だが自由なリビドーは、他の対象に移動されないで自我へと撤収される。しかしそこでリビドーは不特定に用いられず、自我の捨てた対象への同一化を確立するために役立った。こうして対象の影／亡霊（Schatten, shadow）は自我の上に落ち、自我はあたかも見捨てられた対象であるかのように、ある特別な審級によって裁かれうる。このようにして対象の喪失は自我の喪失へと、自我とその愛する者の間の葛藤は自我の批判的活動と同一化によって変更された自我の間の分裂へと、変形された」。（『喪とメランコリー』[13]）

この発生論的な描写は、『自我とエス』[15]（一九二三）と併せて読むと、彼が正常とは「違ったもの」と呼ぶ事態の構造的な生成を再構成していることが分かる。それは「或る特別な審級」、すなわち破壊的な厳しい超自我である。フロイトは超自我をエディプス・コンプレックスの後継者と見なしていた。両親の批判が内在化し脱人格化して内的構造と化したものが、超自我である。だからその成立時期は四・五歳ということになる。クラインはそれに抗して、超自我の前駆体とエディプス・コンプレックスの早期形態を主張したとされている。だがクラインは同時代のフロイトに忠実であると信じていて、その証に「死の欲動」概念を取り入れており、この発見に関しても彼との一致点を見出していた。それは、「残酷な怒り方をする」この超自我の性状である。フロイトは言う。

「超自我が、[……]自我に対してそのような異常な過酷さと厳格さを発揮するのは、どのようにしてであろうか。まずメランコリーに眼を向けると、意識への支配を獲得した過度に強い超自我が、あたかもその個人の中のサディズムある限りを手に入れたかのように、自我に向かって無慈悲な強暴さで激怒するのを認める。サディズムに関するわれわれの見解に従えば、破壊的成分が超自我の中に立て篭もり自我に敵対したと言うべきであろう。超自我の中で支配しているのは、いわば死の欲動の純粋培養であり、実際、自我が躁状態に転じることによって遅れずにその暴君を防がないと、それはしばしば自我を死に駆り立てることに成功する[15]」。

このような超自我は、迫害的不安を掻き立てるものである。そして実のところ、エディプス・コンプレックスの後継としての超自我とは異なるものである。つまりフロイトは二種類の超自我を記述しており、「死の欲動」構想の影響下にある超自我概念は、彼のそれまでの立論と連続していない。しかし、彼は過酷な超自我の働きを成人にしか見る機会がなく、しかも二つの超自我概念を同列に論じたので、臨床との溝は思弁によって埋めるしかなかった。その際参照されるのは、現象に関しては戦争という人類規模の攻撃性・症状の執拗さ・外傷夢・反復強迫・陰性治療反応・マゾヒズムといった症候であり、理論構成としては生の欲動による死の欲動の拘束(binding)と中和化、その分解すなわち脱融合という流れの想定である。メランコリーでは、自我の一部が喪失した対象に同一化する際に欲動が分解され、死の欲動は超自我に備給されて、それをサディズムの温床と化させることになる。

クラインはこれを、自分が児童分析で得た臨床素材を表現するのに用いた[19]。彼女によればこうした性質の対象は心的生活の開始時から存在するものであり、それは死の欲動を投影した結果である。クラインはフロイトの精神性発達（psycho-sexual development）図式の口唇期・肛門期・男根期という年代順を解体して当初から混在させたように、内的対象関係を誕生時から想定した。また、フロイトがいつも父親に還元するのに対して、クラインはさまざまな対象との関係を見て取り、それらを総括して内的対象と呼んだ。

メランコリーの病理は、クラインが自我から見れば、喪の作業の不成立であり攻撃性の統合の失敗である。そこでは自己（クラインでは自我と同義で使われることが多い）は対象と加虐－被虐関係を持ち、その過酷な支配を受けながら対象との分離とその喪失を否認する。この対象には原始的・精神病的性質がある。クラインが当初、ポジションを精神病の固着点として構想したのはそのためである。慢性メランコリー状態は、被害者／犠牲者アイデンティティ・恨み・内向した破壊性・過去を生き続け前進できないという特徴を有する。その点で、外傷後ストレス障害（ＰＴＳＤ）による人格変化に酷似する。それには理由があって、いずれもその中核構造に病理的組織化が存在するからである。

しかしながら、メランコリー状態はＰＴＳＤと同一ではない。後者はより限定的な臨床単位であり、特有の基本症状、知覚の侵入経験（フラッシュバック）・麻痺・回避・過覚醒などを伴う。そこにまた、外傷経験の特異性と破壊性がある。これらをクライン派で最初に論じたのは、おそらくビオンである。少なくとも、最初に実際に経験したのはビオンである。彼が物自体・ベータ要素と呼んだ感覚要素の凝集は、フラッシュバックに等しい。第一次世界大戦での経験は、数十年後も彼について回ることになった。

3　第一次世界大戦の衝撃（2）ビオン

ビオンは、フロイト以後の精神分析に真の変革をもたらした、クラインと並ぶ数少ない精神分析者として知られている。その業績は、比較的初期の小集団力動の研究から精神病的世界の精神分析的理解・精神分析過程のメタ心理学へと、さらにはアメリカおよび南米各地での教育・講演活動に広がり、ロンドンクライン派の枠を越えて世界規模に及んでいる。彼の仕事において特にユニークなのは、新たな術語を用いて、その記号表記によって系統だった考察をしようと試みたことである。

その代表は、アルファ要素[1]およびベータ要素[1]という概念である。彼がこれらを使用したのは限られた著作の中のみで、それも「意味が飽和されないために」敢えて既存の定義を持たない用語として選んでおり、のちにほとんど言及することはなかった。しかし、これらの要素の存在様態の差異はビオンによる心的世界の把握の根幹をなし、彼の精神分析理解に一貫している。但しその定義はかなり隠喩的で、さまざまな言い回しを通じて全体として何を描写しようとしているかを考慮に入れないと、循環的な説明となる。これらは定義内容を直示できると言うより、相互関係を通じて何かを述べる操作的概念である。その理解を少し確認しておこう。

アルファ要素とは、ベータ要素がアルファ機能によって〝消化〟されて、夢や無意識的思考の材料として心的に経験可能となったものであり、それに対してベータ要素は、アルファ機能によって変形されていない感覚印象あるいは物自体と言われる。ビオンのテクストをどう解釈するかという問題は、それが心的世界の生成論・発達論・病理論・治療論であることから、自ずと方向性が定まる。本来的に精神分析経験を描写しようとしている文脈では、ベータ要素が指す未消化の事実あるいは感覚は、感覚と言いつつも外的事物の認知のことではなくて、未加工の何か情動に近いもののことである。それは、母親が空腹感・不安・恐怖・怒り……の綯い混ざった状態にある赤ん坊をあやすことでその情緒状態を理解し、赤ん坊自身がそれを受け入れられるようにして返している、という例で確認される。この寓話的な語りを理論用語で述べると、母親のアルファ機能が乳児によるベータ要素の投影を受け止め、包容（contain）することでアルファ要素へと変形し、乳児はそれを自分の心的経験として受け入れるということである。そこには、ベータ要素が精神内界に留まり難く投影・排泄に用いられること、それが対象に無意識的に伝達されること、すなわち投影同一化が対象に実際に影響を及ぼすこと、などが含まれている。

その一方でビオンは、精神内界に入ろうとする刺激の由来が、内的であるか外的であるかは区別する必要がないと言う。彼が論じている内と外の境界は身体の内外にではなく、無意識を含む心的世界の内外にある。だから彼が感覚印象と言うとき、やはりその語本来の、外界の事物を知覚する前段階のことも指している。しかし、それは何の意味も伴わない単なる感覚印象という知覚の素材ではなくて、むしろ意味に媒介されず直接的過ぎるために強烈で把握しがたい感覚への曝露を指す。「患者はごく僅かな感覚刺激にも気づかずにいられない。だがそのような過敏状態は、現実との接触ではないのである」(1)。ビオンはまた、それを排泄される幻覚（夢の代わりの夜間幻覚としての悪夢）と結び付けている。但し幻覚と呼ばれるのは観察者から見てのことで、当の経験主体にとっては、侵入的でむしろ生々しい経験である。だからベータ要素とは、「物自体・抑うつ−被害感・罪悪感が、よって破局感で結合されたパーソナリティの諸側面が混ざった対象」(2)である。

ビオンは、精神病性の幻覚についても述べている。彼はそのような対象に対して、特に「奇怪な対象」(3)という名称を与えた。精神病性幻覚の場合、実際には言語的意味を媒介にして関係妄想を含んでいることがほとんどである。その幻覚の核にはパーソナリティらしきものがあり、患者を見張ったり命令したりしてくる。上記のベータ要素が個別的な対象の経験になり難いのに対して、幻覚＝妄想の奇怪な対象は、迫害あるいは万能的同一化などの精神病性の対象関係を切り結ばせる。ビオンはこれを、患者のパーソナリティの精神病的部分が心的現実との接触を嫌悪するあまり自分の心的装置を破壊した結果、アルファ機能が逆転して心的内容のみならずその構造である超自我・自我成分も投影排泄し、それらのパーソナリティ成分を備えた粒子に包囲されたと経験している、と説明した。機制の記述に終始したこの説明を理解するには、クラインが言った無意識的空想を真に実体として、言い換えれば機能的変化を起こすかもしれない単なる「空想」ではなくて、構造に非可逆的変化をもたらしうるものとして捉えなければならない。精神病的部分はその意味で実在し、主体の中で他者として振る舞う。精神病的部分を構成する内的対象は、死の欲動が充満したフロイトの超自我と同質である。クライン・ビオンはそこに、羨望という因子を追加して認めた。超自我の破壊性に、動機が与えられたのである。

ビオンのこうした見取り図や発想の起源は、どこにあるのだろうか。理論的な由来としてカントの物自体と現象の区別を持ち出すこともできれば、臨床仮説の由来として統合失調症者の精神分析、更にはクラインによる教育分析を挙げることもできるだろう。そのどれが正しいとも、無関係であるとも言うことはできない。彼以外に誰も着想しなかったのだから、彼の個人的経験に根差していたとしても良さそうだが、普遍的に通用するように抽象化された理論表現からは、そのようなつながりを読み取るのは困難である。いずれにせよ、定義の循環の中ではどのような事態なのか明らかになって来ない。アルファ要素・ベータ要素を純粋に理論的な仮定とするならば、これらは本来沈黙していて知覚の背後にあるかもしれないものであり、直接経験されることはない。その一方でビオンは、ベータ要素を完全に経験の外ではなく、アルファ要素の欠如すなわち「眠ることも目覚めていることも、意識していることも無意識でいることもできない状態」や、幻覚・行動化と結び付けている。それを経験するときは、異常事態である。では彼がそれに気づく、どのような異常事態があったのだろうか。実際のところ、彼は何度もそのことについて書いた。書き直された文章は、何年経てからでも一見大差がなく、少しずつ細部が追加されていった。これはおそらく、彼が推敲を省略して引き写したためではない。最終的には七〇年後に出版されるが、経験の〝消化〟が極めてゆっくりで、数十年を要したためと思われる。

彼の人生前半へのパースペクティヴを与えているのは、彼が晩年に書き上げた自伝『長い週末：一八九七－一九一九。或る人生の一部』[5]である。自伝は点描ながら、幼少期からの彼のエピソードを通じて内面の怯懦ぶりを自嘲的に描写している。オックスフォード大への入学に失敗した十九歳のビオンは、軍に志願して一九一六年戦車隊に配属された。一度は落とされ、父親のコネを使っての入隊だった。彼は自伝でも経験の描写に徹していて、動機の説明を与えていない。理由としては一行、「(戦車隊に入隊することが)戦車を取り巻く秘密を見抜く唯一の方法だった」と書くのみである。開戦後、英仏連合軍と独軍が激突した西部戦線は膠着と消耗戦を続けた。将校・下士官が最前線で行動することを禁じていたドイツ軍と違って、イギリス軍はその年の冬には正規軍の大半を失った。両軍とも、塹壕に立て篭もった相手に砲撃を加えては侵攻、逆襲されては後退、を繰り返した。六〇〇門を動員したカイザー戦でのドイツ軍の波状砲撃は、「地獄が押し寄せてくる」と言われた。一九一六年七月のソンムの戦いでは、イギリス軍は初日で二万の死者を出して何の戦果も挙げなかった。しかしイギリス国内では、戦勝報道が続けられていた。戦車は最新にして強力なはずの秘密兵器で、イギリスでは国民的人気を博していた。だが外見に反してその実態は、戦う前に自重で湿地に沈んでいく代物だった。八歳でインドから渡英し、以後三年間母親と会わずに過ごしたビオンは、孤独と性衝動を運動技能によって克服しようとしてきた。戦車はそうした彼のパーソナリティ構造に合致していたのかもしれない。

第一次世界大戦についてのビオンの記述には、自伝以外に二つないし出来事によっては三つのヴァージョンがある。一つは戦後すぐ、彼がオックスフォード大に復員して十九歳時に書いた日誌[8]である。それは時折彼の感想を織り込んでいるが、概して軍事行動を生起順に記録したものである。これについては、六〇年後に移住先のカリフォルニアで読み直したビオンは、「死体の甘い匂い」のように本当にぞっとすることについてほとんど触れていないではないかと批評している。もう一つは一九五八年に、再度の世界大戦・結婚・妻の死……を経験して既に精神分析者になっていた彼が、再婚したフランチェスカとフランスでの戦場アミアンを再訪したときに触発されて書き始めた、第三人称を用いた叙述である。[8]更にその断片は、『未来の回想』[4]にも登場する。それらを読み較べてみるとしよう。

一九一七年初夏、彼の部隊はフランスへと向かった。自伝の乾いたユーモアは、戦場の記述でも続く。砲音に腰を抜かした伝書鳩は歩いて指令を運ぼうとするし、フランス兵たちはわざわざ塹壕に入る前に中へと小便をする。しかしそこは戦場であり、死は現実である。さっき話していた同僚は頭を射抜かれて、脳漿を散らして倒れる。それでもビオンは一度、軍事作戦としては完敗であるにもかかわらず彼の戦果に対してヴィクトリア十字勲章に推され、最終的に殊勲賞を授与された。彼は、無意味な戦争が英雄を必要としていると考えた。内心の臆病さと立派な勲章の間のギャップは、後にも彼を祟ったが、それはまだしも或る意味で彼の望んでいたものだった。しかし上官として戻った戦場は、そうした「刺激保護」が機能する範囲を超えていた。

アミアンは、英仏連合軍が最終攻勢を掛けた地点の一つである。一九一八年八月八日からの戦闘で、ドイツ軍は七万五千人（うち捕虜が三万人）、英仏軍が四万六千の被害者を出したと言う。全体で四〇〇台以上の改良戦車が駆り出されたが、ビオンの周辺では三六台中残ったのは四台だった。彼は一九一八年三月二十一日から、指揮権のある大尉になっていた。復員後の日誌は、作戦の詳細を述べている。その要点は、戦車を敵に知られずに川を渡らせて英仏両軍の前線へと配備し、彼らを助けてドイツ軍前線に攻め入ることにあった。ビオンは指揮官として部下数名を連れて戦車の間を進み、状態を確認した。イギリス軍の砲撃に続き激しい反攻が来て、前進はできなくなった。硝煙の中、彼らは進路を誤っていたのではないかと考えさせられ始めた。部下の一人ジョンソンが被弾した。彼らはもはや立ってはいられなくなった。

「次の瞬間、私とスウィーティングという名の機関手が一ヶ所で一緒に蹲ったとき、われわれの上で砲弾が爆発したようで、私はスウィーティングの方から呻き声を聞いた。彼の軍服の左脇腹は血で覆われているようで、よく見ると、彼の左側全体が千切り取られていて、胴体の内部が剝き出しになっていることが分かった。

しかし彼は死んでいなかった。

彼はとても若い少年で、何が起きたのか十分に気づいていないで怯えていた。彼は何が起きたのか見ようとしたが、私は彼にそうさせなかった。私は彼に包帯を当てるふりをしたが、もちろん応急手当はまるで小さ過ぎて、空洞を覆う足しに全くならなかった。彼は『やられた、もう駄目です閣下！』と言い続けつつ、私が万が一打ち消すのを期待していた。私はそうして、何でもない、と彼に伝えた。――しかし彼の眼は既に生気を失い始め、彼に死が迫っていたことはその時でさえ明らかだった。彼は何度も咳をしようとしたが、もちろん彼の脇腹から空気が出るだけだった。彼は私に、なぜ咳ができないのでしょう？ と尋ね続けた。

彼は私に母親の住所を渡して、私は書くと約束した。爆撃は静まりつつあったので、私はもう一人の機関手に、彼を応急手当所に連れて行かせた。彼は支えられて本当にそこで歩いて、死ぬ前に手当所に着いた。この出来事はハウザーと私をひどく動転させ、吐き気を催させた。

私がこのことにこう詳しく触れるのは、ぞっとするものだが、私に大きな影響があったからである。彼の目つきは撃たれた鳥の目と同じで、恐怖と驚きが入り混ざっていた。当時も今も私に分からないのは、彼や彼に似た多くの者がイギリス家庭から（ドイツ家庭からも）引き離されて、自分が理解せず了解できなかった争い事のために死ななければならないのかだった。［……］」[8]

彼は当時の現場指揮官として威厳ある態度を保ち、自分の感情反応も含めて客観的に書こうとしている。しかし上官と言っても、ビオン自身まだ二十歳過ぎで、それで既に最も経験ある部類に入っている。それから、詳しく述べたと言っても、のちに自分で批評したようにやはり書いていない多くのことがある。実際には彼にとって衝撃は、「大きな影響があった」という程度ではなかった。五〇数年後に彼は言う。「私はアミアンの戦闘で生き残ったが、それから元に戻ることはなかった」。彼はまた、日誌執筆時に悪夢を繰り返し見ていたことを告白する。(8) その夢で彼は激流に流されまいとぬかるんだ川岸を伝い歩くが、足を滑らせて倒れ、泥に爪を立てようとする。しかし疲れてしまい、更に滑っていく。下手では、怒涛のような奔流が彼を待っている。それは実際にスティンベックでの、多くのイギリス兵たちの経験だった。その意味でこれは戦争神経症に典型的な外傷夢で、それを何度見ようと癒されることはないのだった。

だがこの記述からは、戦闘行為全般が、そして特にごく身近な者の突発的な死に立ち会ったことが、最も外傷的だったかのように見える。確かにビオン自身も死んでいておかしくない状況だった。そのことへの彼の無関心さは、むしろ解離のようである。だが、のちのちまでビオンに取り憑いたのは、そういうことではなかった。

次に――四〇年後に――彼は全体を創作あるいはドキュメンタリーのタッチで語ることにして、同じ場面を意識の流れ風の一人称と三人称描写の両方によってスケッチしようとする。彼はそれを通じて、主観的経験と客観性をどちらも何とか確保しようとしたのだろうか？

今度はアミアンでの戦闘だけが主題化され、兵士ら登場人物たちの会話と彼の内的独白によって記述量は大幅に増えている。この挫折した執筆の試みが、全体として何かを達成しているかどうかは措いておいて、ここでは同じ出来事がどう描写されているかのみを見るとしよう。

スウィーティングと彼は、霧の中を同行している。前方で戦車が炎上する。オトゥール軍曹およびその乗務員全員の終わりである。二人は砲弾の爆裂した跡の穴に飛び込んで、身を守ろうとする。砲撃は絶え間なく続く。スウィーティングは恐怖からビオンに身体を押し付けてくる。ビオンは作戦の段取りと、次に進むべき地点について考えようとする。周囲を見渡して、突然道を間違えていたのではないか、と思い付く。彼はその考えをスウィーティングに確認したところだった。

「ビオンは、スウィーティングが彼に話し掛けようとしているのを知っていた。連射音の上手では、どんな普通の話も聞くことが不可能だった。耳を傾けてスウィーティングの動いている口唇に可能な限り近づけると、彼の言っていることが聞こえた。『なぜ私は咳が、咳ができないんでしょうか、閣下？　どうしたんでしょう、閣下？　どうかしたんです』。

ビオンは向きを変えて、スウィーティングの脇腹を調べた。そして、彼の左腹があるべきところから、蒸気が吹き出ているのを見た。砲弾の破片が、彼の胸の左壁を裂き取ったのだった。そこに肺は残っていなかった。砲弾の爆裂跡の中で身体を後ろに反らしながら、ビオンは慎みなく、どうすることもできずに吐き始めた。それから幾分回復すると、彼は少年の口唇がまた動くのを見た。その顔は死んだように青く、汗が玉をなしていた。ビオンは頭を傾けて、耳をできる限りスウィーティングの口元に近づけた。

『お母さん、お母さん、私の母に書いてください閣下、書いてくれますね？　住所を覚えてくれますね？ハリファックス町のキンバリー道路22番です。私の母に書いてください、ハリファックス町キンバリー道路二二番です。お母さん、お母さん、お母さん……』

『ああ、頼むから黙ってくれ』とビオンは叫んだ。彼は不快で、怯えていた。

『母に書いてください閣下、私の母に書いてくれますね？』

『ああ、頼むから、黙れ』

『書いてください、お母さんに、お母さん、お母さん。なぜ咳ができないんでしょう、閣下？』蒸気が、彼の壊れた横腹から吹き出し続けていた。『なぜ咳ができないんです？　母に書いてくれますか？　閣下……』彼の声は弱り始めた。『お母さんに書いてください。お母さん、お母さん……』

彼はビオンの腕の中に、弱々しく倒れた。もはや、爆裂跡に自分を押し込もうとはしていなかった。死人のように白い彼の顔は、空を向いていた。霧が彼らの周りを相変わらず渦巻いていた。刻々と彼らは炸裂する砲弾から降り注ぐ、赤く熱い鋼の明るい閃光に被われているようだった。

こんな爆撃は今まで経験したことがない――お母さん、お母さん、お母さん、という――こんな爆撃は決して、と彼は思った。私は彼に黙って欲しい。彼に死んで欲しい。なぜ彼は死なないのか？　もちろん、脇腹にあんな大きな穴を開けられて、彼は生き続けることはできない」。（「アミアン」[8]一九五八）

この四〇年後の記述は、つねに鮮明に経験しながらも秘事として保持してきたことを初めて明かしているのかもしれないし、語る言葉もなく圧倒的だった出来事が時を経てほぐされたものなのかもしれないし、逆に、それが時を経て別の意味を集め始め、拭い去り難いイメージとして結晶したものなのかもしれない。ここにはまだ修飾や歪曲・脱落があるかもしれないが、それは創作だからと言うよりも、衝撃によって破局的変化が起こり、それに応じようとする変形が今なお続いているということだろう。

だからビオンにとって本当に衝撃的だったのは、単に、戦闘の最中に間近で経験した兵士の死ではなかった。その核は、お母さん、お母さん、お母さん、と耳にこびり付いた反響である。これを見ても、出来事の何が心的外傷を引き起こすのかに単純な「事実」はないことが分かるだろう。ビオン自身は身体的被害を受けておらず、尋常ではない死に方に立ち会ったにしても、衝撃の原因として死の恐怖や生き残った罪悪感を推定するのは、一般化し過ぎた理解である。外傷をどう経験するかには、明らかに個別的な意味が関わる。その一方で、その意味は初めから明らかなわけではない。肺を抉られ死につつある若者を前にして何がビオンの心に空洞を作ったのか、彼はその場で意識化できなかった。それでも衝迫は止まない。心的外傷の外傷性は未解決の葛藤を掻き立てるところに、あるいはむしろ、抑えが取れたように噴出させるところにあるようである。

「お母さん、お母さん、お母さん、……」はなぜそうショッキングだったのだろうか。実のところ、それをより一層明確にするためには、更に約二〇年後に発表された自伝も参照しなければならない。そこにはまたしても細部に違いがあるばかりでなく、記述の力点に移動がある。彼は戦場の描写に記述を限定しておらず、もう少し連想の自由を持っている。しかしそれでもまだ書いていないことがある。「戦争」の部三四は、両親のことの想起で始まる。彼は、両親が近々自分の死亡通知を受け取るだろうと空想した。そこで思い起こされるのは、ビオンが従軍中に一度も両親に手紙を書かなかったことである。その彼があろうことか、「お母さん、お母さん……」と言う兵士を目の前にし、その母親宛の手紙を書くように頼まれている。ビオンは彼に憎しみを感じたと書いており、そう感じる自分にも憎悪を感じた(8)。お母さん、お母さん、お母さん、とは彼が表現しえない明からさまな愛着であり、すべての傷を癒してくれるはずの万能的母親への、若い兵士による呼び掛けである。それゆえに応えられない彼の羨望と憎悪を刺激し、またそれが〝自然な〟感情であり在り方として彼に強要するゆえに、彼は迫害的に感じたことだろう。しかもそれは今や満たされない、見捨てる母親に届かない死に往く者の声である。生身の上官ビオンが肩代りするには、重過ぎた。彼はスウィーティングを、「負傷休暇が出るぞ、」と励まそうとする。しかし相手はあまりにも重傷である。

「彼は、私を嘘つきと呼ぶにはひどく具合が悪くなり過ぎていた。彼の眼は生気を失った。そこに、私の言葉に対して彼がこう言い出すには十分の生気がよぎった。『私の母に書いてください。私の母に書きますね、閣下?』今や彼は生き生きとして、しつこく迫った。『閣下! 私の母に書いてくれますね? 違いますか?』

『ああ、もちろん』

『母の住所は……』

『いい、ある。事務所にあるから』

そしてそのとき、彼は死んだと私は思う。いやおそらく、それは私だけだった。私は彼を歩兵に渡した。

『スウィーティング、私は行かないといけないんだ、ほかの戦車のところに……』。ありがたいことに、彼は私のたわごとに少しも注意を向けていなかった。二人の男が両側から彼の腕を自分たちの肩に掛けさせて、負傷者治療後送所まで彼とよろけながら歩いて行った。スウィーティング。機関手。戦車隊。負傷により死亡。それで彼は終わりだった」。（『長い週末』[5]「戦争」三四）

ビオンは言っている。死んだのは自分だ、と。同じ場面に言及した『未来の回想』[4]では、彼は一人に「私はアミアン－ロワ道路の近くには行きません、自分の亡霊に会うのが恐ろしいから——私はそこで死んだのです。魂は死んでも、肉体は不滅だからです」と言わせている。どういう意味だろうか？　死んだのは、スウィーティングではないか……これは、スウィーティングとしての彼、お母さん、お母さん、と愛着を示し求めることができる彼が死んで、亡霊としてさまよっているということではないだろうか。亡霊とはつまり、生きた対象として復活できないでいるということである。一九五八年版と違って、彼はスウィーティングから母親の住所を聞かない（「ハリファックス町キンバリー道路二二番……」）。この経緯の方が事実だったかもしれないし、単に公表するつもりの自伝としてプライヴァシーに配慮したからかもしれないが、その場で聞きたくもなくて制止したようにも見える。実際の事情がこの通りだったとしても、ビオンには、自分の愛情を求める部分を自ら妨げ破壊してしまったかのように経験された可能性がある。

そう疑う理由は、のちの逸話にある。それは『我が罪に祈りを』[6]の末尾の、最もしばしば引用されるエピソードである。ビオンはようやく得た伴侶ベティを、第二次世界大戦中に娘パルテノペのお産の時に失った。失意のうちに暮らす中、ある日彼は芝生の上を這ってくる幼い娘を、遠くから助けを求めて泣き叫ぶに任せた。彼は黙って椅子に座って見ていたどころか、助けようとする乳母を制止した。最終的に堪りかねた乳母は、ビオンを無視して娘を抱き上げた。結果として、彼の呪縛も解けた。が、彼は自分の子供を失った、と思った。彼は自分がどうにもおかしいと思い、こうした残酷さが自分の中に潜んでいることに驚いた。——しかし彼には、娘の泣き声が「お母さん、お母さん、お母さん」と聞こえたのではないだろうか？　ビオンはここでアミアンでと同じことを反復しているように見える。彼は自分から奪われたベティを、その起因である娘に会わせたくないと思ったのかもしれない。娘の名パルテノペは、海に身を投げたセイレーンに由来する。ビオンはそれが、死んだ母親ベティにこそふさわしいと思った。

厄介なことに、ビオンは若者に、彼の母親に書くよう頼まれている。若者には手紙を書くにふさわしい母親がいるのに対して、ビオンにはどんな母親がいるだろうか？　他人のために書くことしかしない自分は、何者なのだろうか。結果として彼は書きたくもないのに形式的に書くことで、若者にもその母親にも、自分の母親にも不誠実であるしかない。それも罪悪感を掻き立てるが、恐ろしいのは母親がどういう顔をして待っているかである。彼は手紙を書こうとして、想像する。

「私は突然、スウィーティングを思い出した。私は書いていなかった——もちろん私はそんな約束はしなかった。『閣下、私の母に書いてくれますね？』私は自分の袖で、彼の額の汗を拭った。『お母さん、お母さん、お母さん……』彼の心は虚ろに動いていた、やれやれだ。

そして私は誰宛に書いていることになっているのだろうか？　かなり感じ良い女性に違いない、と私は思った。そう、だが、もしも彼女が、私の丸顔に怒りで目を剝いて『何だって言うんだい！』と言った、あの太った例の（old）淫売だったら。あの日ウォーバーンプレースで、何年も何年も前のことだ……

『終わったかい？』またクックだった。『困ったもんだな、何やってたんだい？』私は彼に、すぐ済むからと言って猛烈な勢いで殴り書きした。

『英雄と入場曲／売春婦（Hero and strumpet voluntary）——彼は最も優れた者の一人で』（お母さん、お母さん、お母さん）『つねに信頼されるに足りました』（お母さん、お母さん、お母さん）『われわれは彼を忘れないでしょう』合唱：（どの手紙にも）『さいわい彼は即死し、苦痛を味わうことはありえませんでした』［……］

『拝啓、御子息の死について、これまで書くことができず申し訳なく存じます。彼は好青年でした。あなたは彼にとって非常に良い母親だったに違いありません。私は彼が、自分に近づく死を知っている最期に立ち会いました。あなたがその最後の時間に彼の心にあった人で、彼が口にしたのはあなたのお名前です。彼があなたをそれほど愛したことを誇りに感じられることを願います。私はその日、彼の上官でした……』(同三六)[5]

ビオンの心も彷徨っている。既にスウィーティングの呟きは、迫害的に反響し始めている。若者の母親は、彼の心の中で変形していく。ウォーバーンプレースで何があったのかは不詳である。しかし彼を怒鳴りつけ、辱めた女がいるらしい。彼は街娼でも買おうとして大恥をかいたのだろうか？　これが二十一歳の彼にとって「何年も何年も前」のことなのか、書いているうちに、その後の彼にとって何年も前のことが混入してきたのか、判然としない。ただ雰囲気としては、後に学校教師となったビオンが、好感を持って接していた男子生徒に「魅力的な母親か姉」がいるだろうと想像して連れてくるよう言ったところ、大柄で敵意に満ちた女が一人でやって来て、しかも後で校長に彼の性的接近を訴えた出来事を思い起こさせる(その母親は痩せて背が高かったらしいが)。彼はそれで辞職せざるをえなくなった。これも汚辱にまみれた記憶である。彼は、誘惑・挑発してきては狂女のように侮蔑・憤怒に満ちて責め立てる内的対象に住み着かれているようである。

"Hero and strumpet voluntary" とは、そうした彼自身に向かって書いているかのようでもある。Trumpet Voluntary は結婚式の代表的な入場曲である。しかし "strumpet" となると、売春婦のことである。通常の英語表現にはないので真意は測り難いが、英雄にとってはとんだ結婚、カップルだ。そのもう一方には、美化された母親と純な兵士の魂のカップルがあり、彼はそこから閉め出されている。彼が彷徨うのは、悪夢の世界である。

「(ビオンはイギリスに戻っており、母親がいるチェルトナムへの列車に乗り継ぐ合間に、ラッセル広場近くのトルコ風呂に入っている。ビオンは同僚たちとの会話を回想した。）［……］もちろんすべては昨日の午後四時半のことだ。今日の四時半、私はトルコ風呂に入って、とてもくつろいでいた。

『お母さん、お母さん……私の母に書いてくれますね、閣下？　違いますか？』

『いや、畜生、書くものか！　黙れ！　私が邪魔されたくないのが、分からないのか？』こういう古い幽霊たちは、決して死なない。彼らは立ち去りさえせず、驚くほど若さを保つ。もちろん、玉の汗が、まだ新鮮ではっきりとしていて、眉毛の蒼白を背にしているのを見ることさえできる。どうやってそうなるのだろうか？ルドゥテが描くバラの花弁の上にある滴のようだ。素晴らしいではないか。その通り、その通り……死人のようではないか。だがもちろんそれは、ただの見せ掛けだ。彼は**本当は**死んでいない、そうだろう？　お願いだ、**お願いだから**黙ってくれ。書くから。本当に書く。母なるイングランドへ——あの忌々しい淫売に！」（同三八）[5]

これは数日後、休暇の途上に立ち寄った蒸し風呂で、思わず微睡んだビオンの見た悪夢である。戦場に絡んでいるとは言え、彼に反復して蘇るのは、戦争そのものよりもよほど個人的な意味合いのことである。するとこれは、〝戦争神経症〟と呼ぶべきものではないのだろうか。植民地インドに派遣された親、寄宿生学校へと送り返された息子、兵士としての志願、に続いた心的外傷は、〝大英帝国神経症〟とでも言うべきものだろうか？

もちろん、これはそもそも「神経症」の問題ではない。彼は悪夢、すなわち外傷夢という夢と神経症の願望充足理論が破綻した地点を、全く別の形で再構成することを構想した。それは、夢を見ること自体が一つの達成であるという観点である。具体的に言うと、無意識の世界が接触障壁（contact barrier）によって意識の世界から仕切られて初めて、夢を見ることは可能となる。それ以前の状態は、覚醒でも睡眠でもない、夢の装備の世界（the furniture of dreams）である。彼はその障壁を構成するものをアルファ要素、元々の素材をベータ要素と何やら脳波を連想させる名称で呼び、後者が加工されて前者となる、とした。彼は「アミアン」（一九五八）を引き続き書くことを放棄して、この構想に没頭した。その結実が、『経験から学ぶ』[1]（一九六二）である（“Cogitations”[7]（一九九二）は、その間のメモを集めた草稿集である）。

ビオンの第一次世界大戦での経験を参照した、長い迂回をそろそろ終えるに当たって、残っていることがある。それは、**心的外傷の準備性の問題**である。『長い週末』の「インド」で彼が書いた「アーフ・アーファー」の逸話は、このことに関連していると思われる。

アーフ・アーファーは、ビオンが幼少時期に体験した想像上の対象である。ただ、想像上とは大人あるいは第三者から見てのことで、彼にとっては実在する何よりも恐ろしい、神よりも強大な力を有した存在だった。それは彼が大人との会話で、何か愚かしいことや嘘をついたときに突然現れて日差しを覆い、彼を暗黒に陥れた。彼はその懲罰をひどく恐れた――それはフロイトの過酷な超自我のように獰猛だった。「アーフ・アーファーのことは、弄んではならなかった。ときどき夢の中で、私はアーフ・アーファーが吠え立てる（arfing）のが聞こえる、と思った。それは物凄いぞっとする大声だった。一度私は、ジャッカルたちが円をなして座っているのを見た。一頭が『フュー』という合図を出していた。それは血を凍らせるものだった。『あれがアーフ・アーファーだ、』と私は思った[5]」。

アーフ・アーファーは、大人の哄笑を擬してビオンと妹が擬人化した産物である。それは彼の後の概念を用いれば、名付けがたい恐怖（nameless dread）に名前を与えたと言えるだろう。だが恐怖自体は制御されておらず、原始的・迫害的で、実在性を備えている。また、それは単にこの情動（ベータ要素……）に名前を付けて投影したものではなく、歪曲・肥大化された大人のパーソナリティ成分が混ざった点で、「奇怪な対象」に近い内的対象である。こうした精神病的部分は、アルファ機能が働かずに――すなわちパーソナリティの一部として取り入れられずに残った澱が、組織化され形成されると考えられる。但し子供の恐怖症は、予後に関してかなり可塑性が高いことだろう。

よく言われることだが、外傷の衝撃の受け止め方には個人差がある。外傷が心的外傷となるには、それによって破綻をもたらされる脆弱性がその個人に予め素因として存在すると考えられる。現代クライン派はこの問題を、象徴機能と結び付けて理解する。ごく要点のみを述べると、シーガルは精神病者の心的機能を分析して、「象徴形成」と「象徴等置」の対比を提唱した。象徴として機能する前者は「アルファ要素」に、象徴よりも物そのものに近い後者は、ほぼ「ベータ要素」に対応する（但し、「奇怪な対象」を含んでいる場合がある）。心的装置の欠損は、ベータ要素からアルファ要素への転換を行なうアルファ機能の障害である。そしてそれは、包容されない（uncontained）部分の累積をもたらす。

この連関でビオンが元来想定していたのは、乳幼児の母子交流の場面である。新生の心にとって、内的であれ外的であれあらゆる刺激は新しい。しかしそれを受け止めて咀嚼し、必要なものは摂取し不要なものは排泄する、要するに包容する装置は、ほとんど備わっていない。それを代わりに行なうのが、乳幼児の本来の資質に加えて、夢想とも呼ばれる母親のアルファ機能である。だが完璧な育児が存在しないのでつねに漏れがあり、成長は或る意味でつねに〝外傷的〟である。メルツァーは、美の対象を前にした不安（apprehension）と、その衝撃を受け止められないことによる妄想分裂ポジションへの退行を語っている。そうは言っても、子供が何度擦り傷を作っても瘢痕が残らないように、生き生きとした心には活性がある。発達過程上、老廃物は必然的に蓄積されていくが、それは緩やかな過程である。また、通常この欠損はごく局所的なものであり、パーソナリティの他の部分の機能によって補填されている。

しかし、やはりそれは象徴化能力の盲点である。刺激保護組織のうち、外傷によって突破されるのはそのような間に合わせの構造だった部分ではないかと想像される。ガーランド[17]は、生活史に結び付く特定の象徴機能の破綻に心的外傷の本質を見ている。

それから、外傷からの回復過程の問題がある。大人になると、心はもはや幼児の心のようには変化を受け入れない。ベータ要素をアルファ要素へといった単純な見取り図は、心的外傷には通用しない。ビオンは三回の精神療法・精神分析の機会を求めた。理論を構想し、自伝を書くことも、長期にわたる彼の治癒への試みだったことだろう。これは極めて例外的である。通常、メランコリー状態を脱することができないと、何が起きるだろうか。――それが、精神病的部分の構造化、すなわち「病理的組織化」である。瘢痕（ケロイド）という身体組織の隠喩は不十分である。なぜなら、それはただあるだけではなくて、周辺組織およびパーソナリティ全体に害をもたらすからである。

4　その後の発展と心的外傷理解の実践

スタイナーが提唱した「病理的組織化」は、クライン派が言う妄想分裂・抑鬱ポジションの間での動きを止めて成長を行き詰まらせる特殊なパーソナリティ組織で、パーソナリティ病理を理解するのに有効な概念である。その根幹は、変化と成長に伴う両ポジションの不安、すなわち被害的不安および抑鬱的不安から自己を防衛して、対象との分離を否認した万能的世界を維持しようとすることにある。この概念は、クラインの「投影同一化」[21]概念に端を発する諸々の防衛組織論・ビオンによるパーソナリティの「精神病的部分」「非精神病的部分」・ローゼンフェルトによる「破壊的自己愛」[27]などの理論を継承しつつ、精緻な臨床観察であるジョゼフの「心的平衡」論に実体を与えようとしている。その流れは別稿で概説したので、ここではクラインから更にフロイトに遡って、慢性メランコリー状態の対象関係との関連を確認しておきたい。実際、フロイトのメランコリー論からローゼンフェルトを経てスタイナーの「病理的組織化」[28]論までの歩みは、単純化して言えばほんの一項目の追加によるものである。

最初に触れたように、フロイトはメランコリー状態において特殊な超自我が生成されることを指摘した。また、彼は二種の超自我を記述しており、通常フロイトの超自我として理解されているものがより成熟したエディプス・コンプレックスの水準にあるのに対して、この超自我は精神病的機能水準にある過酷で万能的な存在であり、メランコリー状態に特異的と言うよりもクラインが児童分析において見出しのちに妄想分裂ポジションとして整理した、特定の対象関係に関連していた。一方、フロイトはその後も「死の欲動」概念を提起して二大欲動論の枠組を維持し、対象関係論はさして展開していないように見えるが、死の欲動の影響すなわち死の不安を媒介にして、不安を感じる自我と感じさせる迫害的超自我の対象関係を論じている。その部分を見てみよう。

「メランコリーにおける死の不安には、ただ一つの説明の余地しかない。それは、自我が超自我に愛される代わりに憎まれ迫害されていると感じるので、自分自身を放棄するというものである。だから自我にとって生きることは愛されることと、それも超自我によって愛されることと同じ意味である。超自我はここでは再び、エスの代表として現れている。超自我は、初めは父親によって、のちには神の摂理や運命によって満たされていた保護と救済と同じ機能を満たす。しかし自我は、自分が自力では克服できないと思われる現実の過剰な危険にあると見出すとき、同じ結論を引き出さざるをえない。自我はあらゆる保護する力から見捨てられたと見て、死ぬに任せる。しかもここにはまたしても、誕生という最初の大きな不安状態と熱望という乳児的不安の底にあるものと同じ状況がある。すなわち、保護する母親からの分離による不安である」。(『自我とエス』[15])

このようにフロイトは不安内容をさまざまな形で述べつつ、続いて死の不安を去勢不安と同一視する。これは彼が不安を一様に神経症的不安と見なして、超自我の場合と同じく、精神病性の不安を別立てにしなかったためである。しかしクラインを経た眼で一節を読むと、この超自我が自我の生殺与奪を握る、極めて厳しいものであることに気づかされる。その一方でもう一つの特徴は、保護と救済を提供することである。それが単に迫害と理想化の〝原始的〟な分裂で済まなくなるかどうかは、その拘束力による。乳児的不安もまたこうした振幅を持つが、それは固定したものではない上に、取引のように裏腹な性質は持っていない。つまり、先行する状態が続く事態の原因として把握されるほどの連続性を持たないので、愛される限りで保護され救済されるが、憎まれ迫害されるならば死ぬしかないほど見捨てられることになる、といった条件付けはない。だがフロイトが父親・神の摂理・運命という言葉で示唆しているのは、こうした強権である。それを煎じ詰めれば、絶対的に見える庇護の提供は、過酷な要求に従う限りでであり、そこで見放されれば、生命の保障がない死の不安に晒されるということである。メランコリー状態の場合、その極期では自我はこのような支配を全面的に被り、選択の自由と主体性を失っている。

このサドマゾ的な二者関係を或る種の安定へと導く「ほんの一項目」とは、暴虐的な対象に翻弄されるくらいならば初めから言うことを聞いておく方がよいだろう、と悪いものに積極的に荷担する自我の一部を想定することである。言ってみればこの寝返りと日和見をする部分が、邪悪な迫害的部分と自我の共謀を成立させ、万能的なものに庇護を受けた病理的組織化を形成させる。それが後に広く分析の対象となっていったのは、精神病的部分を直接どうこうすることは精神分析の課題として大き過ぎ、それよりも弱さと表裏一体の倒錯的部分とその周囲に働き掛ける方が変化の余地があったからではないかと思われる。

フロイトのこの一節で興味深いのは、以上が「現実の」過剰な危険に際しても起こりうる力動であるとされていることである。危険を前にして庇護から見捨てられたと感じた自我は、何に助けと救いを求めるだろうか。絶望や無力を感じる位置に留まることができる自我には、実はそれを支える内的対象が備わっている。代わりに、万能的・魅惑的対象に惹かれるならば、破綻は防衛される代わりに自己愛的・倒錯的関係に留まることになり、それに依存すればするほど抜け出すことが困難となる。病理的組織化とは、破局的解体を防衛するこうした倒錯性パーソナリティ構造のことである。

その詳細を述べることは省略して、心的外傷＝対象喪失との関連のみをここでは触れておく。痕跡を残す心的外傷には、必然的に内的喪失が伴う。その抑鬱的不安に耐えられるならば、追悼の喪の作業を始めることができる。そしてそれは、喪失を否認するのとは異なる新たな在り方としての修復／償いに通じる。クライン派の特徴は、そこに情緒的な成長を見ていることであり、主体的な責任を認めて償いを行なうことが、迫害的な罪悪感から解放されることを意味する。その対極が、喪失を受け入れられず恨みに固執し、他罰的となることで万能感を維持することである。迫害的超自我との結託は破壊的自己愛(27)による万能的興奮をもたらすが、結果はパーソナリティの一面化と成長の放棄である。そして自己正当化と恨み・復讐心の更新が内的・外的に繰り返される。身体的に生き残って一見無傷で済んだことは、心理的にも瑕疵がないことを必ずしも意味しない。「お母さん、お母さん、お母さん、」という応えられない求めは、抑鬱感を通り越して耐え難い迫害的罪悪感を引き起こしうる。いわゆる「生存者の罪悪感」は、死者を置き去りにして生きていること自体による罪悪感だが、それが生まれるのは死者に自分の羨望を投影して、自分の生が羨望の対象となっているように感じられるからである。

これら二つの道の分岐点は、外傷に先行する元々の構造にあると思われる。拠り所となる内的対象がそもそもあったのかどうかは、帰結を大きく左右する。タヴィストック・クリニックのトラウマ・ユニットは、外傷とそれへの反応をスクリーン記憶のように捉えて先在していた内的布置を理解しようとする。不適応や自己破壊的な行動が現れるのは、それ以前の対象関係に内在していた問題の反映である。対象関係論の観点は、結局外傷そのものから、その経験の質と個人的な意味を問うことへと強調を移動させる。その際特に治療の上で重要なのは、現在の困難にどう取り組んでいるかである。そこには微妙な問題がある。災難への補償の要求は、正当な自己主張でありうる一方で、恨みの積み上げにもなりうる。相談すること自体の動機に、修復の機会ではなく病理的平衡の復元を求めている場合がありうる。両者は必然的に混在するものであり、その弁別が主要な課題である。いずれにしても、外傷に見合う対価を見出すことは難しい。

次に筆者が経験した事例を参照して、以上に述べてきた問題を見ることにしたい。この事例は関わった期間が短く、その間においても関わりを持つことの困難が浮き彫りにされた。ここで取り上げるのも、治療の筋道が明示できるからではなくて、その複雑さの一端を見るために過ぎない。背景にある心的外傷は次に述べる通りだが、興味深いことに、この女性は外傷の歴史において第二世代だった。

臨床例：コンサルテーションから治療へ

症例はイスラエル人女性A。受診時四十代後半の美大講師で芸術家。

Aの妹は十六年前に交通事故死しており、弟は慢性C型肝炎を患って二度目の肝臓移植をアメリカで受けたが、不首尾に終わり亡くなった。Aは弟の死に方に納得が行かず、気持ちの上でいつまでも喪が明けないことを訴えた。Aの外来担当医は、自前のカウンセラーがいることもあって精神分析的精神療法専門クリニック（Tavistock Clinic）への紹介に対して懐疑的で、死別をテーマにしたカウンセリング（bereavement counselling）を勧めた。しかしAはタヴィストック・クリニックに固執し、遂にそのトラウマ・ユニットでアセスメント面接を受けることとなった。トラウマ・ユニットでは、原則として二・三週おきに、四回のコンサルテーションが行なわれる。この間に面接者は相談者との情動的接触の質の吟味を通じて、相談者の内的世界を理解しようとする。それは精神分析的精神療法を経験する機会でもあり、適応があれば引き続き導入されることになる。

紹介状からはAの背景の詳細は不明で、母親がAの最初の結婚を認めなかったので互いに何年も口を利かなかったことのみ記されていた。タヴィストック・クリニックの方式として、事前に個人的背景を尋ねる質問表が送られたが、Aは返却しなかった。しかし指定された日に、Aは現れた。

Aはコンサルテーションで、最初「パンドラの箱を開くよう」と話すことに躊躇していたが、話し始めると面接者にはほとんど口を挟む余地を残さなかった。弟の病気・世話・イギリスの病院の不十分な治療・アメリカに行くための基金集めと、Aは弟の病魔に戦うための絶え間ない活動について語った。しかし、一族は団結を保ったままではなかった。Aは両親とともにアメリカに渡ったが、Aの夫は彼女に付いていかなかった。両親は弟の妻と不和になり、弟のベッド脇から排除された。Aに対して両親が七年間口をきかなかったのは、Aの初婚相手がイギリス人だったためだった。彼女の両親はホロコーストの生存者だった。弟が入院中の病院は、生きて外に出られない強制収容所の雰囲気を醸し出し始め、実際に弟は不帰の客となった。家族をまとめようとするAは、家族を失う不安を同時に強く持っていた。九歳の娘は不妊治療によって誕生し、四歳まで授乳された。Aの語りも実生活も、自他の境界が混乱していた。こうしたことを大量にまた排泄的に語るAは、その機会を与えた精神分析を理想化した。しかしながらアセスメント面接者は、硬直した見方を続けるか問題を脇にやるかというAの解決法に疑問を抱き、まず週一回の個人精神療法を一定期間経験してみることを勧めた。

公立施設の常として空き待ち患者が多かったため、Aはウェイティングリスト中の患者を対象とした集団療法に入った。だが参加したAは同じ話を続けて場を独占し、他メンバーの話を聞かなかった。それを取り上げられるとAは参加を止め、四ヶ月でドロップアウトして元のリストに戻った。そこでAの取り入れ理解していく能力、つまりは精神分析的精神療法を活用できるかどうかにかなりの疑問が生じ、試行的な週一回の精神療法を期間限定（九ヶ月間）で提供することになった。以下、筆者が担当した。

治療経過と困難の展開（三三セッション）

正規の開始に至るまでのこの経過は、既にAの対象関係とそこに内在する困難の性質を示している。Aが救済の手段と見た精神分析は、理想化されたことでありとあらゆる困難を乗り越えて求める力を発揮させる存在だった。アセスメント面接はＡにとって極めて満足の行くものだった。しかしながら、その実際に触れ始めると、治療面接の中の他人の存在はＡにとって耐え難いもので、Ａはすぐに集団精神療法から下りた。では本当に一対一ならば意味のある関係が展開されていたかと言うと、Ａが語るのは思考による整理を経ない具象的で断片的な事実（ベータ要素と言ってもよい）で、相手から全面的な一致と同意を得なければならず、しかもいくら相手に一方的に流し込んでも際限がなかった。それは弟の治療を巡って、援助が得られない緩慢な死の中で蘇生への魔術的期待が高まっては叶わず、苦い幻滅に終わったことへの悔恨と呪詛だった。その裏には、母親との混乱した関係があった。Ａが弟の死について語ることは、すぐに自分の母親との問題と入り混ざった。Ａの親がＡの非ユダヤ人の夫を拒否したのは、単に異質性を拒否したと言うより、同質性を失うことが一家根絶やしの恐怖に直結しているかのようである。同種の不安と固執は、Ａの娘への態度に受け継がれている。更にその背景には、婚姻と嫡子誕生に向けられた救済への魔術的期待と幻滅が、親の世代から繰り返されてきた可能性が見られた。精神分析への期待は、その再演のようだった。

Ｘ年六月に面接は始まった。Ａは初め、日本人治療者を割り当てられたことについて何も言わなかった。Ａは治療面接でも、弟の疾病・治療・死、夫の立ち会い拒否への恨み、そして辛うじて収容所行きを免れた母親の経験、「見たことのない記憶に取り憑かれている」恐怖、と話し続けた。それはほとんど未消化の反芻された思考の垂れ流しで、「言葉の下痢」だとＡは自分で形容した。治療者に口を挟む余地はなく、しかしＡばかり話していると治療者はいないと同然だった。ビデオや造形のインストレーションを行なうＡの現代芸術は、声のない叫びのようだと言われていた。治療者がＡの振る舞いに関して、〈Ａは死者にこだわり、彼らとともに過ごしているようだ〉とコメントをすると、Ａは治療者に対してもっとリアルになれ、と要求した。Ａは治療者の様子を窺い、治療者は本物なのか、何を提供できるのか見定めようとした。そして分析的設定では治療者が行なわないと承知しているはずのことを求めては、弟の入院先で担当医と掛け合ったアナリストのユダヤ人友人を引き合いに出して、治療者は何もしない、と文句を言った。結局これは、外人による安物治療で、Aは無能な治療者に教師として教えており、治療者は訴えられないだけ感謝するべきだった。その一方で、Aは自宅の一部を下宿へと改造して脱税収入を増やすことや、仔猫を売りさばくことを計画した。Aの金へのこだわりには、現実的必要性を超えた飢餓感が感じられた。

夏休み明けに、Aは休み中の夫との揉め事について話した。Aが夫に暴力を振るったのは、学位を取得した夫への羨望もあったようだったが、自宅改造が思うように行かないからだった。Aの計画の無謀さが明らかになった。Aは節約のために設計士を雇わず、屋根裏を自己流に改造したが、いつまでも完成の見込みが立たなかった。しかも、肝心の窓を付け忘れていた。自宅頭頂部の改造は、Aの頭の改造のことでもあったが、Aはそれを自己流に行ないたがり、治療者を建築技師ではなく施工業者扱いにした。治療者を閉め出した治療は、窓がない＝現実を見ることができないものとなった。

治療者がAの夫への暴力を、治療者の休みへの反応すなわちAが自分のことを話し始めたところで休みを取る治療者への怒りとして取り上げると、Aは激怒した。そのような解釈は極めて人工的であり、Aのすることが何でもかんでも治療および治療者と結び付きがあるとは、ありえないことだった。特にAを怒らせたのは、治療者が自分の重要性を強調していると感じられた点で、Aにとってはまったくのナンセンス、Aに本当に重要なのは自分の外傷的経験、それのみだった。ここで注意すべきなのは、患者の外傷的経験は最も重要なこととして尊重されるべきであるといった〝原則論〟が、全く当てはまらないことである。なぜなら、Aはタヴィストック・クリニックが精神分析的なオリエンテーションであることを承知で治療を求めており、分析者の知人・友人には事欠かないサークルに属しているからである。治療者との現在の関係や交流の質に目が向けられるのは、自然なことである。むしろ怒りの主眼は、お前のような者が私の人生に意味があるわけがないだろう！　と力尽くで示すこと、そして実際には自分の根底にある無用者感を、外人治療者に流し込むことにあると思われた。

Aは慇懃な訴えから、キャンセル・治療者交代の要求・苦情申し立ての脅しへと募らせ、怒りをはっきりさせた。そこで治療者は、次のように解釈した。Aは元々精神分析を希望しており、何かを望んでは本当に欲するものを与えられない経験をして来ている、惨めな状態にあるので希望を掲げても得られず、治療者に、親に合わせて受け入れるうちに、ひどいものを掴まされたと怒りが込み上げてくる、だから被害者のままでいるかまた別の期待を高めて失意に陥るかで、治療者とも母親とも自分の苦境を話して脱することができないでいるようだ、と。Aは治療者がAの感じている通りのことを述べた、と感銘を受けて、これまでにも「三回は良いセッションがあった」から引き続き来ることにする、と言った。

しかしそれで問題なのは、三分の一が過ぎて、翌年三月までに何ができるかだった。そもそもAは面接に来ても、何も覚えていないのだった。毎日が忙しい上に、週に一回と間が空き過ぎなので、一回二四時間で一週連続して行なうのは？　とAは、今度は治療者を丸呑みにするような提案をした。Aは前回に何を話したか治療者に尋ね、ギャップを埋めるように要求した。自宅改造では床板の調達を業者に任せた話が出て、それもAが治療者と話し合う地盤はできたことを示唆しているようだった。またAは、長年の不妊治療の末に娘を得たことを語り、治療にもいつか実りがあるかもしれないと考えているところを示した。

だが、治療はもう終りに向かって進んでおり、やはりAは自分で事を進めていくしかないと考えた。治療はもう済んだかのような扱いを受け、Aはまた弟の死の話に耽った。対象喪失の予想は、Aをメランコリー状態に陥らせた。Aは治療者を、次から次へと患者が来ては通り過ぎる、列車のプラットフォームと同じだと見た。その話にはまた、五〇年以上前の母親が若い頃の経験がほとんど咀嚼されずに混ざり合った。列車は、ユダヤ人たちの東欧への片道輸送を連想させた。

Aは、治療の意味が分かってきたところで終わりか？　と皮肉な気持ちになった。Aは実生活でも非常勤講師の選に漏れ、夫が前途洋々なのに自分の先行きはない、と否定的になった。Aは二週続けて無断キャンセルし、イスラエルに行った。Aは何をしていたのかは述べず、自分が死にたい気持ちなのに治療者の存在は無意味だ、と言った。Aの中で、治療者への依存は不信へと移っていった。また冬休みへの別の反応として、Aは外来主治医と一時間半、二セッション分話をした。Aの心の中で、治療者は生き生きとした存在として生き残り難かった。

弟が病没した日を迎え、Aはまた彼が亡くなるまでの経過と家族についての追想に終始した。Aは亡霊たちに取り囲まれ、彼らに同一化した。治療者は人形と同じで、Aから見れば治療者が言うことは、外で起きていることは面接でも起きている、という単調な反復だった。だからAにしてみれば、それがどうした？　という心境だった。Aは内心に抱えている無意味さを、治療者に押し付けようとしていた。あらゆるものが虚しい中の唯一の例外は、娘だった。しかしその癒着したあり方は、Aの問題と経過を繰り返そうとしているようだった。

Aは治療と治療者を、もはや埋葬しようとしていた。治療者の介入は、生き埋めに抗して生命線を確保しようとするものだった。Aは時にはそれを認めて、一人で給水システムを導入するために床のコンクリートにドリルを掛けている施工業者の手伝いをしたと述べた。治療者がそれを、生気を保つための試みとして解釈すると、Aは「面接はあと何回ある？　そういう隠喩をもっと聞きたい」と言った。しかしながら、Aはまたキャンセルし、治療者とは合わない、文化が違う、という訴えに戻った。

Aは治療を、「地面の穴」と形容した。それは墓であり、無用の死体を放り込むところだった。或る意味で、Aはナチと化し、あらゆる生の可能性を無差別に破壊して片道切符を与えていた。そしてこの振る舞いは、今に始まったことではなかった。タヴィストック・クリニックでの治療は、Aの熱意で始まったように見えていたが、実際には夫がAを持て余して受診を強く勧めていた。しかしこの短期治療では、そうした破壊性をそのまま取り上げることは困難だった。治療者がAに、〈Aは治療から得たものがあることを治療者に伝えたくないようだ〉と言うと、「せめてもっと早く、自分では無理だから別の人に、と言っていたら、誠意があったのに」と答えた。

Aは死体を治療者に投げつけて逃げようとしていたが、恨みの気持ちはAの中にまた新たな死体を生んでいた。こうして、Aはメランコリーの世界に戻っていった。恨みにしがみつき、自分を死者から切り離し難く亡霊と暮らすAには、動かし難い人生への慢性的な不満足が残った。

このたび筆者は五年前の仕事を振り返ってみて、情動的接触が困難だった女性患者と一時期にせよそれを獲得していたことは意外で、それがもっと短期で実りのないものだったという印象を抱いていたことに気づいた。それは特に終盤の印象に基づいており、それまでにも意味のある作業が一切できていなかったかのように、患者の破壊的な振る舞いによって遡行的にダメージを受けていた。終わりよければすべてよしと言うことの裏として、治療の悪い終わり方は、その全体評価に影響を与える。自分の半生を振り返って過去は変えられないと嘆き恨む患者たちは多いが、彼らは既に自分が書き換えたものばかり見ている可能性が高い。

5　おわりに

ホロコーストは、五〇〇〜六〇〇〇万人のユダヤ人を虐殺した二十世紀の惨事である。(23) 上記の症例報告は、そうした〝被害者〟たちを責めているようで、読んでいて居心地悪さを感じるかもしれない。しかしそこで問われているのは、自分の生に対する責任と主体性という問題である。著作や作品で、どれだけトラウマが精妙に論じられ表現されようと、実人生が問題だらけだったら、表現の意味は複雑になる。レーヴィはあるインタビューで答えている。「強制収容所経験者の家族の多くにあっては、生き残りでも出征帰りでもない《他の者たち》がこの収容所物語を嫌ったのも事実です。……多くの場合、出征帰りは……苦痛をえぐり出し、他人に自分の苦痛を味わわせ、そうすることで他人より自分が優れているところを見せようとするのです。これは周りの人々には苦痛となるはずです。私の子どもたちがその典型です[24]」。外傷的経験を直接表現しようとする試みのみならず、こうした洞察と表現によっても、自分および周囲の苦痛によっても抱えられない出来事は、今なお放射能のように害毒を放散している。それは政治的・社会的次元とは異なる、心理学的次元の問題である。

ホロコーストの心理学的影響は、当の生存者たちについてばかりでなく、その第二世代について、さまざまな調査研究[18]・精神分析的研究[22][26]がなされている。それが一様に指摘するのは、二代にわたる情動経験を受け止め活かしていく心的機能の障害である。ここで網羅はできないが一端を見ると、親世代は、慢性的に抑鬱的で引きこもり情動的に麻痺していたり、過去に支配され過ぎて子供のニーズを満たせなかったりする上に、親の彼らが子供から得たいものがあり、結果として共生的・融合的関係を形成しがちである。親はただ過保護で支配的なのではなく、第二世代を自分が喪失した身内その他、素晴らしかったはずのものの置き換え（replacement）として見て、分離した存在としての個別性を認めることに困難がある。子供たちもまた、親の無意味だった人生に意味を与える救世主の期待を投影され、自分の人生を生きることができない。

このような諸問題は、精神分析による理解としても何派に拠るかによって、観点と表現が変わってくる。自我心理学系ならば、分離個体化の困難と言われるし、発達を見る立場には、青年期の問題だったのが今や中年期・老年期の問題として現れている。本章で取り上げたクライン派は、乳幼児の母親との交流を元に、母親が乳児の投影を包容する代わりに生き残っていくことへの自分の恐怖経験を付加して返すことによって心的外傷が「伝達」されていくと理解している。父親は包容しない（uncontaining）対象として、関与しないか積極的に拒絶し攻撃し合うカップルの一人として現れがちであり、結果として、思考の余地なく、感情の自覚なく、情緒の咀嚼能力なく、悪い関係を外在化して、原初のトラウマが反復される。

そこでの精神分析の課題は、彼らの本当の語りを聴くことに耐えられるかどうかにあることだろう。お母さん、

お母さん、お母さん、……を。

文献

（1）Bion WR: Learning from Experience. London, Heinemann, 1962. 福本修訳：精神分析の方法Ⅰ、法政大学出版局、一九九九年。
（2）Bion WR: Elements of Psycho-Analysis. London, Heinemann, 1963.
（3）Bion WR: Second Thoughts. London, Heinemann, 1967.
（4）Bion WR: A Memoir of the Future, Book 2 The Past Presented. Rio de Janeiro: Imago Editora, 1977. Reprinted in one volume with Books 1 and 3 and 'The Key', London, Karnac Books, 1991.
（5）Bion WR: The Long Weekend: 1897-1919 (Part of a Life). Abingdon, Fleetwood Press, 1982.
（6）Bion WR: All My Sins Remembered (Another part of a Life) and The Other Side of Genius: Family Letters. Abingdon, Fleetwood Press, 1985.
（7）Bion WR: Cogitations. London, Karnac Books, 1992.
（8）Bion WR: War Memoirs 1917-1919. London, Karnac Books, 1997.
（9）Brenman E: Cruelty and narrow-mindedness. シェーファー編・福本修訳：現代クライン派の展開、東京、誠信書房、二〇〇四年。
（10）Freud S: Project for a Scientific Psychology. S. E. 1, 1895.
（11）Freud S: On the Psychical Mechanism of Hysterical Phenomena: A Lecture. S. E. 3, 1893.
（12）Freud S: On the history of the Psycho-Analytic Movement. S. E. 14, 1914.
（13）Freud S: Mourning and Melancholia. S. E. 14, 1917.
（14）Freud S: Beyond the Pleasure Principle. S. E. 18, 1920.
（15）Freud S: The Ego and the Id. S. E. 19, 1923.
（16）福本修：幻想の語り。新世紀の精神科治療X、加藤敏編、東京、中山書店、二〇〇三年。
（17）Garland C (ed): Understanding Trauma. A Psychoanalytical Approach. London, Gerald Duckworth & Co., 1998.
（18）Hass A: In the Shadow of the Holocaust. The Second Generation. Cambridge, Cambridge University Press, 1996.

(19) Klein M: The Psychoanalysis of Children. In the Writings of Melanie Klein, vol. 2, London, Hogarth, 1975.
(20) Klein M: Mourning and its relation to manic-depressive states, Int. J. Psycho-Anal. 21: 125-53, 1940.
(21) Klein M: Notes on some schizoid mechanisms, Int. J. Psycho-Anal. 27: 99-110, 1946.
(22) Kogan I: The Cry of Mute Children. A Psychoanalytic Perspective of the Second Generation of the Holocaust. London, Free Association Books, 1995.
(23) Laqueur W (ed): The Holocaust Encyclopedia, New Haven and London, Yale University Press, 2001. ホロコースト大事典、柏書房。
(24) Levi P: The Voice of Memory: Interviews 1961-1987, New Press, 2002. レーヴィ、P：多木陽介訳、プリーモ・レーヴィは語る　言葉・記憶・希望。青土社、二〇〇二年。
(25) Levy S & Lemma A: The Perversion of Loss. Psychoanalytic Perspectives on Trauma. New York, Brunner-Routledge, 2004.
(26) Pines D: The Impact of the Holocaust on the Second Generation. In A Woman's Unconscious Use of Her Body, pp. 205-225, London, Virago Press, 1993.
(27) Rosenfeld H: Impasse and Interpretation. London, Routledge, 1987.
(28) Steiner J: Psychic Retreats: Pathological organizations in psychotic, neurotic and borderline patients. London, Routledge, 1993.
(29) Steiner R: "It is a new kind of Diaspora." London, Karnac Books, 2000.

反復——プラス一

港道隆

一八九六年、「ヒステリーの病因論」でヒステリーの究極の原因を幼児期の大人による誘惑のトラウマ効果に求めた後、間もなくその「誘惑理論」を取り下げて抑圧された無意識の願望の効果へと力点をずらしたフロイトは、両者の間での揺れを繰り返しながらも[1]、第一次大戦の圧倒的な暴力経験がもたらした戦争神経症を前にした一九一九年、フェレンツィ等の著作『戦争神経症の精神分析のために』に寄せた「序文」を境にして、再びトラウマの問いに取り組むことになった。何よりも、戦争神経症に陥った人々の体験とその治療に当たる経験ばかりではなく、第一次世界大戦がヨーロッパ社会に残した「トラウマ」がこの問いを避けられぬものにしたのだと思われる。しかもフロイトの場合、トラウマの問いは、彼自身のメタ心理学の理論にも根本的な変更を迫ることになった。快楽原則の彼岸にあるとされる反復強迫である。

一九二〇年、大胆でありながら、認識論的には極めて多くの疑わしさをも含む論文「快楽原則の彼岸」[2]の第二節においてフロイトは、トラウマ性神経症あるいは外傷性神経症という「暗いテーマ」に立ち返っている。彼が標定するトラウマ性神経症の特徴の一つに、それが驚愕（Schreck）に発するということがある。将来の危険に対する警告の意味をもつ不安（Angst）、および特定の対象を前にした恐怖（Furcht）と区別すべき驚愕は、われわれが準備のないまま不意に危険に襲われる出来事である。そしてトラウマ性神経症患者は、夢において、トラウマ体験の場面に繰り返し連れ戻され、驚愕を新たにして目覚める。強迫的な反復を、快楽原則に従った夢の願望充足に反するように見えるこの反復をいかに考えるべきか？　このコンテクストに、あまりにも有名な「糸巻き遊び」が導入される。幾度となく子供が反復する「遊び」は、フロイトの後にも幾度となく議論されてきた。私ももう一度、以下にこの「遊び」と反復とを問い直そう――プラス一。反復の反復、いったい何度目の？　反復が常に既に始まってしまっているのだとすれば、それを決定することはできないであろう。従ってもう一度の、プラス一の本質的な不安定さの中で、当の場面に戻ることから始めよう。もう一度、反復とその強迫性の場所を問い直すことを願って。

1　「遊び」の発生

それはフロイトの娘の家で起こった。家族の内での出来事である。

> 私は……一歳六ヶ月の男児が初めて自ら創造した遊びを解明するために、ある機会を利用した。それは束の間の観察以上のものであった。私が数週間、その子供とその両親とともに同じ家で暮らし、その謎めいて絶えず反復される行為の意味が私に露わになるまで、その観察はかなり長い間続いたからである（G. W. XIII, S. 11, 一五五頁）。

母親の名前はSophie、フロイトの娘である。夫は戦場に赴いて不在であった。問題の子供は従って、フロイトの孫エルンスト（Ernst）である。知的な発達が早くはなく、言葉も習得し始めたばかりのこの子は、両親と良好な関係を保っており「行儀のよい」(anständig) 性格で、よく言いつけをまもっていた。真面目な (ernst) 子供だったのだ。彼は、母親への愛着にもかかわらず、母親が彼を独りにしていても決して泣かなかった。「行儀がよい」(anständig)、抑制のきいた、禁止をよく守ることは、快楽原則が既に制限を受けていることを示している。両親に可愛がられるという形で快楽原則を実現するために、現実原則に従って禁止を守り「行儀よく」するのだ。そこには一定の緊張が伴う。それは、次の段階で「困った癖」によって支払われることになるだろう。

このおとなしい子供は今や、ときおり人を困らせる習慣を示した。彼の手に入る小さな物をことごとく、部屋の隅やベッドの下などへ遠く放り投げる習慣で、その結果、彼のおもちゃを取り集めるのはしばしば楽な仕事ではなかった。その際彼は、興味と満足の表情をして、大きい長く引っ張る音 o-o-o-o を発した。母親と観察者の一致した判断によれば、それは間投詞ではなく、"Fort"［遠くあっちへ］を意味していた。私はついに、その子が自分の遊具のすべてを利用して、ただそれらの"fortsein"［遠くに在る］で遊んでいるのだということに気がついた (G. W. XIII, S. 12, 一五六頁)。

「遠くへ」「あっちへ」「行っちまえ」「行っちまった」、これが遊びである。父親と娘が、娘の息子、自分の孫である一人の子供の遊びの意味について一致した判断を下した。(いかにしてそれは可能なのか? 少なくともそこには、家族それぞれの無意識の欲望が織り込まれているはずである。「観察者」は単なる観察者ではない。) まずは Fort 単独の出現である。Fort の契機が優位に注目しておこう。有名な「糸巻き」はそれに続いて登場する。

それからある日、私は自分の把握を確認する観察をした。その子は、紐の巻きついた木製の糸巻きをもっていた。彼には、例えば糸巻きを床の上で自分の後に引っ張る、つまりそれで車遊びをすることは思い浮かばず、彼は糸をもっている糸巻きを極めて巧みに、自分の覆いのかかったベッドの端に投げて、糸巻きはそこに消え去った。彼はそれに向かって、彼の意味あるo-o-o-oを言い、次には糸巻きをベッドから再び引きずり出す。すると今度は、糸巻きの出現に嬉しそうな"Da"［いた］をもって挨拶したのである。このようにそれは、消滅（Verschwinden）と再来（Wiederkommen）との完全な遊びであったが、たいていは、そのうちの第一の行為しか見られなかったし、疑いなくより大きな快楽が第二の行為にともなっているにもかかわらず、それだけが単独で倦むことなく反復されたのである（G. W. XIII, S. 12-13, 一五六頁）。

Fort/Da、「行っちまえ」「行っちまった」／「（また）来た」、「いない、いない」／「ばあ」、消滅と再来、不在と再現の反復である。これに続くパラグラフを「そうなると遊びの解釈は近くにあった」（Die Deutung des Spieles lag dann nahe）と書き出すフロイトは、いくつかの見方を提出している。（『著作集』にある、同じ一文の「こうなれば遊戯の意味は、ほぼ解かれたもおなじである」という翻訳は大きな誤解を与えかねまい）。第一は、母親の不在という苦痛を伴う体験に逆らわず、衝動の満足を断念するという意味での「欲動放棄」（Triebverzicht）への補償である。とすれば、不在と再現との組み合わせからなる遊びは、Fortによって不在の苦痛を再現し、Daによって再現を再現して快楽を取り戻すものであろう。快楽原則の支配である。しかし、とフロイトは事が単純ではないことを強調する。この解釈は、遊びがまずはo-o-o-o単独で出現したこと、次には、その後もo-o-o-oが単独で現われ、カップルの出現よりもはるかに頻繁に（ungleich häufiger als das zum lustvollen Ende fortgeführte）起こったことと矛盾するであろう。それが快楽原則の何らかの外部、あるいは何らかの「彼岸」を予想させる。ここから反復強迫（Wiederholungszwang）と「死の欲動」（Todestriebe）へと、ストレートにラインが引かれるように思われるかも知れない。そうではない。従って第二に、受動的に蒙っていた不快を能動的に支配する「我有化欲動」（Bemächtigungstrieb）によって説明することができる。第三に、遊びを、自分を一人にした母親に対する、日頃は抑圧されている「復讐衝動」（Racheimpuls）の満足と理解することである。この観察の一年後、フロイトは新たに、孫がしゃくにさわるおもちゃを床に投げつけて、"Geh' in K(r)ieg!"［戦争に行っちまえ！］と言うのを目撃した。「彼は当時、家にいない父親は戦争に行っていると聞かされており、父親がいないのを全く寂しがらず、母親の独占状態にある彼を邪魔されたくないという明らかな徴候を示した」（G. W. XIII, S. 14, 一五七頁）。フロイトは、第二、第三の場合には、何らかの快楽が伴うであろうと述べている。ということは、不快な体験の遊びにおける反復が快楽原則の外で起こっているとは断定できないのである。(3)

一度Fort/Da、消滅と再来、不在と再現、往と来が反復されるや、問題はもはや特定の対象の往／来ではなく、往／来そのものの再来になる。反復とは再来自体の再来である。フロイトの孫にとっては、糸巻きは母親を代理するものであったろう。だが一度遊びが成立するや、糸巻きは特定の対象である母親を離れ、どんな対象をも代理することができるようになる。さらには、遊ぶ「主体」としての自分自身をも。右の引用文の末尾に付けられた注はそのことを語っている。

この解釈はその後、さらに広い観察によって完全に確かめられた。ある日、母親が何時間も留守にしたおり、帰ってくると彼女は、次のような言い方で挨拶を受けた。Bebi o-o-o-o!' これは最初、理解できないままであった。しかし間もなく、子供が長く独りでいる間に、自分自身を消滅するがままにする手段を見出していたことが判明した。彼は、ほとんど床まで届きそうな姿見（Standspiegel）の中に自分の像を発見し、それから下の方へかがみ込んで、その鏡像が"fort"になったのである（G. W. XIII, S. 13, 一五六頁）。

自分の消滅、不在、さらには自己の死であるだろう。ここからフロイトは、分析治療の場における抵抗と反復強迫の概念、トラウマと快楽原則との関係、欲動の性格などを辿りつつ「生の欲動」と「死の欲動」（後のエロスとタナトス）の二元論――これをフロイトは自ら「思弁」（Spekulation）と称する――に行き着くことになった。しかし、その歩みは決して容易ではなかった。その根本的な、むしろ脱根本的なパラドクスを後ほど検証することにしよう。

2 反復――象徴界への参入

一九五三年の「ローマ講演」と呼ばれる「精神分析における言葉と言語活動の機能と領野」でラカンは、フロイトが描いたこの場面に言及している。(4) もとより、Fort/Daを「死の欲動」――ラカンは「死の本能」（instinct de la mort）と呼んでいる――に結びつけるためである。ラカンは、フェルディナン・ド・ソシュール以来の記号学、言語学、さらにはレヴィ＝ストロースの構造人類学から出発して、「死の欲動」ないし「本能」を、後に見るようにフロイトが陥っている多少とも生物学的な「思弁」から精神分析を解放しようとする。ここで、そのために引用される名前がハイデッガーである。ラカンによれば、反復強迫は「転移経験の歴史化する時間性」を狙っているのと同様に、「死の本能」は「主体の歴史的機能の限界」を表わしており、その限界が、ハイデッガーの名前を挙げて彼が「主体の絶対的に固有な、無条件の、追い越すことのできない、確実であり、かつそのものとしては不確定な可能性」と定式化する死である。それは、人間の言語への、すなわち象徴界への参入とともに出現する。Fort/Daこそ、その入り口なのである。

われわれがここに把握するのは、主体がそこで自分の喪失（privation）を引き受けながら支配するばかりでなく、主体がそこで自分の欲望を第二の力の場に高めるということだ。というのは、彼の行いは、その不在と現前との予測的な挑発の中で出現させ消滅させる対象を破壊するからだ。その行いは、欲望の力の場を否定化し（négativer）、自分自身の自分自身にとっての対象になる。そしてこの対象は直ちに、二つの初歩的な射禱（jaculation）の象徴的一対の中に具体化し、主体において、音素の二分法の通時的な統合を告げる。現存する言語が音素の共時的な構造を、主体による同化にもたらすのだ。さらに、子供は、環境から受け取る言葉を、彼の *Fort!* と彼の *Da!* の中で多少とも近似的に再現することによって、環境の具体的な言説システムへと参入し始める（*Ecrits*, p. 319）。

いつもながら分かりにくい文章だが、ここで注目すべきは、ラカンが négativer という動詞を「欲望の場」に適用し、Fort/Da という「二つの初歩的な射禱の象徴的一対」を、「音素の二分法」（dichotomie des phonèmes）の「共時的な構造」（structure synchronique）をモデルに考えているということだ。すなわち、ある言語において、一つのシニフィアンを他のシニフィアンから区別する最小単位である音素は一つのシステムをなし、各々の音素が他の音素に対してもつ差異と関係とは、音素の構成要素である弁別特徴の束として記述しうる。その基本的原理は二項対立にある。ソシュールからヤコブソン等にいたるヨーロッパ構造言語学のこの分野での発想を他の分野にまで拡張したレヴィ＝ストロースが、二項対立の原理から出発して「親族の基本構造」や「神話」を分析したことを受けてラカンも、二項対立を原理として人間の心的構造を分析しうるとの仮定に立っている。

ラカンによれば従って、Fort/Da の場面において起こっているのは、子供が欲望の対象としての母親（一次的には乳房）の不在という不快な経験を、単に耐えきって支配するといったことではない。そして、ここで「欲望」を語りうるとしても、それは十全的な意味での「欲望」に結実してはいない。だからこそ「欲望」は「第二段階」に達するのだ。確かに糸巻きが母親の代理表現である限り、当初それは対象に結びついてはいる。しかし、一回一回の不在と現前に左右されず、不在と現前を予測しつつ糸巻きを投げては引き戻すことによって子供は、もう母親＝対象なしにもやって行けるのだ。「欲望の場」を二分することによって、遊びは自己目的化する。遊びが遊びの対象になる。そこには o-o-o-o（Fort）/Da が伴っている。不在と現前とが音の二項対立に具現化されるや、同時に糸巻きそのものも不要になり、先に Fort 後に Da が繰り返される「通時的な結合」を介して子供は、自分の存在に先行する言語の「音素の共時的構造」へと参入してゆく。彼はそれ以後、Fort/Da の二分法をもとに、周囲からもたらされる言葉を組織し、欲望は初めて人間固有のものになる。続けてラカンは言う。

> *Fort! Da!* まさに子供の孤独の中でこそ既に、人間のチビの欲望が他者の欲望になる。彼を支配し、その欲望の対象がそれ以後、彼自身の痛みであるような *alter ego*［他我］の欲望である。
>
> 子供が今、想像的なパートナーに語りかけているのであろうと現実のパートナーに語りかけているのであろうと、彼はパートナーも同様に、自分の言説の否定性に服しているのを悟る。そして自分の呼びかけがパートナーをして逃げるようにするため、彼は追放的な召喚の中に、パートナーを彼の欲望に連れ戻す回帰の挑発を探し求めるのである（*Ecrits*, p. 319）。

「人間の欲望とは他者の欲望である」、欲望とは他者の欲望の対象たらんとする欲望である、ヘーゲルを読むアレクサンドル・コジェーヴからラカンが引き出したテーゼは決して無視できない重みをもっている。*alter ego* とはここでは、他者の視覚的統一像と自己の運動的な不統一とのギャップを一挙に生み出す想像的な同一化において成立する他者、すなわち他者と同じ存在である私が欲望する私と同じ他者としての母親である。養う／養われるという非対称の関係において、子供が母親の欲望の対象であることを欲望する限り、母親が子供を支配する。子供と母親との両方の立場からして同じ欲望の構造が成立している以上、そこには欲望のキアスムが働いている。母親の方からすれば、「私の子供は、私の不在を子供が痛んでいることを欲望する」。同じ事態は子供の方からすれば、「母親の不在を痛んでいる私の痛みが母親の欲望の対象であるから、私は自分の痛みによって母親の欲望を欲望する」。キアスム──「母親の欲望の対象になるので子供は相手の不在を痛む」、「子供が自分の不在を痛んでいるから私の現前が欲望されている」、「子供がFort〔行っちまえ、行ってしまった〕と言っているのだから母親は帰る」、「子供は、自分がFortと言えば母親は帰ってくるからFortと叫ぶ」等々。

ところが、この欲望が実際の母親を離れ始めているとすれば、言語＝象徴は対象の不在においてこそその力を発揮し、最終的には対象を不要にする。「喪の労働」を可能にし、かつそれを耐えうるようにする。死が垣間見えてくる。

　このように象徴はまず物の殺害として現われ、そしてこの死が主体において主体の欲望の永遠化を構成する。われわれが人間性をその遺跡の中に認める最初の象徴とは墓であり、死の仲介者は、人間がそこで自らの歴史の生に到来するあらゆる関係の中に認められる。
　永続する真なる生だ。それは、主体から主体へと永続する伝統の中で、自らを失うことなく伝達されるからである。それが、動物から相続し、個が種の中に消滅するこの生をどれほどの高みから超越するのかを、いかにして見ないことができようか。〔個が種の中に消滅する〕というのは、どんな記念碑も、この生の束の間の出現を、型の不変性において出現を再生産する生から区別しないからである（*Ecrits*, p. 319）。

「物の殺害」とは、ラカンがコジェーヴから継承した概念である。ラカンのコンテクストでは、「もの」とは、「母親」によって表象されることが多いがそれとは区別される何かであり、そこへの遮断が欲望の源泉だとされる。ここではしかし、「物の殺害」が死と関係づけられている限り、象徴＝言語一般を性格づけていると考える方がよい。言語記号は、その都度それが指し示す存在者や事態が消滅しても通用し続ける。言語が本質的に

「物」の不在の記号である限りにおいて、それは「物の殺害」に他ならない。「最初の象徴」とは従って「墓」なのだ。生の不在である死の象徴こそが、種の再生産サイクルとしての動物の生から人間の生を区別する。（動物／人間の対立の正当性はここでは問わない。）象徴＝言語の始まりとしてのFort/Daは、まさに母親の「死」にまでいたる不在と、死後の「現前」の象徴であり、それは子供自身の死／生の象徴でもある。象徴＝言語によって初めて「主体から主体へと永続する伝統」が可能になるのである。

3　反復――亡霊の様態

ニコラ・アブラハムとマリア・トロークは一九七〇年代に、無意識における「亡霊」（fantôme）現象について注目すべき仕事を残した。彼らによれば「亡霊」とは、「私」が当事者ではないトラウマの「私」における回帰である。他者の告白しえない秘密（近親相姦、犯罪、私生児、等々）の無意識における働きであり、「私」は何ものかに取り憑かれる。それは、「私」の奇妙な言葉と行為、そして兆候（恐怖症、強迫症、等々）の中への「亡霊」の回帰に他ならない。このコンテクストにおいて彼らは、Fort/Daを再び論じている。

彼らの仮説はこうだ。Fort/Da発見以前には、例の子供には意識／無意識がない。母親の意識／無意識を混在した形で共有しているだけである。母親が発する言葉は、乳房や身振り、周囲との関係にある母親の情動状態等々と同じであって、それらは「母親の切れ端」に他ならない。子供による発見は、「母親の切れ端」としての言葉が母親から切り離され、客観的な事態を指し示す時に起こる。母親の無意識の子供の中における抑圧である。こうして、言葉が他者一般と客観的事態との関係において使用しうる道が開かれる。o-o-o-oを彼が発した時、その音連鎖は母親と彼女の無意識から切り離されたのだ。抑圧と、母親の無意識の、外部世界への関係による置き換えによって、子供にも無意識と意識の区別が発生する。この置き換えられる二つの項の間にはアナロジーの関係がある。だが、抑圧である以上、子供が母親の無意識から「解放」されるわけではない。言葉の習得によって子供は、対象の喪失を「取り入れ」（introjection）によって克服して行くことができるようになるとともに、母親の無意識が子供の言葉の中に、「腹話術」のように含まれる可能性がある。亡霊の可能性である。[5]

アブラハムとトロークは、子供が糸巻きを放り投げて o-o-o-o［行ってしまった、遠くへ］と叫んでいたにもかかわらず、彼を長い間独りにした母親が帰ってきた時、Bebi o-o-o-o［ベビー、行ってしまった］と叫んで母親を迎えたことに注目する。「ベビー」は母親にとっての彼のことであるから、彼は o-o-o-o が客観的な世界において使用しうるその用法を理解していることになる。鏡を介して自分の不在を体験していたからだ。従って、o-o-o-o と子供の口を借りて叫んでいるのは母親だということになるだろう。しかし、彼「ベビー」はそこにいる（Da）のだから、「意味」が逆になっている。とすれば、母親において、Fort/Da の用法に問題があるということになろうか。

母親は帰ってきてそこにいる（Da）。自分もまたここにいる（Da）。にもかかわらず、母親の気がかりは夫が遠い戦場に行っている（Fort）ことである。子供の現前（Da）には、母親にとっては欠如があるのだ。母親の願望が父親の Da であるなら、子供もそれを望むであろう。しかし、子供にとっては、母親の愛情を独占できなくなる父親の帰還は不快であろう。フロイトが書いていたように、父親の不在に対して彼は「母親の独占状態にある彼を邪魔されたくないという明らかな徴候を示した」のであり、自分の弟に対しては激しい嫉妬を見せていたのである。アブラハム、トロークはここで、フロイトが一年後に目撃した“Geh' in K(r)ieg!”［戦争に行っちまえ！］の「戦争」に二つの用法があると言う。Krieg［戦争］という客観的な極と、動詞 kriegen［手に入れる、受け取る］という無意識の極である。すなわち、「お父さんは遠くにいる。おじいちゃんと娘とはお互いに愛着している（sich bekriegen）」。ここには従って、この遊びによって子供が抑圧した母親の無意識の反復が認められる。しかも、父親の不在を埋め合わせて子供に愛情を注ぎ、子供の「母親の独占状態」を邪魔するわけでもない祖父（Opa）フロイトの現前が、フロイトにとっては状況を満足させているように見えたとしても、この遊びには、戦争に行っている父親と祖父フロイトの非同一性が母親において抑圧されていることが含意されているだろう。とすれば、Fort/Daには、少なくとも母親の無意識の欲望の歴史が、さらには祖父フロイトの無意識の欲望の歴史が、何らかの形で反復されている。というのは、娘ゾフィー＝母親の無意識を介して、彼女に対する彼の愛情と、その夫に対する思い、自分の父親の不在の中での母親との関係にあるこの子へのフロイトの同一化等々もまた、Frot/Daの場面に織り込まれているからである。(6)

アブラハム、トロークは、原初的な「言語」であるFort/Daの現象を直接には「亡霊」の問いに結びつけてはいない。むしろ、母親あるいは両親の、家族の無意識の要素がいかに子供に伝搬し伝承されるのか、その「メカニズム」の一端を具体的に示したにとどまると言ってよい。ここでもし、Ernstの母親SophieのFort/Daに何らかのトラウマや恐怖が潜んでいれば、それは「亡霊」としてErnstの「遊び」に取り憑くことになるだろう。他者のトラウマの「回帰」である。別のテクストで、アブラハムは「亡霊」を次のように定義している。

> 亡霊は、一度も――わけあって――意識されなかったという、そして親の無意識から子供の無意識への――その様式は規定すべきものにとどまっている――移行から結果するという特殊性をもつ無意識の形成物である。亡霊ははっきりと、力動的な抑圧されたものの機能とは異なる機能をもっている。その定期的で強迫的、かつ（「抑圧されたものの回帰」の意味での）兆候の形成にいたるまでは気づかれない亡霊の回帰は、腹話術として、主体に固有の局所構造に対してよそ者として働く。(7)

その一方で彼らは、フロイトやラカンとは違い、「亡霊」の働きを「死の本能」（instinct de mort）に重ね合わせている。第一に、それは主体自身に固有のエネルギーをもっていないがゆえに「除反応」されえない。第二に、それは沈黙の裡に「脱拘束」(déliaison)を行なうからである。それはさらに、隠された語によって、そして言葉の連鎖の一貫性を断つ、見えない「地の精」(gnome)によって支えられている。最後にそれは、際限のない反復の源になるからだ。注目すべきは、Fort/Daの「遊び」と「死の本能」とが直接に結ばれてはないということだ。「死の本能=欲動」と結びつくのは他者の反復強迫だということになる。ということは、「トラウマ」のすべてが「亡霊化」するわけではなく、従って反復のすべてが「死の本能=欲動」に直結するわけではないことになる。この差異は何を意味するのか?

4 脱底

Ernst、母親、フロイト、ラカン、アブラハムとトローク、間に介在する、後に続くその他の……。反復の反復の……。

フロイトの(孫の)Fort/Da、それは「快楽原則の彼岸」を同定しようと試みる「思弁」に機縁を与えた。その反復を考えるためには、このコンテクストを何よりも(不)確定する必要がある。そもそも「快楽原則」(Luftprinzip)とは何か? 『快楽原則の彼岸へ』の冒頭、フェヒナーを参照しつつ彼は当の原則を、「それに内在する興奮の量をできるだけ低く、あるいは少なくとも恒常に保とうとする心的装置の努力」(G. W. XIII, S. 5, 一五一頁)と記述する。興奮量の増大は不快と感じられ、快楽原則とは、興奮を鎮め不快を避けることと同義である。それを彼は「恒常原則」(Konstanzprinzip)とも、後には「涅槃原則」(Nirvanaprinzip)とも言い換えている。ただしそれは、いわゆるエネルギーの自由な流れからなる「第一次過程」を支配する。それに対して、外界の重圧の下で有機体が自己保存を続けるためには快楽原則では不十分である。そこに「現実原則」（Realität-prinzip）が成立する。それは、快楽の追求を諦めさせるわけではない。エネルギーの流れを拘束する「第二次過程」として、ただ即座の快楽を遅らせ、迂回させることができるに過ぎない。むしろこう言おう。快楽原則は、自分の僕である現実原則の助言を一時的に聞き入れ、現実原則と交代し、それを代理にし、快楽を一時的に断念し延期して、「長い迂回路」の後に快楽を手に入れようとするのだ。従って、快楽原則の支配は崩れていない。フロイトがFort/Daの延長上に描く反復強迫と「死の欲動」とは、まさに快楽原則の支配の外部に向かうのである。災害神経症者の夢に言及しながらフロイトは、その外部にある働き、すなわち反復強迫は「快楽原則に矛盾することなく、それでも快楽原則から独立していて、快の獲得と不快の回避の意向よりも根源的であるように思われる」と言う（G. W. XIII, S. 32, 一六九頁）。

快楽原則の彼岸とは何か？「彼岸」が生み出す、あるいは陥る（脱）根本的なパラドクスを見るために、その「思弁」のコンテクストをここに引き込む必要がある。ただし、限定された本稿の空間では厳密な読解は望むべくもない。不可欠の論点を列挙することで満足しよう。

1　欲動の思弁。欲動とは回帰の欲動である。第五節でフロイトは、欲動の「保守的」、「退行的」性格を次のように述べている。

> 欲動とはこうして、生ける有機体内部に宿っていて、以前の状態を回復しようとする圧力であるだろう（Ein Trieb wäre also ein dem belebten Organischen innewohnender Drang zur Wiederherstellung eines früheren Zustandes）、それは、生物が外的な妨害力の影響下で諦めざるをえなかった状態であり、一種の有機的な弾性（Elastizität）、あるいはその方がよければ、有機的生命における惰性（Trägheit）の現れである（G. W. XIII,

S. 38, 一七二頁)。

生命を突き動かす欲動が回復しようとする「以前の状態」とは、生命以前の無機的状態であり、生命から見れば死である。生命の目標は死なのだ。生命とは死への迂回路に他ならない。生命誕生の直後は死んで無機物に復帰することは容易であった。しかし、地球と太陽に代表される外部の影響が死にいたる経路を次第に長くしていった。とすれば、最終的には欲動とは最終を目指す死の欲動であることになるだろう。では、なぜ生命は生き延び、すぐに死のうとしないのか？　自殺は死の欲動の最も容易な実現形態であるだろうに。ここに生命のパラドクスがある。思弁である。

有機体は自分のやり方でのみ死のうとする（der Organismus nur auf seine Weise sterben will）。また、生命の見張り番（Lebenwächter）は、根源的には死の護衛（Trabanten des Todes）であった。ここから次のようなパラドクスが実現する。すなわち、生きている有機体は、生命の目標へと短い道を経て（いわゆる短絡によって）達するのを助ける可能性のある作用（危険）に、全エネルギーをかけて抵抗する（G. W. XIII, S. 41, 一七四－一七五頁）。

生命は自己の内的理由から死へと向かう。自己の死を追求するために生命を保存する。従って、外的な理由によって自殺に追い込まれることには抵抗する。迂回路を確実にする欲動の「保守的」性格は、ここでは生命を保存する「生の欲動」として働くのだ。この自己の死を死ぬために生きるという構造はしかし、生と死とを一連の円環に連ねるものであって、対立関係におくものではない。この論文以後、一貫してフロイトの思弁的二元論をなす生の欲動／死の欲動、エロス／タナトスは二項対立をなしていないのだ。それは生命の「糸巻き遊び」をなす Fort/Da の歩みである。

2　「彼岸」の思弁。死の欲動と快楽原則との関係はどうなっているのか？　フロイトは快楽原則を「それに内在する興奮の量をできるだけ低く、あるいは少なくとも恒常に保とうとする心的装置の努力」と規定していた。第七節にいたって彼は、それが一つの傾向（Tendenz）であり、ある機能（Funktion）に奉仕する（in Dienste）と言う。その機能とは何か？　フロイトは続けて言う。「心的装置一般を興奮なしの状態に（erregunglos）する、あるいは心的装置の興奮の程度を恒常的なものに、ないしできる限り低いものに維持する」機能である。この機能はさらに「無機的な世界の休息状態へと回帰するという、全生物の最も普遍的な傾向（Streben）に関与しているのではないか」と、ただし「確実さをもって決定することはできない」とのただし書きを添えて書いている（G. W. XIII, S. 68, 一九三頁）。「無機的な世界の休息状態へと回帰する」、すなわち死の欲動である。心的興奮量を恒常に、あるいはできるだけ低く保つ傾向（快楽原則）が、心的興奮の程度を恒常的に、あるいはできる限り低く、あるいは興奮のない状態に維持する機能に奉仕し、その機能が無機的な世界の休息状態へと回帰する傾向（死の欲動）に奉仕する。傾向、機能、傾向、すべては同じ構造をしている。そこにあるのは同じものの反復である。とすれば、快楽原則と死の欲動とは同じものになってしまい、生の欲動は場所をもたず、快楽原則の彼岸なるものは存在しないことになる。存在するとしたら、第一の傾向（Tendenz）と第二の傾向（Streben）との差異においてだけである。従って、彼岸は存在すると同時に存在しない。Fort/Da の足踏みである。

　一九二四年に発表した「マゾヒズムの経済問題」でフロイトは、涅槃原則と快楽原則を同一視したことを反省し、死の欲動論に一部修正を加えた。性的興奮に代表されるような快楽を伴う興奮の増大もあるのだから、二つの原則を同じものと見なすわけには行かない。生物においては涅槃原則が「修正」（eine Modifikation）を蒙り、別のもの、すなわち快楽原則になったのだ。そこで、涅槃原則は死の欲動の傾向を表わし、快楽原則はリビドーの要求とその修正を、現実原則は外界の影響を表わすことになる。(8) しかし、それでは問題がずれただけである。

いかなる「修正」なのかが分からないばかりでなく、生の欲動が死の欲動と構造的に同一なものになるため、快楽原則を集合の共通部分として、それが支配する現実原則と涅槃原則は、やはり同じものになってしまうからである。

3　エネルギー・モデル。心的興奮の量を恒常的に、あるいはできるだけ低く保つ（さらにはゼロにする）というフロイトの規定に、二つの異質な契機が混同されているのではないかとの指摘は、以前から何度となく反復されてきた。(9)「ゼロへ向かって」という第二の契機は、外界からの刺激による興奮を、運動器官を介して放出するという、フロイト初期の「慣性原則」（Trägheitprinzip）に相当し、(10)第一の契機は、心的装置内部に由来する興奮の大幅な変化を避ける「恒常原則」に相当するであろう。一方は外界とのエネルギー移動の関係において心的装置が孤立に向かう、他方は内部エネルギーの拘束と動員を必要とする生の努力を回避する、一方は他との関係に開いた場面、他方は閉鎖系としての心的装置、その差異はあれ、何れもエネルギー・モデルで考えられている。これは「科学的」たらんとするフロイトが、フェヒナー始め当時の熱力学、生物学から、彼独自の発想による差異を持ち込みながら導入したモデルである。しかし、彼自身が死の欲動、タナトスに対立させようとした生の欲動、エロスは、他者および世界との関係の中にある。関係を制御するのはエネルギーではなく情報である。情報によって制御される開放系は、例えば噂が大きなエネルギーを伴う社会的混乱を引き起こすことがあるように、エネルギー・モデルでは考えることができない。認識論的には、フロイトの言説が生み出す終りのないパラドクスはここに由来すると言ってよい。

4　反復強迫の拘束。フロイトによれば、快楽原則が支配する心的装置は外界からの刺激保護を存立の条件にしている。刺激保護を外界から突破する強力な興奮を、彼は「トラウマ性」のものと呼ぶ。不安シグナルがないままに、ひとたび刺激保護が破られトラウマが残ると、心的装置は突破した刺激の量を心理的に拘束して除去するという課題に直面する。そこが反復強迫の場所である。例えば災害神経症者の強迫的に反復される夢は、破綻した快楽原則が再び支配し始める前に、その準備段階として、不安シグナルを発達させて刺激の統御を回復しようとする（G. W. XIII, S. 32, 一六九頁）。拘束の機能が要である。フロイトは、その拘束を、一次過程のエネルギーの二次過程による拘束に重ね合わせる。エネルギー拘束の失敗はトラウマ性神経症に類した障害を引き起こす。拘束が成功して初めて快楽原則の支配も成立するのだ。反復強迫とは、快楽原則の支配の前にあり、独立しており、しかしそれに対立せず、むしろそれに奉仕する漸次的な拘束過程に他ならない（G. W. XIII, S. 36, 一七一頁）[11]。反復強迫の機能は傾向（快楽原則）に奉仕し、後者は機能に奉仕し、この機能は傾向（死の欲動）に奉仕する、これが回路である。生にデモーニッシュな要素を介入させ、快楽原則を脅かすように思われる反復強迫は、逆説的にも快楽原則の準備をする。成立した快楽原則こそが構造的に同一の死の欲動に奉仕するからだ。

快楽原則のFort、そのDa、ここでは詳細に追うことはできないがフロイトの『快楽原則の彼岸』の歩みは、快楽原則を踏み越えて死の欲動に向かいながら（Fort）、それを決定的に跨ぎ越すことができない（Da）不在と再現前の往復運動からなっている。アブラハム、トロークが指摘するように、孫のFort/Daにはフロイト自身の、従って彼の祖先の無意識まで織り込まれているのであれば、このテクストの「自伝的」性格を無視することはできない。少なくともこの論文ではフロイトは、死の欲動論をテーゼとして定立することさえできていないのだ[12]。確かにこの論文以後、彼はこともなげにエロス／タナトスの二元論をあたかも理論的テーゼであるがごとく反復する。その後の精神分析の伝統も。しかし、元来それは可能なのか？

例えば、既に垣間見たようにラカンは、フロイトのコンテクストとの厳密な対決なしに「死の本能」を、その生物＝エネルギー論から抜き取り、彼の記号学・言語学的な水準に翻訳しようとする。認識論的にはある種の正当性をもっているように見えながら、抜き取り自体が可能なのか否かが問われなくてはならない。仮にそれが可能だと認めてさえ、ラカンのFort/Daには別の問題が持ち上がる。彼は、Fort/Daの「遊び」が、実はo/aという音素の二項対立へと一挙に転移させるが、その正当性は証明されてはいない。彼には、レヴィ＝ストロースと同様に言語を、生のコンテクストから解放されているがゆえに、どのコンテクストにも適用可能で、自らコンテクストを産出しうる数学体系に比しうる否定に基づいた不連続要素からなる形式体系だと考える傾向があるが、それにも根拠はない。確かに、言語という記号体系は、「私」が先人たちから相続し、「私」の死後にも別の「私」の出現を可能にする。「主体から主体へと永続する伝統の中で、自らを失うことなく伝達される」ことを可能にするであろう。しかし、そこでの「私」の死が「真なる死」であるかどうかには何の保証もない。そもそもハイデッガーによれば「本来的な死」、フロイトによれば「自己の死」とは何を意味するのか？　そこでは、他者との関係はどう考えられているのか？　何れにせよ、生／死の問いは、自己固有の死という内発的な問いとして思考することはできない[13]。

問題のFort/Daは、母親の（乳房の）現前を「地」として、その不在を「図」として浮かび上がらせる区別の発生だと言ってよい。というのは、アブラハム、トロークが"Geh' in K(r)ieg!"をめぐって述べているように、当の「遊び」は、母親や父親や祖父等々の不在と現前という生のコンテクストの中で、不在と現前を区別するメッセージと同時に、「これは遊びである」というメタレヴェルでのメッセージを含めて他者（例えば母親）に送るコミュニケーションだからだ。生というコンテクストにおけるコミュニケーションは、多かれ少なかれの差異を基にして（従って堅固な根拠はない）幾多の区別をしながら、言語という時に二項対立を可能にする体系をも組み込みつつ、しかしコンテクストを離れることがない。ラカンのように差異と区別を、対立から出発して考える際の帰結を認識論的に吟味することが不可欠になるであろう。「無意識は言語のように構造化されている」という命題にいたるまで。差異と区別と対立の差異を思考しなくてはならない。

トラウマの問いからして、アブラハム、トロークがFort/Daを死の欲動に直接結びつけていないことをどう評価すべきか？　何よりも彼らが、この「遊び」を始めとして言語を、他者の無意識の抑圧という形で「亡霊」

が取り憑く可能性と、「亡霊」が取り憑くことを防ぐ可能性（従って「悪魔払い」としての「治療」の可能性）という二重性において思考していることが重要であろう(14)。他者のトラウマの相続の可能性である。私の知るかぎりラカンにはないこの観点は、単にトラウマの「世代間連鎖」を理解する端緒となるばかりではない。アブラハムが指摘しているように、トラウマの沈黙の裡での伝承は世代を下るごとに忘却され、その「亡霊効果」も減じて行くであろうが、しかし、「共通の、あるいは互いに補い合う諸々の亡霊が社会生活の中に創設される＝制度化される（s'instituer）機会を見出す」時には、トラウマは忘却されることなく、共同体の歴史的なあり方に常に歪みをもたらすという事態を改めて考える機縁を与えるであろう。その時には、「死の欲動」なるものの論理的な必然性をも問い直さなくてはならない。

強迫的反復は、既に建設された生の方から見れば破壊的なものとして現われ、反復の方から見ればフロイトが言うように生に奉仕するものとして現われる。それはエロス（生）の外部にあって、それに対立するタナトス（死）という領域を構成するからではなく、エロス（生）の限界であるからだ。Fort! Da!、生が安楽の眠りを求めても、生は繰り返し目覚めさせられるであろう。強迫的に。

（1）Nicolas Rand et Maria Torok,《La notion de réalité psychique et ses pièges》in *Questions à Freud*, Paris, Champs-Flammarion, 1998, pp. 35-60.

（2）Sigmund Freud, *Gesammelte Werke*, Bd. XIII, Fünfte Auflage, Frankfurt am Mein, Fischer Verlag, 1967, S. 9 et sq. 井村、小此木他訳『フロイト著作集』第六巻、一五四頁以下。これ以降、引用頁数は、（G. W. XIII, S. 9, 一五四頁）の形で本文中に示す。なお、翻訳には変更あり。

（3）フロイトはここに、次のような注を施している。「子供が五歳九ヶ月になったとき母親が死んだ。彼女が実際に“fort”［あっちへ］（o-o-o）行った今も、この少年はこのことに対する悲しみをまったく示さなかった。もっとも、その間に二人目の子供が生まれていて、そのことが彼にこの上なく強力な嫉妬を目覚めさせたのだった」（G. W. XIII, S. 14, 一五

七頁）

（4）Jacques Lacan,《Fonction et champ de la parole et du langage en psychanalyse》, in *Ecrits*, Paris, Seuil, pp. 237-322. ラカンからの引用頁は、（*Ecrits*, p. 319）の形で本文中に示す。

（5）《Notes du séminaire sur l'unité duelle et le fantôme》, in Nicolas Abraham et Maria Torok, *L'écorce et le noyau*, Paris, Flammarion, 1987 ; col.《Champ-Flammarion》, 2001, pp. 393-425. このセミネールの記録は、二人の筆によるものか、マリア・トロークが単独で執筆したものなのかはっきりしないが、内容は二人で育んできたものであるため、ここでは便宜上、二人の思想として論じる。以上の部分は pp. 413-415 を参照。

（6）*Ibid.*, pp. 416-418.

（7）Nicolas Abraham,《Notules sur le fantôme》, in *L'écorce et le noyau*, *op. cit.*, p. 429. 彼は次のように付け加えている。
「このように亡霊は主体によって、明白さの経験の中で、*Aha-Erlebnis*［なるほど体験］の中で認められることさえありえないし、分析の中では、それが含む不確かなところをもった構築の対象にしかなりえない。それでも、この構築の効果によって、亡霊は脱構築されることはできる。ただし、主体が、主体として自分自身が分析されているのだという印象をもたなかったという形でである。そのような作業が——他のケースとは反対に——主体と分析者との真の連帯を要請することが理解される。それも、こうして得られた構築が直接自らの場所《トピック》に関わるのではなく、他者の場所《トピック》に関わるのだからなおさらである。これらの分析に固有の困難は、かくも厳格に維持されてきた親ないし家族の秘密の封印を破る恐怖に由来する。それでも、その内容が無意識の中に刻み込まれている秘密である。厳密な意味での背信の恐怖に、問われている親の形象の虚構の、しかし必要な完全性を侵害する危険が加わる」（*Ibid.*、p. 430）。

（8）《Das ökonomische Problem des Masochismus》, in G. W., XIII, S. 372-373, 三〇一頁。

（9）例えば、ラプランシュ、ポンタリスの『精神分析用語辞典』「快感原則」の項を参照せよ。村上仁監訳『精神分析用語辞典』、みすず書房、一九七七年、三九頁以下。

（10）同書「慣性原則」六一頁以下。

（11）同書「拘束」一三六頁以下。とりわけ一三八頁を参照。

（12）ジャック・デリダは、この論文の徹底的な読解を展開しつつ、この論文を貫く「無テーゼ」「テーゼ欠如」を表わす造語《athèse》を提案している。デリダは、フロイトのこのテクストの「自伝」としての性格を強調し、「支配欲動」を摘出して、フロイトの署名と精神分析の歴史への拘束を論じている。Jacques Derrida,《Spéculer-sur Freud》, in *LA CARTE POSTALE de Socrate à Freud et au-delà*, Paris, Flammarion, 1980, pp. 275-437.

（13）例えばデリダは、ハイデッガーの『存在と時間』における「自己固有の死」を論じながら次のように言っている。

「……もし死がまさに、不可能なものの可能性であり、従って、死が、それ自体として現われることの不可能性がそれ自体として現われることの可能性（*possibilité de l'apparaître comme tel de l'impossibilité d'apparaître comme tel*）であるとするなら、人間、あるいは現存在《ダーザイン》としての人間の方もまた、死それ自体への関係など決してもっておらず、単に滅びる［＝終焉する］こと、死亡することへの関係を、そして他者ならぬ他者の死への関係をもつに過ぎない。他者の死はこうして再び、喪の経験すなわち、私の私自身への関係を創設し、この経験を構造化する――内的でも外的でもない――差延の中で、ego の ego 性と同様にあらゆる *Jemeinigkeit* を構成する喪の経験として、「第一の」ものに、常に第一のものになる。他者の死は、「私」の内でのこの他者の死は、実は句「私の死」において、そこから引き出しうるすべての帰結とともに、名づけられている唯一の死なのである」（拙訳『アポリア死す――「真理の諸限界」を［で／相］待‐期する』、人文書院、二〇〇〇年、一四九頁）。

　なお、次の拙論をも参照せよ。港道隆「タナトグラム　2」、『現代思想』、二〇〇四年十二月号、一四四―一五〇頁。

（14）　例えば、前に言及した《Notes du séminaire sur l'unité duelle et le fantôme》, in *L'écorce et le noyau*, *op. cit.*, pp. 414-415 を参照。

攻撃者への同一化とトラウマの連鎖

森 茂起

1 はじめに

「トラウマ」を生む現象は数多いが、「攻撃」として加えられる暴力が本論の主題である。つまり虐待、犯罪その他、人が人に対して加える攻撃が残す影響である。トラウマに関わる事象のなかでも、災害や事故など、攻撃の性質を持たないものはさしあたり考察の対象から除外しておく。

攻撃によるトラウマが深刻な問題をもたらす理由の一つは、それが繰り返され、受け継がれていくことである。身体的外傷は時間の経過によって修復され、苦痛が減衰するが、攻撃の心的作用は、その影響を特殊な形で保存し、ある時間が経過した後に再び姿を現わして同じ作用を反復する。これが心的なトラウマの本質的性質である。この意味で、「身体的外傷」から転用された「トラウマ trauma」の語は本質を表現し得ていない。

反復までの時間は、日単位、年単位から、一生涯の尺度で測るべき長さにも達する。それどころか、ある世代に受けた攻撃が幾世代か後の攻撃を生み出すことさえある。あたかも埋葬された魂が時を経て亡霊となってよみがえるかのようである。

こうした反復、連鎖の現象を説明する一つのメカニズムが、ここで考える「攻撃者への同一化 Identification

with the aggressor」である。攻撃者への同一化とは、他者から攻撃を受けたとき、攻撃者と同じ属性を内在化し、全体的、部分的の差はあるにしても、同じ性質を身につけることである。身につけた性質が次の攻撃を生み出すことによってトラウマの連鎖が発生する。言わば、攻撃という病原菌のキャリアーとなってその作用を他に伝えるのである。(1)

「同一化 identification」は精神分析に起源を持つ用語で、「ある主体が他の主体の外観、特性、属性をわがものにし、その手本に従って、全体的にあるいは部分的に変容する心理的過程(2)」と説明される。たとえば子どもが親の行動や属性を自らの中に取り入れることで親に似ていく過程を、親への同一化と呼ぶ。これは子どもの成長に欠かせない重要な過程であって、親をはじめとする養育者への同一化なしに成長する子どもはない。したがって、同一化のメカニズムそのものは健康な働きであり、自らに有益なものを取り入れる場合が本来である。この種の取り入れが活発に起こるおかげで、私たちは良いものに同一化していくこと、つまり良いものに似ていくことができる。親や教育者をはじめとする重要な良い他者に似ていくことは、子どもの健康な成長に欠かせない。逆に言えば、私たちが健康に成長し、生き延びるために、同一化というメカニズムが私たちの心に備わっているのである。

「攻撃者への同一化」はこの観点から見て奇妙な働きである。攻撃を加える他者は主体に害を及ぼすものなのだから、それによって影響されないことがむしろ好ましい対応である。私たちには「防衛」というメカニズムが備わっており、その目的は基本的に、攻撃者からの影響を阻止し、影響を最小限にとどめることである。攻撃者の属性を取り入れ、攻撃者に似るということは、その影響をありのままに受け入れ、後にわたるまで影響され続けることを意味する。「攻撃者への同一化」には、この意味で防衛の失敗という側面がある。ここでは通例に従って「トラウマ」の語を用いるが、この側面を考えると「トラウマ＝身体的外傷」の比喩よりも「免疫系の失調」の比喩がむしろふさわしい。(3)

もちろん生理学的免疫と同様、防衛作用が完全に破綻することはまれであり、通常は攻撃と防衛のせめぎあいの中でさまざまの現象が起こる。攻撃が反復し連鎖するなかで、攻撃作用と防衛作用のバランスが負に傾けば、攻撃による負の影響が蓄積されていく。言い方を変えれば、トラウマが加算されていく。トラウマの加算は、個人単位にも、集団単位にも、さらには世界全体についてもあるだろう。トラウマの予防と治療によってトラウマの全体量を減らすことができるだろうか。加算を食い止めることができるだろうか。「攻撃者への同一化」の概念は、この問いを考える一つの視点となるであろう。

2 フェレンツィの提言

「攻撃者への同一化」という現象を考える出発点として、この概念をはじめて用いたシャーンドル・フェレンツィを参照しよう。フェレンツィは、一九二〇年代から三〇年代の初めにかけてという、子どもの虐待への一般的関心が低かった時代に、その後遺症の深さを認識するとともに、虐待の存在を学界に訴えた。その意味で、精神分析という彼の活躍した領域を超えて評価されるべき人物である。[4]

分析治療家として活躍していたフェレンツィは、自分のもとを訪れる患者の話に耳を傾けるうち、彼女たちの多くが性暴力被害の過去を持つことに気づいた。患者の回想の信憑性の問題は別に論じなければならないが、彼は、患者からの情報に第三者の情報もあわせ、子どもへの性的虐待が存在すること、それが被害者の心に深刻な作用を及ぼしていることを確信した。

フェレンツィの記述を引用してみよう。フェレンツィは患者の受けた性暴力の有様を描写し、「このような暴行後の子供の行動と感情には想像を絶するものがあります」と述べる。そして次のように記述する。

子供は、身体的にも道徳的にも絶望を感じ、彼らの人格は、せめて思考のなかで抵抗するに十分な堅固ささえまだ持ち合わせていないので、大人の圧倒する力と権威が彼らを沈黙させ、感覚を奪ってしまいます。しかし同じ不安がある頂点にまで達すると、攻撃者の意思に服従させ、攻撃者のあらゆる欲望の動きを汲み取り、それに従わせ、自らを忘れ去って攻撃者に完全に同一化させます。同一化によって、いわば攻撃者の取り入れによって、攻撃者は外的現実としては消えてしまい、心の外部ではなく内部に位置づけられます。(5)

「攻撃者への同一化」の概念を提出している箇所である。フェレンツィがここで描写する同一化過程を、三段階に分けて理解することができるであろう。まず第一に、暴力による不安――この場合恐怖といった方が適切であろう――の段階である。通常であれば恐怖に対して逃走あるいは抵抗の試みがあるはずである。いずれもが不可能だとしても、ある程度の成熟に達した被害者であれば、「思考のなかで」抵抗し、攻撃者への反発や怒りに包まれる。ここまでであれば、衝撃的体験には違いないが、被害者の人格のまとまりは保たれている。しかし恐怖がその程度を超えて高まると、もとの自己が持っていた自然な働きが「麻痺」する。これが第二段階である。逃走でも闘争でもなく、自らの働きを麻痺させることで苦痛が回避される。その結果無力化した主体の関心は、その場に存在する唯一の力ある主体としての攻撃者に向かう。そして攻撃者の内界にあるものを自らのものにしようとする。これが第三段階の「同一化」である。ここには単純な機械的服従反応ではなく、攻撃者の意思の細部までを読み取る知的作用が働いている。つまりある部分で無力化していながら、別の部分で極めて覚醒した外界の認知が働いている。なぜなら攻撃者の欲求を正確に認識しなければ攻撃の火に油を注ぐ結果となりかねないからである。

フェレンツィの言う「攻撃者への同一化」は、内的に体験している恐怖の回避だけでなく、外的危険を実際に回避するか、少なくとも軽減する働きがある。[6] 自らの欲求を汲み取り、それにしたがって行動する被害者に対し、加害者は攻撃の手を緩める。つまり、「攻撃者への同一化」は、苦痛を回避する手段であるとともに、実際に生き延びるための手段でもある。しかしその作用は消しがたい影響を後に残す。攻撃者の内在化によって、攻撃者の欲望、意思その他が自らの内部に位置づけられる結果、攻撃が終わった後もそれらの作用に支配された生活が続く。この長期的作用を同一化の第四段階として付け加えてもよいだろう。

このように提出された「攻撃者への同一化」の概念は、単なる一つの現象の発見ではなく、当時の精神分析を批判する意味を持っていた。つまり、この概念によれば、子どもに性的欲望が見られるとすれば、過去の被害体験によって大人の欲望に同一化した結果である。性暴力の被害者によく見られる性的逸脱行動は、[7] 被害者の元来の傾向ではなく、大人から植え付けられた欲望によると理解される。フェレンツィによれば、子供が求めているのは「やさしさ tenderness」であって、そこに大人の「情熱 passion」が植え付けられた結果が子供の性的欲望である。これは内発的な性的欲望を想定することで発生論的に子供の行動を理解する一般の精神分析に対立する理解であった。

被害者の示す問題性を、被害者がそもそも持っていたと考えるか、被害体験によって攻撃者の特性を内在化したために発生した症状であると考えるかは、暴力被害を考える際の重要な論点である。被害が繰り返されるとき、たとえば被害者が性的な関心を持っているために被害にあったと、つまり被害者に少なくとも責任の一端があると見なされることがよくある。しかし、繰り返される被害の全体を考えれば、その傾向は最初の被害によって植え付けられたものであって、問題性の起源はやはり大人側にある。そしておそらくはその起源となった大人も、過去の被害によって暴力的な傾向を植え付けられたのであろう。このようにフェレンツィは、暴力を個人の生来の傾向と捉えるよりも、連鎖する一つの流れとして捉える。

暴力被害における同一化は、主体的に対象の一部を取り入れた結果ではなく、植え付けと言ったほうがいいような強制力を持つ。確かにそれは主体の内部で起こる出来事だが、そうならざるを得ない、そうしなければ自らの存在が脅かされる環境のなかで、唯一の選択肢として働くメカニズムである。その結果内在化された人格部分は「それ自身の生命力」[8]を持って生き続ける。つまりそれまでの主体にとって異物のような存在となって、長期にわたって主体の内部に存在し続ける。

主体の欲求を否定して、攻撃する他者に同一化するこの延命策は、本来使うべきではない方策である。外からの脅威に対処するために自己を捻じ曲げるこの自己否定の性質を、フェレンツィは「自己変容的 autoplastic」と称する。[9]この変容は自己の全面的な改変を伴うので、一度この方策を用いると、危機が去ったのちに自己をもとに戻すことがきわめて難しくなる。[10]元来の自己に復帰するには、変容を引き起こした恐怖を再び潜り抜けねばならないことがそれをさらに難しくする。その結果、主体の元来の欲求は否定され続け、他者に同一化した人格部が生き続けるのである。

3 対象関係と同一化

暴力被害の連鎖を説明するには、被害による恨みや怒りが攻撃となって現われるとか、被害によって攻撃性、衝動性が高まるといった理解も考えられる。しかしフェレンツィの「攻撃者への同一化」概念は、そうした説明の及ばない現象をとらえようとしている。つまり、個々の情動や人格特性の変化による連鎖ではなく、一人の「攻撃者」への「同一化」による連鎖と考えるのである。

「同一化」という概念の原点は、異性の親に向けられるリビドーを基盤として同性の親と同一化するエディプスコンプレックスにある。子どもは親に対して向けるリビドー（愛）を源泉として、対象を自らの中に取り入れる。その結果、親は一個の存在としてのまとまりを持った像として子どもの内部に位置づけられる。つまり、同一化という働きの原点には、一人の人間である「対象object」との関係、いわゆる対象関係が必ず伴っている。

「攻撃者」への同一化においても、そこに存在する対象関係が本質的な役割を演じる。攻撃は、さまざまの形で身体的、情動的衝撃を与え、その刺激が個々にも作用するが、それが「同一化」の作用を及ぼすとき、対象のさまざまの特性がばらばらに植え付けられるのではなく、同じ攻撃者に起源を持つことを示す人格的なまとまりを持って内在化される。同一化の結果内在化したものには、ある人物を起源とする考え、感情、感性などが一つのまとまりを形成して内的対象にまとめられる。つまり攻撃作用ではなく「攻撃者」への同一化が起こるのである。

したがってこの同一化を起こす過程には、他者のもつさまざまの特性を一人の人として認識する力が活発に働いている。その働きは、無秩序な模倣や機械的反応ではなく、人格というものを一つの独立した生命ある存在として感受する力に支えられている。おそらくは愛着を形成するために、外界のものを「ひと」として認識する生得的な能力に関係する働きであろう。人の顔を顔として認識する認知能力などもその一部を構成していると考えられる[11]。それらは自我の発達にはるかに先立って生得的に備わっている能力で、人間の精神を今あるように成り立たせている基本的能力である。

攻撃を受けることによる恐怖が、愛着と見分けがつかないような、ある意味極めて強固な加害者と被害者の結合を生み出すことが指摘されている[12]。それは愛情による愛着とは対照的でありながら、強い絆を形成する点では共通している。親による攻撃の場合、恐怖と愛情の一方だけが存在するのではなく、両者が絡み合っていることが多く、いずれの絆であるかを明確に分離するのは困難である。こうした人格的な結びつきが、同一化状態から脱することを困難にする。脱同一化には、極めて強固な愛着を解消するのと同じ作業、つまり愛情の対象から離れるのと同じ意味で一個の人間としての攻撃者を捨てる必要があるのである。物理的意味においてはすでに離れていたとしても、同一化の解消は内的対象としての攻撃者から離れることを意味するため難しさは変わらない。

子どもへの虐待は、「攻撃者への同一化」現象が典型的にしかも広範に見られる暴力である。子どもの虐待によって暴力の連鎖が発生する現象としては、二つの形を挙げることができる。まず分かりやすいのは、暴力を受けた子どもが他者に対して暴力を加える現象である。先に触れた性暴力もその一つの形であるし、身体的虐待を受けた子供が他者に対して攻撃的になる現象もある。暴力の連鎖という性質が最も明瞭に現われるのは虐待の世代間連鎖だが、これについては本書の棚瀬論文が詳しいので触れるだけに留める。

ここではむしろ、もう一つの暴力連鎖の形である被害体験の反復について述べておこう。暴力被害にさらされると、後に再び暴力を受ける傾向が高まる現象である。虐待を受けて児童養護施設に入所した子どもが、施設内でまたもや暴力被害に会うことがあるのは、この「再被害化」[13]傾向による。子ども時代に虐待を受けていた人が、結婚後にDV被害に会う現象もある。同じパターンの結婚を繰り返している被害者さえある。

この再被害化傾向は、「攻撃者への同一化」という概念に当たらないように見えるが、加害者の人格の一部に同一化しているという意味で、やはり同一化が起こっている。フランケルの言うように[14]、おとなしく被害に甘んじ、力の支配を受け続けるという、加害者の望む人間像への同一化、言い換えれば、加害者の内的対象への同一化が起こっているのである。そして内的対象への同一化においても、同一化した人格部は特定の加害者の刻印を受けている。つまり「その人」の望む人格であることが被害者にとって絶対的な意味を持つ。被害者は加害者が期待する人格となることで、加害者と入れ子になった一対の人格となる。被害者が元来持っていてその関係を壊す部分は無力化され、被害者にとって存在しないも同然となる。「攻撃者への同一化」は、このように攻撃者の内部にある部分的人格への同一化も含む概念として使われる[15]。

配偶者間のDVも、攻撃者の内的対象への同一化によって再被害化が起こる舞台である。被害者は加害者の望む人格になることを強要され、本来の自己は無力化される。自己の無力化が固定すると、被害から脱出しようとする力を失い、救いの手をさし延べる第三者に対して「自分がもう少し我慢すれば」、「愚痴を言って申し訳ない」などと、加害者より自らを責めることで現状維持に傾く。しかし、この自己否定や自己抑制自体が、加害者による評価や、加害者の価値観に同一化した結果である。暴力が始まる前から同じ性格傾向があるように見える場合も、さらに過去に別の暴力被害を受けた結果であることが多い。

内的対象像への同一化は被害者自身が攻撃的になるわけではない。しかしその場合も、被害者の姿勢は、攻撃的行動を増加させるという意味で暴力促進的である。被害者が加害者の考えを支持することで結局は攻撃性の連鎖の歯車になっていく。直接の攻撃者との関係においてだけでなく、他の人間関係でも攻撃的な行動を許容する傾向となって攻撃の連鎖を生む。被害者がどちらの立場に同一化するにせよ、「攻撃者への同一化」においては、加害‐被害の構造が内的対象の形で人格化され、受け継がれていくのである。

4　同一化のレベル

「攻撃者への同一化」という概念は、実は、フェレンツィのしばらくあとに、アンナ・フロイトによっても使われた[16]。しかし彼女は、フェレンツィのそれとはかなり異なったものとしてこの概念を使っている。彼女によれば、子どもは不安を与える存在を取り入れて自らの内部に置くことで、自らの力で不安の源をコントロールすることが可能になり、不安を回避することができる。たとえば親に叱られた子どもは、ごっこ遊びで母親そっくりに人形を叱りつけることでその行為を自らのものとし、叱られる不安から自らを守る。こうして取り入れられた養育者の特性がまとまることで超自我となり、自我、超自我、エスという基本的な人格構造が成立すると理解されている。

アンナ・フロイトの「攻撃者への同一化」は、たしかに虐待による影響のなかにも含まれる。いわゆる「厳しすぎる超自我」という表現で説明されるような現象である。例えば、厳しく口うるさい親から叱責を受け続けて育った子どもには、親の叱責を取り入れて、自己規制が極端に強い、いわゆる固い性格が形成されていることがある。その結果、他児のわがままを許すことができず、親のように口うるさい態度を他児に示す子どもがある。

極端になれば子どもの心の自発的な働きを深刻に障害するとはいえ、この同一化は、幼児期に避けがたく発生する不安状況を処理するための、基本的には健康なメカニズムである。したがって、フェレンツィが描写したような、性暴力や重度の身体的虐待を想定した同一化をこの範囲で説明することはできない。後者はいわば、本来あってはならない同一化である。それは自我の防衛能力を超えた恐怖に対して繰り出される防衛手段で、「植え付け」という言葉で表現されるような強制力がそこにある。そして攻撃が終わった後も、変形されまとめられて人格に統合されることなく、他の人格部との連絡を欠いたまま生き続ける。

自我の働きを越えたこのような「同一化」は、そこに「解離 dissociation」のメカニズムが働いているという形でも理解できる。「解離」は精神機能の分断、不連続を意味する言葉で、健忘のような記憶の不連続、感情の極端な変化、さらには人格が分断されて複数の人格が発生するなど、幅広い現象を指している。「攻撃者への同一化」では、植え付けられた部分が他の人格部から切り離される働き、あるいは危険にさらされた従来の人格部が麻痺して他から切り離される働きとして解離が関わっていると考えられる。フェレンツィの言う「攻撃者への同一化」と「解離」は不可分に結びついており、互いに支えあっているのである[17]。

したがって、アンナ・フロイトの概念を考慮すれば、「攻撃者への同一化」に二つのレベルを想定できる。第一は、ある程度の自我の機能のもとで、主体の欲求を実現するために、あるいは欲求の実現が妨げられないための防衛として行なわれる同一化である。もう一つのレベルは、自我の機能の範囲を越えた危機に際して、最終的な生き延び策として、「解離」も用いてなされる同一化である。前者は、外からの攻撃によって生じた不安をコントロールし、安定を得るための防衛策だが、後者は、攻撃者の欲求を読み取って、それに従うことで現実に生き延びるための防衛である。[18] 本論の目的は後者の現象を扱うことにあるので、特にことわらない限り、フェレンツィの意味で「攻撃者への同一化」の概念を使うことにする。

5　攻撃者の概念

ここで紹介したような理論をフェレンツィが展開したのは今から七〇年以上前の、一九二〇年代末から三〇年代はじめである。しかしその後最近に到るまで、性的虐待などの暴力が与える作用に光が当てられることは長らくなかった。フェレンツィが当面の批判の対象とした精神分析の学説だけの問題ではない。トラウマを人に与える圧倒的な暴力が存在するという認識は、精神医学においても臨床心理学においても、戦後のしかもおおむね八〇年代以降になるまで進まなかった。

暴力とトラウマの発見は、二つの発見の相互作用からなっている。第一に、暴力の存在そのものの発見である。性的虐待を代表として、特に家庭内で起こる暴力については、それがどれほどあるものかという事実的な側面すら認識が遅れていた。私的領域で弱者に加えられる暴力を隠蔽する力はきわめて強く、日本には性的虐待は存在しないという意見がほんの一〇年ほど前まで聞かれたくらいである。配偶者によるＤＶの存在も認識されにくかった。[19] 第二に、暴力の存在自体は知られていても、それが及ぼす作用が認識されなければ暴力の本当の意味は理解されない。犯罪や戦争など家庭外の暴力は、存在自体は知られていたが、それらが心に及ぼす影響の深刻さについてはなかなか認識されてこなかった。ここでその認識の一つの窓口として「攻撃者への同一化」概念をさらに広い現象に適用するために、二つの特異な現象を参照してみよう。

まず「攻撃者への同一化」が典型的に見られる「ストックホルム症候群」という現象である。ストックホルム症候群という言葉は、ストックホルム市の銀行で発生した人質事件に由来する。一九七三年八月二十三日に、銃器と爆弾で武装した二人の男が、女性三人、男性一人の銀行員を人質として立てこもった。拘束は六日間にわたったが、不思議なことに、人質たちは包囲している警察隊の呼びかけに答えて犯人をかばう発言をしはじめた。犯人たちに同調して、警察への敵意まで示しはじめた。六日目に警察隊の投じた催涙ガスによって犯人が投降したときには、行動を犯人と共にして、なかには犯人にキスする女性までいた。彼女らは以後も犯人をかばう発言を繰り返し、犯人の入った刑務所を訪れ、女性二人は犯人と婚約までしたと言う。この事件をきっかけとして、人質事件における加害者への同一化現象をストックホルム症候群と呼ぶようになったのである。

生命の危険への恐怖、元来の自己の無力化、攻撃者への同一化という、先に見た「攻撃者への同一化」の三段階がここにある。[20] 個々の暴力への機械的反応ではなく、加害者への愛着の要素を伴う人格から人格への作用、つまり「攻撃者」への同一化であることも被害者の後の行動から読み取ることができる。

今まで触れてこなかったが、同一化の過程に認知枠の歪みが伴っているところも注目したい。ストックホルム症候群が起こる条件として、「恐怖が支配するなかで、加害者の小さな親切が示される」ことが指摘されている。[21] 恐怖感に支配される中で食べ物や優しい言葉などが与えられると、その価値が過大に評価され、加害者への好意を生み出す。生命の危機にあるだけに、わずかの良いサインが最大限の価値を持ってくるのである。客観的に考えてこの認知がバランスを欠いていることは言うまでもない。この種の認知の歪みは、虐待にもDVにも存在する。DV加害者の優しい言葉に、「本当は優しい人だ」と感じる場合、優しい人であれば暴力をやめるはずだという客観的認識が欠けている。「攻撃者への同一化」という最重要課題の遂行のためにあらゆる心的機能が動員され、そのなかで認知機能も重要な役割を果たすことを示している。

「攻撃者への同一化」の観点から見ると、虐待やDVのような家庭内での暴力的構造とストックホルム症候群には、加害者の欲求を満たそうとする試み、加害者の価値観への同一化、外部からの援助者への不信感など多くの共通点がある。こうした共通点から、ストックホルム症候群という概念を、DVの理解のためにも用いることがあるのもうなずける。(22)

ストックホルム症候群は、一対一の人間関係ではなく、大小の違いはあれ集団現象として発生することが多い。ここでさらに集団的な現象まで考察の手を広げると、いわゆる「カルト集団」における「マインドコントロール」にも同じメカニズムがある。「マインドコントロール」とは、カルト集団で行なわれる組織的な人格改造を指す言葉である。日本ではオウム真理教事件の記憶が生々しく、その際にマインドコントロールという言葉も流布した。自ら統一教会の信者であった経験を持ち、脱カルトカウンセリングを行なっているスティーヴン・ハッサンによれば、カルト集団には、オウム真理教のような「宗教カルト」のほかに、「政治カルト」「心理療法または教育カルト」「商業カルト」の四種がある。(23) 理念や目的こそ違うものの、巧妙なマインドコントロールの手法を持つことでこれらは共通している。

マインドコントロールは、カルト集団が持つ価値観を新メンバーに植え付けることを目的とした、意図的、組織的な手法である。旧来の人格を「解凍 unfreezing」し、人格の「変革 changing」を行ない、「再凍結 refreezing」させることで、メンバーをリーダーおよび集団の思想に同一化させるプロセスである。ハッサンによれば、マインドコントロールには、行動コントロール、思想コントロール、感情コントロールの三つの側面があり、それぞれの側面で、個人の従来のあり方が解凍され、新しいもので置き換えられる。その過程は、必ずしも身体的暴力を伴うわけではないが、いったんそのプロセスに入ると、容易に逃げ出すことのできない強制力をもって被害者を集団に同一化させる。そこで働いているのは強烈な恐怖である。

このように、身体的暴力がなくとも、自らの欲求の満足のために恐怖を用いて個人を利用する（乱用する abuse）行為一般を攻撃とみなすことができる。そして、個人による行為だけでなく集団による支配も「攻撃者への同一化」を引き起こす攻撃と見なすことができる。

集団の力動的研究を歴史的にさかのぼると、フロイトの『集団心理学と自我の分析』(一九二一)[24]がその出発点にある。フロイトはそこで軍隊と教会という極めて高度な秩序をもつ集団を例に取り上げて分析し、成員同士が一体化する自我の同一化と、リーダーを理想化して自我理想をそれで置き換えるという二つのメカニズムで集団成立のメカニズムを説明した。これらは確かに多くの集団で働いているメカニズムである。同じ目的を共有するもの同士が互いに自分と同じものを相手に見出して築くメンバーとしての絆、そして教師、指導者、上司などのリーダーの理想化に基づく忠誠は、教会や軍隊でなくとも、学校、企業、スポーツチームその他さまざまの組織に見られる。この場合、親の理想化をリーダーに向け変えることで、親によって保護されている子ども時代と同じ関係が成立する。

ただし、フロイトの分析が集団形成の一つのメカニズムをよく説明しているとしても、これはある意味幸せな集団形成に限られる説明である。そこではリビドー(愛)による親との同一化が延長され、現実との折り合いの中で個人の欲求が一定程度満たされている。しかしカルト集団のように、集団が「攻撃者」としての性質を現わすとき、同一化は愛ではなく恐怖によって、自我の同一化としてではなく自我の否定のもとで強制的に引き起こされる。個人の生命が集団の手に握られており、集団に同一化するしか生存する道がないとき、同一化は主体的取入れではなく強制的植え付けとなる。

単なるばらばらの攻撃の集合ではなく、「攻撃者」としてのまとまりをもつ主体として攻撃が行なわれる点も、個人における「攻撃者への同一化」現象と共通している。集団が一つのまとまりを持った主体として、首尾一貫した要求を持って個人を脅かすとき、攻撃の結果は、ある一定の方向に向けた人格の強制的変容となる。逆に言えば、集団の作用がこのようにして「攻撃者」の性質を持つとき、それに「同一化」することで脅威から逃れることが可能となる。

集団が「対象」としてのまとまりをもつにはさまざまの要因が関与するであろう。たとえばカルト集団の教祖のような集団をまとめる具体的人物の存在、リーダーの名前、集団の名称という固有名詞、あるいは集団を表わす旗、記号といったシンボルの存在などはその重要な要素であろう。一定の時間をかけて形成される集団の文化やアイデンティティ、あるいは集団を成り立たせている教義、思想、価値観などの体系的理念の存在も大きな要素であろう。

いずれにせよこのように集団的現象にまで適用範囲を拡張することによって、ストックホルム症候群やマインドコントロールのようにある種特殊な犯罪的行為だけでなく、人間社会に深く広がる普遍的現象にも「攻撃者への同一化」が存在するのが見えてくるであろう。

6　集団による攻撃の諸相

集団による攻撃が出現する例として、体制に従わなければ生命が脅かされる恐怖政治、軍事政権下の社会などが挙げられる。集団が個人の生命を握っているとき、生命を脅かすことで行なわれる恐怖による支配が可能となる。生存の危機の概念を、生物学的生命だけでなく、社会的、職業的などの生命まで広げると、さらに広い範囲の集団を個人の生命を握るものと見なすことができる。広くは社会生命、狭くは社員生命、学者生命などがあり、やや特殊だが政治家生命という言葉もある。これらの言葉が成立するということは、その生命を脅かされる恐怖による支配が可能だということである。集団のなかで自らの元来の判断や価値観を持ち続けることが生命の危険を意味すれば、それらを放棄して集団の要求を読み取り、自らのものにすることで生き延びる試みがなされる。

そのとき植え付けられる集団の欲望のどこまでが個人にとって異質なもので、どこまでが個人の元来の性向に重なるかは、集団と個人の性質によって異なるはずである。そして異質なものであるほど、そこに「攻撃者への同一化」の性質を見ることができる。ただし支配へとかりたてる集団の欲望を個人がそもそも持ち合わせていたように見える場合も、さらに過去の同一化によってそれを植え付けられた結果と見るのが、フェレンツィの「攻撃者への同一化」概念である。フェレンツィは、「やさしさ」の上に「情熱」が植え付けられる現象をここに見ているからである。人間の本性にすでに恐怖による支配への欲求があるとする反論もありえるが、その議論には触れないでおく。

いくつか普遍的な、つまり犯罪的とは見なされない形で社会に浸透している「攻撃」の例を見てみよう。たとえば、指導者の極端な指導によって、時には体罰も用いて、厳しい行動規範を植え付ける教育的指導の多くが攻撃の性質を持っている。体罰が日常的に行なわれている集団では、子どもは主体性を奪われ、かわりに集団あるいは指導者の持つ行動規制や価値観が植え付けられる。同一化した子どもは、その規範を自らのものとして、下級生など力関係上自らの下に位置するものに対して同じ規範を押し付ける役割を果たす。個々の暴力としてではなく、暴力によって支配する支配欲求、体罰を許容する教育観、個人を尊重しない人間観などの全体が体系的に個人に働きかけ、その全体への同一化が起こる。このような場合、指導者もそれに従う子どもも、当人たちはその規範を自らの意思で行使していると思っているが、主体が経験を通して形成した規範ではなく、他者の中にすでにあったものを植え付けられた結果である。

「攻撃者」としての集団による暴力の連鎖を個人の力で断つこと、あるいは集団の内部で断つことは非常に難しい。個人間の同一化についてすでに述べたように、ここでも同一化の解消過程で元来の恐怖を潜り抜けなければならないことが脱同一化の障壁となる。また、同一化した攻撃者の欲望は、当の集団において共有されているので、その欲望に従って行動することで快楽を享受することができる。そして、その快楽を断念することが困難である。たとえば暴力による支配から利益を得ている成員にとって、行為を中止してその連鎖を断つことは、自分だけが損をする結果を招く。下級生のときに体罰を受けながら、上級生になって体罰を中止するには強靱な精神が必要である。恐怖による自己の無力化が伴えばほとんど不可能である。結局、外からの援助者によって救い出されるか、集団自体の問題が限界を超えて何らかの社会的問題を発生し、外からの力で強制的に修正されたり解体されたりするしかないであろう。

軍隊は、フロイトがリビドーによる集団形成の例として取り上げた集団だが、むしろ恐怖による集団形成があからさまに出現するよい例でもある。フロイトの理解は、軍隊の目的が自らの欲求と重なる幸せな場合であり、国のために戦う、正義のために戦うなどの理想が共有されている場合に最もよく当てはまる図式である。しかし軍隊には、そのような幸せな同一化ではなく、恐怖に基づく暴力的な支配が幅広く存在する。

戦争体験のトラウマは、歴史的に言えば、はじめ砲弾の衝撃による砲弾ショック（シェル・ショック）としてとらえられ、まもなく戦闘全般の影響による戦争神経症（war neurosis）と理解されるようになった。[25] 戦争神経症の研究は、ベトナム戦争帰還兵の研究から直接発展して今日のＰＴＳＤの原型となった。ＰＴＳＤは、生命の危機またはそれに匹敵する恐怖体験に起因するストレス反応を指す診断名である。したがって、戦争によるトラウマと言えば、戦闘を中心とする戦場体験に由来するものが主に話題に上る。しかし戦争には、砲弾や戦闘によるショックだけでなく、戦闘以前の軍事訓練と、上官と部下の関係をはじめとする権力関係のなかにすでに暴力的要素があり、戦闘に劣らない破壊的な作用を引き起こしていると私には思える。つまり軍隊自体が個人にとって攻撃者として作用するのである。

軍事訓練の暴力的作用が兵士の人生を破壊する様は、第二次大戦の日本を描いた『人間の条件』[26]から、ベトナム戦争を題材にした『フルメタル・ジャケット』[27]までさまざまの作品に描かれている。それらには恐怖が支配する下で、戦闘のための非人間的姿勢を暴力的に植え付ける様が生々しく描かれている。訓練課程を耐えた兵士は、植え付けられた暴力を敵兵だけでなく友兵にも向ける。[28] 逆に訓練課程に耐えられない兵士は落伍し、いずれの映画にも描かれているように、あるものは絶望のもとに自死を選ぶ。こうした軍隊で働いているのは、指揮官への忠誠や同輩との一体化とはまったく異なったメカニズムである。過去に形成されてきた心の働きが否定され暴力的に破壊され、新しい行動様式と価値観に同一化することが求められる。その意味でマインドコントロールと類似の過程である。戦争は、敵国への破壊行為であると同時に、自国の兵士に対する破壊行為でもある。

攻撃者の範囲をさらに拡張すれば、国家も攻撃者としての姿を現わす。本書の高橋論文には、靖国信仰が戦争遂行に果たしてきた役割と、そのなかでの感情の働きが論じられている。私には、そこにも攻撃者への同一化が働いているように見える。子供の死という絶望的な状況にあって、その意味を説明してくれる国家の物語を提供されることで、その理念に同一化する。絶望的な状況に対して何らかの物語を紡ぎだし、その状況の結果を自らの中に位置づけることは、どのような場合にもありうるし、むしろトラウマからの回復の重要な契機とされている。しかしここでは、自ら生み出した物語ではなく、他から与えられた物語、しかもその悲惨を作り出した当の相手から与えられている物語であるところが問題である。攻撃者への同一化という仕組みはそこにある。国家の犠牲となったにもかかわらず、その国家の価値観に同一化し、犠牲を喜ぶという構造が生まれる。本来生きられたはずの自己は圧殺されて無力化し、国家から押し付けられた生を生きることに喜びを感じる。

悲惨な状況の中で、その場に存在する圧倒的な他者がその悲惨を生み出した当事者である場合、その他者に同一化するしか生き延びる道はない。フェレンツィが描写した虐待の構造に正確に等しい。与えられた物語に同一化しないならば、同じ悲惨がまた発生する可能性がそのまま残り、安全な生き延びは得られない。同一化が唯一の生き延びる道となっているからこそそれが選ばれるのである。

攻撃者への同一化は一定のレベルで心の平安をもたらすかもしれないが、攻撃者の理念を支えることによって、同じ攻撃を再生産する道が開かれる。自らと同じ犠牲者が生み出され続け、その過程が続けば続くほど同じ物語の必要性がさらに高まる。他者がその物語を受け入れなければ、自らの生き延びの根拠を突き崩されるため、断じて許すことができない。上位に位置する権力者だけでなく、他の成員からも価値観の共有への圧力が生じる理由である。そしてここが不幸なところであるが、自ら形成した価値観に比べて、攻撃者への同一化による価値観の方が共有を希求する欲求が強いため、攻撃的価値観の方が平和的で攻撃的要素のない価値観より伝播力が強い。ファシズム国家が成立しやすく、平和国家が成立しにくい理由ではないだろうか。

軍隊の暴力的性質、犠牲による国家の欲求への同一化といったここで見た問題から分かるように、戦争は暴力の連鎖がもっとも強力に働く場である。連鎖は国家の単位でも働き、ある国家が他の国家に暴力を行使すると、たとえ当初の目的を果たすという意味で軍事行為が成功に終わったとしても、暴力への同一化が発生して将来の暴力を生む温床となる。暴力が一旦地下に消えたように思えて、後の世代に別の暴力となって現われる。勝者の支配によって一時的に平和が訪れたとしても、同一化の結果は潜在し、いずれ政治的環境の変化によって表面化するであろう。フェレンツィは暴力が暴力を生む連鎖を「残虐性の血讐的連鎖(29)」という言葉で表現している。国家間にも適用できる主題である。

7　おわりに

ここで考えてきた「攻撃者への同一化」という視点から見ると、個人対個人の関係から個人対集団の関係、そして集団対集団の関係と、さまざまのレベルに共通のパターンが現われてくる。欲望による他者の攻撃は、要するに、自らの快楽のために弱者を利用する行為である。その行為のパターンが次の対象へと引き継がれていくのが「攻撃者への同一化」である。暴力の発現は、暴力を行使する形と、暴力を許容してそれを受け入れる形のいずれでも起こる。いずれの場合もその主体は元来の暴力の支配下にあり、暴力連鎖を支えている。

暴力連鎖の外に出るためには、自らがどれほどまで同一化しているかに気付き、その同一化がどれほど自らの人生を困難にしているかに気付かねばならない。本来自らの人生を豊かにするはずの同一化の能力が、どれだけ人生を狭め、悲惨なものにしているかに気付くことである。これに心底から気付いたとき、人は同一化を解消する一歩を踏み出すことができる。

しかし、そのためには無力化されている自己をもう一度呼び覚まし、自分で考えることを始めねばならない。それは圧倒的な他者と無力な自己という関係の中で生命が脅かされた体験に戻ることを意味するので、圧倒的な恐怖を呼び覚ます。脱同一化のために潜り抜けなければならない恐怖が、脱出を極めて困難なものにする。また、今まで自らがどれだけ無力で、恐怖に支配されてきたか、そのためにどれだけ無駄な時間を過ごしてきたかという深い悔いもそこに伴う。それらの苦痛を避けようとするからこそ、同一化の解消は困難なのである。おそらくは、その過程を理解し支えてくれる他者の力がなければほとんど不可能な作業であろう。

暴力の連鎖がどの程度世の中にあるのかを正確に測るのは難しい課題である。たとえば子供への暴力について言えば、犯罪者の多くや、非行少年の多くが虐待を受けた経験があるという事実[30]や、虐待の世代間連鎖の研究などは、現在の暴力のかなりの部分が過去からの暴力の連鎖の結果であることを知らせている。個人や家族から国家、民族にいたるまで、世界で起こっている暴力には本論で見た連鎖構造がいたるところで働いている。その連鎖の流れの中で人間のさまざまな活動が営まれているように見える。

私たちは自分の人生を、誕生によってゼロから始まるもののように錯覚するが、実は過去からのトラウマの連鎖の中に生まれてくる。その上、誕生まもなくの間に重大なトラウマに見舞われることも少なくない。その結果、一生が過去のトラウマの消化に費やされることは十分ありうる。過去の消化を一定以上済ませ、未来への一歩を踏み出せる人は幸せだが、十分に消化し得ず、むしろ「消化を避けるための前進」になったとき、その人生は新たなトラウマを生み出す。どの程度のトラウマがどの程度の消化作業を要するかを測るのは難しいが、一生を費やさねばならないほどのトラウマはそれほど珍しいことではないのではないか。

人類の歴史も過去のトラウマの消化のために多くを費やしてきた。日本もヨーロッパも、第二次大戦のトラウマに広く深く覆われているのが現実ではないか。単に物理的な破壊だけでも、第二次大戦の破壊の跡は今も広くヨーロッパを覆っている。最も深い傷を負ったであろうベルリンやワルシャワではその消化の過程が今も進んでいる。現在のベルリンの建築ラッシュは都市のトラウマを乗り越える試みと捉えることもできる。あるいは、ようやくEU加盟を果たしたワルシャワが今後どのように変容するかも注目されるところである。日本の都市は、一見第二次大戦の爪あとを残さないように見えるが、日本の高度経済成長自体が、戦争のトラウマとの直面を回避する試みの中で起こったとも言える。その一つの限界が現在訪れているのではないか。

現在も多くのトラウマを生産している人類の歴史を考えると、トラウマの量は増えこそすれ、減ることはないように見える。このペースで進めば、いずれ世界は過去の負の遺産の処理のみに追われ、新たなものを産み出す余力のない状態になるかもしれない。罪悪感、無力感、絶望感に世界が覆われることもあり得る。人類の歴史全体を費やして過去の負の遺産の消化を続けるというイメージが私には浮かぶ。ただ私はこのイメージにただ絶望を感じているわけではない。過去のトラウマの消化こそが最も困難な、人間がかつて成し遂げたことのない仕事であり、それに全面的に取り組んでいる姿は、ある意味人間のあるべき姿かもしれないからである。

（1）村本は、何世代にもわたって影響を及ぼす「伝染病」としての暴力について、ブルームの説を引用しながら論じている。村本邦子「戦争とトラウマ――語り継ぎと歴史の形成教育」『女性ライフサイクル研究』第一四号、二〇〇四年、一五頁。Bloom, S. L. (1997), *Creating sanctuary : Toward an evolution of sane societies*, New York, Routledge.

（2）ラプランシュ／ポンタリス『精神分析用語辞典』村上仁監訳、みすず書房、一九七七年、三四四頁。

（3）中井は、外傷性記憶に対して動員された防衛機制が新しい病態を作りだす現象を「自己免疫に似ている」と述べている。

『徴候・記憶・外傷』みすず書房、二〇〇四年、一一〇頁。

（4）トラウマ学の文脈でこのフェレンツィの概念を紹介している文献には次のものがある。ベセル・A・ヴァン・デア・コルク他編『トラウマティック・ストレス―PTSDおよびトラウマ反応の臨床と研究のすべて』西澤哲訳、誠信書房、二〇〇一年、七八-七九頁。

（5）シャーンドル・フェレンツィ「大人と子供の間の言葉の混乱―やさしさの言葉と情熱の言葉」『心の危機と臨床の知1』、甲南大学学術フロンティア研究室、二〇〇〇年、一六三-一七二、一六七頁。

（6）Jay Frankel (2002), Exploring Ferenczi's concept of Identification with the Aggressor-Its role in trauma, everyday life, and the therapeutic relationship. *Psychoanalytic Dialogues*, 12(1), 101-139, p. 110.

（7）性的虐待を受けたことを示すサインのなかに、「年齢不相応な異常な性的行動」や、思春期以降の場合には「性的活動に没頭する」が挙げられている。メアリー・エドナ・ヘルファ、ルース・S・ケンプ、リチャード・D・クルーグマン編『虐待された子ども』明石書店、二〇〇三年、五九九頁。

（8）シャーンドル・フェレンツィ『臨床日記』みすず書房、二〇〇〇年、八三頁。

（9）『臨床日記』一九三二年一月十日。autoplasticは上記の翻訳では「自己形成的」と訳した。バリントの著作の翻訳から訳語を踏襲したものである。しかしここではaloplasticとの対照がより明確な「自己変容的」を訳語として採用した。今後この語を用いる場合は、「自己変容的」を用いたい。なお本書の棚瀬論文も、この訳語を用いながら、本論よりさらに詳しくこの概念を検討している。

（10）フェレンツィはこの防衛をオルファという主体が行なうものと考えて、「一旦その（オルファの）力を呼び覚ますと、危険が去った後も眠らせることが困難になる」と表現している。

（11）たとえば次の文献を参照。P・ロシャ『乳児の世界』板倉昭二、開一夫監訳、ミネルヴァ書房、二〇〇四年。特に第四章「乳児と他者」。

（12）たとえば次の文献を参照。ビヴァリー・ジェームズ編著『心的外傷を受けた子どもの治療―愛着を巡って』三輪田明美、高畠克子、加藤節子訳、誠信書房、二〇〇三年、三五-三七頁。本書の棚瀬論文も参照。

（13）『トラウマティック・ストレス』（注4）一六一-一七頁。二二七頁。

（14）前掲書、注6。

（15）前掲書、注6。

（16）アンナ・フロイト『自我と防衛』外林大作訳、誠信書房、一九五八年、一六九-一八七頁。初出は一九三六年。

（17）前掲書、注6。p. 108.

(18) このレベルの過程を説明するのに「取り入れ」という用語を用いるのは不適当であろう。「取り入れ」は、外界のものを処理してまとまりのある人格に位置づけることを意味するからである。「取り入れ」概念をフェレンツィに従って再検討し、それと対照させて、自我の手の届かない場所に位置づけられる内在化を指すために「体内化incorporation」を用いたのは、アブラハムとトロクである。これに従えば、フェレンツィの「攻撃者への同一化」には「体内化」を用いるのが適当である。ただ、体内化の概念がこの意味で定着して用いられているわけではないので、混乱を避けて用いないでおく。Nicolas Abraham & Maria Torok (1994), *The Shell and the Kernel*, Vol. 1, The University of Chicago Press, Chicago. 港道隆「言語と亡霊―フランスにおける精神分析」横山博編『心理療法言葉／イメージ／宗教性』新曜社、二〇〇三年、一〇五‐一五一頁。

(19) 中村正『ドメスティック・バイオレンスと家族の病理』作品社、二〇〇一年。

(20) フランケルもストックホルム症候群を「攻撃者への同一化」の例としてあげている。前掲書、注6。

(21) 前掲書注19、七五頁。

(22) 前掲書注19。

(23) スティーヴン・ハッサン『マインド・コントロールの恐怖』浅見定雄訳、恒友出版、一九九三年。

(24) フロイト「集団心理学と自我の分析」フロイト著作集6、人文書院、一九七〇年、一九五‐二五三頁。

(25) ヤング『PTSDの医療人類学』中井久夫他訳、みすず書房、二〇〇一年。

(26) 五味川純平原作による。『人間の条件』小林正樹監督、第一部〜第六部、一九五九〜一九六一年。制作会社は、にんじんくらぶ、人間プロ、文芸プロなど。

(27) 『フルメタル・ジャケット』スタンリー・キューブリック監督、一九八七年。

(28) 第二次大戦時の日本軍の軍事訓練が、実際には敵と戦う姿勢を受け付けなかったらしいことは、また別の問題として考える価値がある。攻撃性はいたずらに友軍同士の無意味な摩擦として発せられ、戦闘の効率を下げた。次の文献を参照。山本七平『日本はなぜ敗れるのか―敗因21ヵ条』角川書店、二〇〇四年。ベトナム戦争では、綿密に計画された軍事訓練によって戦闘効率を押し上げたが、そのために兵士の精神の破壊度が極度に高まったことが指摘されている。デーヴ・グロスマン『戦争における「人殺し」の心理学』安原和見訳、筑摩書房、二〇〇四年。『フルメタル・ジャケット』はその訓練の非人間性を描いたものである。

(29) 『臨床日記』二一二頁。

(30) 虐待と非行の関係については、次の文献を参照。橋本和明『虐待と非行臨床』創元社、二〇〇四年。

甲南大学人間科学研究所　第5回公開シンポジウム

トラウマ概念の再吟味――埋葬と亡霊――*

パネルディスカッション

二〇〇四年七月二五日
甲南大学甲友会館
共催　兵庫県こころのケアセンター

シンポジスト

加藤　寛（兵庫県こころのケアセンター／精神医学）
白川美也子（国立病院機構天竜病院／精神医学）
高橋　哲哉（東京大学／哲学）
森　茂起（甲南大学／臨床心理学）

指定討論者

中井　久夫（兵庫県こころのケアセンター／精神医学）
港道　隆（甲南大学／哲学）

司会

横山　博（甲南大学／精神医学・臨床心理学）

（シンポジウム・コーディネーター　森茂起）

* シンポジウムでは「埋葬と亡霊」が副題として用いられた。

横山　それでは第二部の討議と質疑応答に入ります。最初に指定討論者の先生方からご意見をいただき、続いて討論に入りたいと思います。では、まず港道隆先生からお願いします。

港道　僕は高橋さんと同じく哲学をやってきた人間で、直接心理学的な意味でのトラウマ概念に付き合ってきた人間ではありません。しかし、去年から森さんと一緒に大学院の授業をしていて、そこでトラウマや解離の問題を議論しながらいろいろ教えていただき、その縁でこの席に「お前も何か喋れ」ということで引っ張り出されました。

僕が申し上げたいのはごく単純なことです。それは、精神分析や心理学の場面で言われるようなトラウマや外傷や解離や抑圧といった概念が社会のレベルに適用できるとしたら、それにはどういう条件が必要なのかということです。僕はこのことをよく考えるんですが、未だによくわかっていません。

「国民的なレベルでのトラウマ現象」というのは、たとえばベトナム戦争に敗退したアメリカであるとか、それ以前にやはりベトナムに出兵して敗北したフランスであるとか、現象としていくつか挙げることが可能です。また、一九三八年、ヨーロッパで第二次大戦が始まる直前に行われたミュンヘン会談で、ヒトラーはチェコのズデーテン地方の割譲を要求するわけですが、とりわけフランスやイギリスがヒトラー懐柔策に出たことによってとんでもない被害を後からもたらされてしまったという事実があります。それは今日、たとえばNATOがミロシェヴィッチの旧ユーゴスラヴィアを爆撃する時や、アメリカがサダム・フセインのイラクを攻撃する時の一つの正当化の根拠に使われている――悪を野放しにしておくと大変なことになるから、あらかじめぶっつぶしておかなくちゃいけない。これを、ヨーロッパのトラウマが回帰してきているような状態だと言うことができると思います。

そういった現象を考えるときに、心理学でも使われているトラウマ概念は、それが単なるメタファーやアナロジーではないとすれば、認識論的にどういうステータスをもち得るのだろうか。こういうことに関して、ご専門の方から意見をいただければありがたいと思います。国家に広がるようなトラウマが成立するために必要な条件として、一つ僕が考えているのは、歴史的なことです。とりわけヨーロッパに端を発した近代国民国家というのは、それまで国家と個人の中間に介在していた、ヨーロッパで言えばギルドや職業団体を一切取り払い、原則として、個人と国家がいきなり向き合う構造をつくり上げました。これは近代市民革命の一つの結果です。それはプラスの構造としては、たとえば我々一人ひとりが国家の政治を動かす形での参政権となって現れます。マイナスの構造としては、先般問題になってきている近代戦争、つまり職業軍人が国を守るのではなくて、徴兵制によって市民すべてが自分で自分の国を守るという発想を生みます。したがって、近代戦争はそれに正義があろうがなかろうが、当然、不条理な死を産出し続けるわけです。逆に言えば、死の不条理さゆえに、高橋さんが指摘されたような戦死者を英雄とか尊い犠牲という名の下に祀るという国家的なメカニズムが動きだします。そして、本当は無意味かもしれない死に象徴的な意味を与え、それによって国民国家を我々一人ひとりの運命共同体のような存在として成立させます。先ほど個人と国家がいきなり向き合うと申しましたが、近代国民国家というのは個人とそれを守る最も大事な下部組織として、家族を持っております。高橋さんが極めて明確に示されたように、個人が自分の国を守るのと同様、戦死者となった者を送った家族が事後的に栄誉を得るというこのメカニズムは、恐らく近代国家の本質に属するだろうと思われます。たとえばベトナム戦争の敗北といったトラウマとなる出来事が、かなりの部分「国民」に共有されてしまう。これは近代以前にはなかった現象でしょうし、日本の敗戦はどういうふうに考えたらいいのかということも、こういったトラウマ概念から出発するべきではないでしょうか。

最後に申し上げたいのは、トラウマという言葉を聞くと、どうしても被害者側のことを僕らは想像しがちですが、戦争の場合、むしろ加害者トラウマのほうが問題になるのではないだろうかということです。たとえば先般のイラク戦争のときの虐待——これはtortureという英語なので、正確には拷問ですね——、こういうことが、逆に言えばアメリカ「国民」のトラウマになり得るでしょう。そういった共同体レベルでのトラウマの問題があります。共同体というのは残念ながら医者にかかることができませんので、これはレベルとしては全く同じというわけにはいかないだろうということはわかります。しかし、トラウマ概念がある程度同じ有効性を持っていると思っています。ただ、それがどこまでどう有効なのかということは僕自身もまだわかっていません。

横山　本質的な問題を提起していただきました。のちほどまた先生方にお答えいただきたいと思います。もうお一人の指定討論者は中井久夫先生にお願いしております。

中井　まず、港道先生が言われたことについて追加しておきたいと思います。アメリカ復員局は二〇年前から加害者のPTSDをも補償し治療するとしております。実際、アラン・ヤング（Allan Young）の『PTSDの医療人類学』（みすず書房）に出てくるケースの過半数は加害者です。そして、加害者のPTSDのほうが被害者のPTSDより重い。この事実は、我々人間にとってささやかな救いです。

それから、歴史とトラウマですけれども、モードリス・エクスタインズ（Modris Eksteins）という人の『春の祭典——第一次世界大戦とモダン・エイジの誕生』（TBSブリタニカ出版）は、トラウマの問題をベースにして書かれた本です。それによると、第一次大戦においてヨーロッパが崩壊した時のトラウマが、ミュンヘン会談という、ヒトラーに対する妥協を歓迎させたということです。現在の米国でも、慎重派はむしろベトナム戦争を経験した人ではないでしょうか。第二次大戦でフランスが非常に早期に降伏したのも、第一次大戦のトラウマと、人口を保存するという合理的な判断があったためです。そういうものが最近注目されております。

徴兵された兵隊が敵に向かって鉄砲を撃つ確率というのは、南北戦争から第二次大戦までは一五から二〇％でした。つまり八〇％は敵に向かって撃たないんです。戦闘機は、わずか一％のパイロットが四〇％の敵機を撃墜しているそうです。大部分のパイロットは、戦場で敵を撃つよりもむしろ撃たれるほうを選ぶんです。兵隊の場合もそうで、このことは我々人間にとって一つの救いです。しかしこれでは軍隊にとって非常に具合が悪いので、一九四六年アメリカのウイリアム少将が海軍の心理学者に命じて、心理学的テクニックによって発砲率を上げようとしました。このテクニックはデーヴ・グロスマン（David A.

Grossman）の『戦争における「人殺し」の心理学』（筑摩書房）という本に詳しく紹介されております。朝鮮戦争で五五％、ベトナム戦争では一七才の少年を選んで九五％の発砲率を達成しました。その代価は、その後のアメリカ社会の荒廃であろうと考えます。

湾岸戦争の発砲率は、『ニューズウィーク』によると二四％。今回のイラク戦争でも、イラク兵と米軍の車がすれ違う場面が出てきますが、米兵は朝日の記者に「弾は当たらんもんだよなあ」とか「実に当たらん」と言い、イラク側も当てずにそのまま過ぎていくんですね。恐らく、高橋先生が引用された靖国神社を肯定している遺族の方の夫も、フィリピン戦線の一九四五年六月といえば、敵兵を一人も殺していないでしょう。

この靖国神社肯定の遺族は、犯罪や天災の被害者の心理と一緒です。一つは、忘れられたくないという感情です。靖国神社がなくなったら全く忘れられるんじゃないかという恐れがあるのです。これは理不尽に家族を失った人の反応の一つです。もう一つは、理不尽さの意味付けです。たとえば、ある事故で誰かが亡くなって、それによって事故を起こした箇所が改善されるとします。そうするとそれは「無駄な死じゃなかった」となります。そういう意味付けを、人間はどうしてもしてしまいます。そして、「忘れたい」と「忘れられたくない」とのせめぎ合いが心のなかで起こって、結局はそれが浄化の過程になると私は思います。

私は、戦時下の小学生として靖国神社の春と秋の大祭のラジオ中継放送を聞いております。それは本当に悲痛なものと感じました。アナウンサーも全然勇ましいことは言いません。肯定している遺族も本当はそれで満足しているわけではないと思います。その現場に、どんなに僻地であろうと繰り返し行ったりして、戦死の真相を徹底的に調べようとする。これは、犯罪の被害者が心理の徹底的な究明を要求し、少年の事案ですと、多額の費用を支払って民事訴訟を起こしてまで鑑定書を読もうとする——それが立ち直りの一助になるんですけれども——それと同じだと思います。

吉田満の『戦艦大和ノ最後』（講談社）という本を読まれた方があると思いますけれども、最後に大和で出撃する学徒兵たちのあいだに、「何のために死ぬんだ」という激論が起こります。「新生日本のために死ぬ」、これでみんな一致するんですね。その新生日本に彼らはいない。だけど、そういう意味付けなしに人間は生きていけないし、死ねないんです。ただ、この見解を述べた臼淵大尉という学徒兵は敗戦を見通していて、それを踏まえての「新生日本」であったろうと私は思います。靖国神社問題というのは感情の問題であるということをいみじくも高橋先生は言われた。靖国の感情というのは、福沢諭吉以来、人間のこころに添うものとしてつくられていったんでしょうね。

ところで、現在言われている戦争のＰＴＳＤは、私が知っている限りでは、二回の世界大戦がモデルで、これは正規軍対正規軍の戦争です。通常、正規軍同士の戦闘は意外に短期間に終わります。実際に戦闘を行う前線と違って、大部分は後方として安心していられるんです。しかし、こうした「対称戦争」は恐らく今後起こらないと思います。

一方、「非対称戦争」と呼ばれているものは、ゲリラ戦、命を顧みない武装勢力との戦いですが、これはどの方向から、いつ、どういう形で攻撃が来るかわからない。前線も後方もないんです。これがどういう心理的打撃を与えるかは想像できますけれども、私はレポートを読んでおりません。非対称戦争には残虐行為はつきもので、ほとんど生理的なレベルで発生します。なぜなら、攻撃者と一般市民との区別が付かないからです。先制攻撃をやらなければ自分がやられる。やられる前にやるというロジックがある限りは、残虐行為は起こります。

さらに、内戦というのはほとんどの時代にある。毎日新聞で連載されている『哀歌』という曽野綾子の小説がもう終わりに近づいていますけれど、あれはルワンダの内戦の物語です。フツ族とツチ族が戦っていますが、この二つの部族は言葉も一緒で、我々には全く区別が付きません。内戦は本当に悲惨です。どちらも相手を加害者と考えているからです。私は、朝鮮戦争の内戦で日本に亡命してきた方から聞いたことがありまして、「外国との戦争はどれだけいい(ましな)ことか。顔が同じ、昨日までは友達でも、思想が変わっていて殺されるかもしれない。殺される前にやれということになってしまう。内戦というのはとっても大変なんですよ」と語っていました。

加藤先生と白川先生のお仕事については、私の次の世代あるいは次の次の世代がこういうふうに一生懸命やってこられることに敬意を表する、それに尽きます。私はもうこの年からやるわけにはいきません。多分、一つの世代が一つの課題を片づけていく、それでいいのでしょう。十分果たしたとは思いませんけれども、私は古希を過ぎました。それでは…。

横山 ありがとうございました。港道先生と中井先生から、シンポジストの先生方に問いかけがありました。お二人のご発言に対しての、シンポジストの先生方からのお答えをいただいていきます。

白川 私は個人のトラウマを診ている者ではありますが、港道先生、中井久夫先生のお話を聞かせていただいていて、やはり共同体の問題とか国家の問題というのにも、とても心をひかれると感じました。港道先生のおっしゃった加害者側の問題であるとか「共同体は医者にかかれない」というのには本当にうなずいてしまいました。

それから私自身も、森先生のおっしゃった攻撃者との同一化とかトラウマの再演問題を考えるなかで、加害者の問題は取り組まないといけない重要な問題だと感じています。たとえば性虐待一つとっても、私の診ていた数だけ被害者がいて、その加害者は一説によると生涯のうちに数十人から一〇〇人の被害者を出すといわれています。そして被害者は再被害をうけたり、加害をしたり、性的な行動化をしたりしてそれらの再演の中で育った子どもがまた一〇代のうちに子どもを産んで、またその家庭が崩壊していくということを目の当たりにしています。それはとても怖いことです。

この間、横浜でDV・児童虐待関係のシンポジウムがありまして、そこに二人の男性が見えました。アメリカのシルバーマン博士(Jay G. Silverman)という公衆衛生の専門家と、バンクロフト(Lundy Bancroft)さんという児童虐待調査官で、加害者のカウンセリング、加害者対策をしている方たちです。アメリカでDV・児童虐待問題が公衆衛生学的な問題としてとらえられ始めたのは七〇年代からだそうです。八〇年代からしっかりと取り組み始められて、加害者のためのプログラムもいろいろ行なわれています。

私がお二人に伺ったのは、「三〇年加害者対策をやって、DVは減ったか」ということです。たとえば、天然痘は撲滅されました。エイズも減っています。それと同じように、この虐待の連鎖――私は怒りと憎しみだといつも言っています――が減ったのか。彼らから、非常に興味深い答えが返ってきました。DVそのものは、地域的に非常に強力なプログラムをやったところでは減っているというんですね。けれども全体的には減っていない。特に家庭の中の殺人の数は全く同じなんです。彼らの考えでは、再演を止めるためには最低二世代必要です。なぜなら虐待の連鎖には、外傷性記憶の再演だけではなくて、妻を殴る夫を見ていた男の子が大きくなって妻を殴るという認知行動パターンの学習による再演も含まれているからです。

児童虐待の加害者である母親を私は診ているんですけれども、彼女たちの多くは自分がかつて被害者で、PTSDになっているんですね。そういう方たちは社会的全般的に機能不全に陥っていますが、それは治療することによって回復しえます。ただ、DVの加害者の方だけには同じようなアプローチでは、手が付けられない。DVの加害者は、社会的には十分機能できるのに、自分の身内にだけは暴力を振るってしまうのです。これについて、シルバーマン博士らはやはり「学習の問題である」と言っています。森先生もおっしゃっていましたけれど、加害者の問題はトラウマ治療ではなくて学習でやるしかないんだと。アメリカではアンガー・マネジメント(怒りのコントロール法)などいろいろなプログラムを通じて、加害者治療をしているそうで、日本でも一部ではじまっています。また、早期からの人権教育が必要だと感じます。

これ以上のことは私にはわからないのでほかの先生にお譲りし、一つの問題提起として、戦争の話と家庭の中のことをつなぐものとして提示させていただきました。

森 今の白川先生のお話に触発されて発言します。トラウマについて論じられるときに、トラウマの特徴としてまず指摘され、またわかりやすいのはトラウマ性記憶の性質です。実際、トラウマ性記憶という独特の記憶の在り方は、トラウマというものの性質を非常によく表しています。そのためによく取り上げられるわけですが、記憶がトラウマのすべてではありません。被害―加害の構造をはじめ、トラウマの周辺に広がるさまざまな現象があり、しかもそれは決して副次的ではなくて、本質的なものとして互いに絡み合っている。その全体がトラウマ現象です。その中に、今、白川先生も言われた学習の問題――あるものが条件付けの形で学習され、それが反復される現象――も関わっているのではないかという気がします。

そして学習の部分はいくら過去のトラウマの記憶を扱っても変わらない。教育であったりトレーニングであったり、行動を変えるための治療であったり、記憶へのアプローチ以外の方策でなければ変えられないものは、非常にたくさんあるのではないでしょうか。そういう点では、教育の課題でもあり、養育の課題でもあり、治療範囲だけでは済まないと思います。

高橋　加藤先生が最初に災害について取り上げられました。これは地震や台風や洪水のような自然災害の場合もあるでしょうし、飛行機事故とか人災の場合もあるでしょう。あるいは両者必ずしも分けられない場合もあるでしょう。けれどもそういう災害の場合と、DVや虐待といった問題、それから戦争やそれに準ずるたとえばルワンダの虐殺のようなケース、政治が絡んでいるようなケース、こういったさまざまなレベルでトラウマの問題が今論じられています。私の印象では、これらはいずれも各種の主体にとって「死」なわけです。靖国の遺族の場合であれば、家族の戦死というものが喪失として経験されるわけです。意味付けの働きは、そのある種の喪失に対して何らかの埋め合わせをしないといけないということで、動員されてくるのではないかと思うんです。

私は専門家ではありませんので素人くさい表現で言っているんですけれども、その場合に、国家の戦争であれば先ほど私が申し上げたような論理やレトリックが働き始める。何らかの物語や意味付けの作用がそこに働いて、もともと全く虚しいとしか感じられなかったような経験に、意味が与えられる。あるいは加害者とか社会がそれに対して与えていた意味や物語に対して変更が加えられる。そういうふうにして喪失の虚しさというものが何らかの形で埋められる。そうすることによってある一定のノーマライゼーションというのか、ある種の治癒がそこにもたらされるわけです。しかしその意味や物語の中身について考えてみると、国家や政治が問題になるレベルでは必ずそこに対立が生じてくるし、恐らく虐待のような場面でも、その意味を確定することは非常に難しいのではないかと、私などは想像するんです。

自然災害の場合、それによる喪失をどうやって受け入れればいいのか、どう意味付けて納得すればいいのかということは、もしかすると一番難しいのかもしれない。そういう問題がここに共通にあるような気がします。

加藤　今日のお話の中で、誰をケアするのか、誰に対して埋め合わせをするのかという問題があって、直接の被害者、被災者に対するケアがまず必要だということが大前提になっています。それに関して、私はケアする人間とその受ける側との乖離について申し上げました。もうひとつ付け加えると、周辺にある人たちをどうサポートするかということが別のテーマになってくると思うんですね。

一つは遺族ですね。直接の被害者でなくて、それによって家族を失った方たちに対するサポートです。これは非常に難しい問題で、僕は日々の臨床の中でたくさんのケースを看ていますけれども、非常に疲れ果ててますし、本当にどうしていいのかわからないということがあります。ただ、今日の戦争の遺族の方のお話も参考にしながら考えると、どう彼らに対して埋め合わせをするかということに尽きるんだと思います。彼らは、単に埋め合わせをしてほしいのではないということをよく言います。彼らがよく言うのは、「同じような思いをほかの人にさせたくない」ということです。同じようなことが起こると、それが引き金（リマインダー）になって自分もそのことを思い出してしまう。だから、何とかそれを予防するシステムをつくってほしい、そして、自分たちをその中心に置いてほしいというふうに、尊厳やアイデンティティーの回復を求められるところがあります。ですから、その辺をきちんとくみ取るような制度をつくらなければならないんだと思います。

あと、加害者のことがたくさん話の中に出てきました。加害者も被害者であるという連鎖の中で、彼らをどうケアするかということについては、僕らはあまりなす術をもちません。システムとして加害者に対してケアを提供する術がないので、なかなか手が出せないというのが現状です。僕はこれに関しては生半可なことは言えません。

もう一つ今日の話題に関連して、さっき楽屋で白川先生と話している中で思ったのですけれども、ケアするべき対象としてこれも忘れてならないのは救援者であり、指導者であると思います。私とか白川先生を見ていただくとわかるんですけれど、疲れ果てるんですね。こういう人間をどうサポートするのかも、やっぱり忘れてはならないことです。このように、直接の被害者だけではなく、周辺の人間をどうサポートするのか、そういったことを考えない限りは、トラウマを扱っていき、かつ支援していくという全体の問題が底上げされていかないんじゃないかと思いました。

横山　どうもありがとうございました。中井先生のほうから何か。

中井　トラウマと歴史について、ちょっと追加しておきたいと思います。トラウマと歴史との関係は単純ではありません。ヒトラーも戦傷兵です。毒ガスにやられ、塹壕のたこつぼの上を戦車が通過しています。エクスティンズという人は、ヒトラーが毒ガスでやられたためにユダヤ人を毒ガスで殺したんだと結びつけています。それはまあ短絡的に過ぎますが。

東条英機大将は太平洋戦争の開戦のときの首相です。これは多分歴史家があまり言っていないことですが、東条英機大将には非常なトラウマがありました。彼の父親英教《ひでのり》中将は、公平中庸で合理的な人だったんですが、日露戦争のときに怯懦（卑怯）の故をもって職を免ぜられています。これは日露戦争でただ一人の将官の免職です。陸軍部内では、能役者の家柄である東条家をそれ故に軽蔑しているところがありました。そのとき東条英機は士官学校の二年生で、繰り上げ卒業になる前でした。東条という人は、心理的に引くに引けない傷をもっていたと思います。それが開戦の原因であると単純には言えませんが。一般に、戦争直前になったら引くことよりも進むことの方が非常に易しいということです。

しかし、戦後五〇年の平和で、戦争に対して非常な嫌悪感を示すのが旧軍人も含む戦争経験者です。歴史の示すところによると、戦争を知っている世代が第一線から退くか死滅するときに、次の戦争が始まっています。記憶には、伝えられるものもあるけれど伝えられないものもあるのですね。戦後五〇年の平和は、戦争のトラウマによって支えられてきた面があると思います。

森　今の中井先生のお話に関連して考えていることがあります。戦争を知っている人たちが亡くなった頃に次の戦争が起こるということは、記憶がなくなるから起こる面に並んで、もう一つ別の側面があるように思います。ちょうど日本の戦後がそうであったように、戦争の記憶を知っている人たちが生きている時代は、戦争の記憶をいわば埋葬して、つまり見えない形にして、その代わりにトラウマを扱うために何か別の物語をつくっている時代でもある。日本の場合は高度成長時代の経済成長によって回復するという成長物語をずっと生きてきたわけです。しかしその底には敗戦の惨めさとか無力感といったものがあったに違いありません。その背後の無力感は、高度成長を何かいびつな形にしていて、そのいびつさが次の世代に強いストレスを与えてきたのかもしれない。過度の競争心を生み出したかもしれない。あるいは物質的繁栄だけを目指すような精神構造をつくったかもしれない。そういう面と、本当に忘れてまた次の事件が起こってしまう面と、両方の面があるのかなと思って聞いておりました。

これは高橋先生の先ほどのお話にも関連します。戦後の成長期の例のように、絶望的で悲惨な状態にあるときに、ある物語をつくりだして生き延びることがありますが、物語をつくるということは、トラウマ治療の議論で治療的な作用として取り上げられます。自分なりの物語をつくって、体験を自分の物語に組み込んでいくことが回復の鍵であると。しかしその物語が、果たしてトラウマを十分扱った物語なのかどうか、トラウマの回避のための物語ではないのか、そこを判定するのが非常に難しい。結果論でしか言えないものかもしれない。靖国の母たちも、一つの物語の中に生きているわけですけれども、その物語はトラウマを本当の意味で処理し切れているわけではないのでしょう。ですから、少しそれにひびが入るとドッと血が流れ出す。もっと別の形でトラウマを扱った物語をつくりあげて生きている人もいるでしょう。そのあたりの差が、本当は一番大事なことではないかと思って聞いていました。

中井　それはいかにもと思います。平和憲法を当時の私たちは一種の「みそぎ」のように受け取っていたのかなと思います。日本側が出した憲法草案はいかにも未練たらしいものと感じました。軍事国家の破綻した歴史との絶縁のためにはこれくらいは必要だったのだろう――と。当時の首相たちも本心はともかく、絶対平和主義を語っていました。アメリカ占領軍が押しつけたと言われるけれども、アメリカはアメリカでストーリーを描いていて、第二次世界大戦を「よい戦争」だという世論を維持することもあり、またほとんどアメリカ一国で日本を占領支配するための根拠という意味もあったと思うのです。国連の設立も同じラインの上にあるでしょうか。その後、アメリカも日本もそれぞれのストーリーを曲げたり、空文化せざるを得なくなってゆく――。

日本政府は日米交渉の中で実に巧妙に平和憲法を楯に取りながら経済戦争に進むのです。一九八〇年代の日本の経済界の大物から「遂に戦友たちの仇をとった」と聞いたことがあります。同じ時期のアメリカの対日憎悪はかなりすごかったと思います。

港道　同じラインでちょっと一言挟ませていただきたいんですけれども、戦後の日本のナラティブを再建するにあたって、たとえば司馬遼太郎のような歴史小説が果たした役割はかなり大きいと思うんですね。サラリーマンが幕末の戦士に自己同一化することによって、経済戦争を勝ち抜いていくという。対アメリカということでもあったでしょうけれども、経済協力の名の下に東南アジアにどんどん進出していく。これはひょっとして大東亜共栄圏の反復ではなかったのかという見方もできるわけです。

もう一つ、さっき森さんと白川さんがおっしゃった「学習」の問題で、トラウマ性の記憶を取り巻くものが実は大事なんだということについてですが、僕と森さんが一緒に読んでいるニコラ・アブラハム（Nicolas Abraham）、マリア・トロク（Maria Torok）の論文の中に、自分は当事者じゃないトラウマが襲ってくるという例があります。

たとえば、自分にとって、おじいさんやおばあさんの代に起きたことなどがそうです。両親にとっては当事者としてのトラウマだったけれども、さらに一世代下がった自分は全く当事者ではない。そのようなトラウマが襲ってくることがあると。ある意味では、埋葬と亡霊という言い方を厳密に取るならばそこまで行くべきなんじゃないか。自分が当事者である過去をうまく埋葬できなかったから、成仏しない過去がワッと還ってくるというイメージをもう一歩先に進めて、自分が当事者ではない亡霊が襲ってくる――いわばゆきずりの誰かの夢に武将の霊が登場する、夢幻能のような構造ですね。別にゆきずりの人は武将の霊と何も関係ないわけだけれども、場として取り憑かれてしまうという構造のイメージを思い浮かべていました。

森　おそらく白川先生が数多くの症例でそういった世代を超えた連鎖を感じておられるかと思いますが、いかがですか。

白川　そうですね。ゆきずりの治療者として、よみがえる亡霊には何度も立ち会わせてもらっています。先ほど港道先生がおっしゃった夢幻能のようなことは体験します。過去の何かが蘇ってきて語り、それを聞いているという構造は、セラピーの中には常にあると思います。私はケースを出しましたけれども、あの背景にも、沖縄戦であったり、その後のDVであったり、虐待の連鎖であったり、幾つもの問題がありました。

私は、DVの被害者のグループ、性虐待の被害者のグループなど、グループを幾つかやっています。その方たちが回復過程で非常に元気になっていくのを見ていると、少し楽観的にもなります。彼女たちがどうなっていくかというと、自助グループをつくったり、先ほどもちょっと言いましたけれどもステップハウスをつくろうとしたり、シェルターをつくろうとしたりし始めます。DVのグループをはじめ、みんなとても明るくて、みんなでゲラゲラ笑いながら、「ひどい目に遭った。ひどい目に遭った」と言いあいます。訴訟のこととか子どもからの暴力のこととか夫の恐ろしい仕打ちとかを語って、時には偏見にさらされながらも、本当にたくましくなってくるのがとてもいいなと思っています。彼女たちは、自分の傷をしっかり見つめているんですよね。そこが、ちょっと違うと思います。私は、PTSDというのは回復過程だと思っています。「記憶が出てきてしまう」というところから、回復は始まるのです。

「レイプ・トラウマ症候群（Rape Trauma Syndrome）」という論文を書いたバージェス（A.W. Burgess）が、PTSDにおける未発症の病態というのを書いていて、それが非常に面白いんです。病態のうちの一方は攻撃型です。どんなふうになるかというと、覚醒剤系の非常に強いアッパーの薬を使ったり、暴力をふるったり、反社会的な行動や性的逸脱などをしたりするんですね。もう一方は内にこもるタイプで、引きこもってしまったり、シンナーやマイナーなどのダウナーに依存したり、身体化症状が出てきたりします。発症していないというのは、実はすごく大変なことなんですね。外傷性の記憶にずっと蓋をしているような状態で、いろんな問題行動が現れるんです。

それを思うと、先ほどの日本の抱えている無力感の話は、また違った視点で見えてきます。高度成長という物語を描ききれなかった、バブルで崩壊した私たちとして。トラウマを扱っている治療者の中で、日本PTSD論というのが話題になったことがあるんですね。個人の病理を共同体に適用できるかどうかは別として、まあお話としてはおもしろい。こんなストーリーです。日本は敗戦を終戦と呼んだ、それも、広島・長崎があったから自分は被害者であって、被害者の立場で「終戦」と言った。それで「自分たちはもう繰り返しません」。戦争を二度としません」というふうに憲法に書いたんですよね。その中で高度成長が始まって、頑張るぞ、頑張るぞと男の人は企業戦士になりました。自分たちは戦争はしなかったけれど。それと同時に、家ではお母さんと子どもが密室に閉じこめられました。しかもコミュニティーが壊れてしまっている。そこで児童虐待とかDVということが繰り返されてきたわけです。ようやく、DV、児童虐待問題が外に出てくるようになった今が、私はチャンスなんじゃないかと思っています。「やっとPTSDになったじゃないですか。これからですよ」と、私は思うんです。

私はフランスに住んでいたとき、いろいろな国の方と会いました。その中で、ドイツの方たちに非常に深い印象を受けたんです。私がお会いしたのはフランスで勉強されたり仕事をされたりしているわけですから知的な能力の高い方だと思うんですけれども、みんなものすごい罪悪感をもっているんです。それで、それをあからさまに語るんですね。「ドイツ人であることで非常に肩身が狭いんだ」と。私の会った人だけなのかもしれないですけど、彼らは自分たちの罪悪感や傷つきをしっかり見つめていました。ナチス・ドイツの存在で戦争責任について考えざるを得なかったドイツでは、司法改革がすごく進み、非常に開かれた裁判所になったと聞いているのですが、こういう思潮が関係しているのではないでしょうか。一方、日本では、裁判所の閉ざされた形態は営々として変わらない。それは、戦争の亡霊を引きずっているように私にはみえる。トラウマを受けるとか、見るとか、直視する、あるいは「気づく」すなわち「傷つく」ことから始めるしかないのかなと思いますね。

話が広がっちゃいましたけれども、やっぱりいろんなところで戦争が起きていて、憎しみがあるわけです。それには経済の問題も非常に大きいし、イラン・イラクの問題や、イスラムとそれを圧制する勢力の問題などがありますけれども、単に民族の違いとか宗教の違いだけではこんなことは起きないと思う。そこをどう見ていくのかということはものすごく大事なことです。何で私たちが傷ついているのかということを、それぞれの国民が認めることですね。

加藤　今の白川先生のお話で思い出したんですけど、確かに日本は、戦争については被害者だというアイデンティティーを持ち続けているんですね。これはどうも世界的には非常に違和感のあることらしくて、私は、有名なトラウマの研究者ヴァン・デア・コルク（Bessel A. van der Kolk）という人から議論をふっかけられたことがあります。彼はオランダ人で、自分のおじいさんの世代が日本軍からひどい目に遭ったらしいんです。「日本はあれだけの加害体験をしたのに、それにどうして目をつぶっているんだ。自分たちが被害者かのように靖国神社みたいなものをつくって、加害者のことはどうなんだ」とふっかけられて、僕は言葉に窮して何も言うことができなかったという体験があります。これは、彼が書いた『トラウマティック・ストレス』（誠信書房）という本の日本語の序文にも非常に鮮烈に書いてあることなんですけども、歴史の中で考えるうえで、特に日本は、周辺国に与えた加害者としての責任といいますか、トラウマを与えたということについても光を当てない限りは、日本の戦争の体験を話すスタートラインに立てないんじゃないかという気がするんですね。

多分、アメリカがベトナム戦争をこれだけ引きずっているのも、彼らが中途半端にベトナム帰還兵は被害者であると言っているからではないかと思います。しかし彼らは加害者だったんです。そこに目を向けない限りはその問題はやっぱり解決しないと思います。この暗い部分にきちっと光を当ててはじめて、トラウマを歴史の中で位置付けるということが考えられるんじゃないかなという気がします。

高橋　テオドール・アドルノ（Theodor Wiesengrund Adorno）というユダヤ系の哲学者で、ナチスの迫害を逃れてアメリカに亡命して戦後ドイツに戻った哲学者がいます。この人が、ドイツ人、つまり加害者のほうが、もう過去のことを忘れよう、いつまでもそんなことを気にしなくてもいいじゃないかと言い始めていると批判する文章を、すでに一九五〇年代に書いています。それから、六〇年代末ぐらいだったと思いますが、ミッチャーリヒ（Mitscherlich）夫妻という精神分析家が、『喪われた悲哀――ファシズムの精神構造』（河出書房新社）の中で、悲しむことができないのが戦後のドイツ国民だと言っています。つまり、あれだけの暴力的な支配と戦争、そして虐殺を行なったドイツ国民が、戦後あたかもそのことがまるでなかったかのように、自分たちの過去を否認して経済成長に突き進んできた。まさに日本と同じですね。しかしミッチャーリヒは、いくらそのようにして蓋をしても、あれだけの血を流した過去がある以上、必ず亡霊が立ち返ってくるというようなことを言っていたわけです。

私の知る限りでは七〇年代ぐらいから、ドイツでは過去を直視するというような作業が、まさに今白川さんがおっしゃったような多様なレベルやジャンルで行なわれてきています。そのような中でドイツは今日のスタンスを確立したように思います。そういう意味でも、このトラウマとか精神分析にかかわる概念がドイツ――もともと精神分析はドイツ語圏で起こったわけですけれども――の戦後の意識を解釈するために使われてきたということは参考になると思います。

もう一つは、さっき港道さんが、自分が当事者ではない出来事についてのトラウマの問題ということをおっしゃいました。私が論じた問題というのは、そういう角度から言いますと、要するに「国民」あるいは「ネーション」という観念、「日本」あるいは「日本国民」という観念は、直接自分が戦争に参加したわけでもないし、虐殺に参加したわけではない戦後の世代にとっても、一つのトラウマ的な経験のきっかけになりうるのではないか、ということです。自分が属している国がかつて非道なことを行ない、しかも、先ほどから出ている言葉を使えば、加害者としての責任が十分に果たされていない。ならば自分が何かしなければいけないというふうに感じる。国民という観念はそういうツールにもなり得るわけです。ただ、その国民という観念は常に両義的なものです。逆にその国民のアイデンティティー、誇りとか栄光とか――近代のどんな国民国家でも必ず言ってきたことですけれども――、それが日本の場合にはまだあまり批判にさらされていない面があって、それが過去の歴史を直視することを妨げているという面があるのではないか。

一つ伺いたいのですが、先ほど中井先生が遺族の感情には三つの要素があるとおっしゃいました。まず、靖国神社がなくなると忘れられるんじゃないかという恐怖心。それから意味付けへの希求。そして浄化を欲する気持ち。私も本当にその通りだと思います。しかしその場合、特に浄化というのは、加害者が自らの経験した出来事を浄化することになるわけですよね。まさに、靖国というのは浄化のシステムです。そこに一つの疑問がわいてきます。これが被害者の浄化作業の場合、たとえば災害やDV、幼児の性虐待というようなケースで、被害者が自分に起こった出来事を直視して、ひどい目に遭ったということを納得したうえで明るく前向きに生きていくという、つまりその出来事を、ひどい出来事だったけれども自分の人生の物語の中でポジティブに位置付けていくというか、そういう物語をつくってエンパワーメントしていくことになりますね。これは一般的に言っていいことだと思うのです。ただ、国民というツールを通じて過去の戦死者を常に英霊として浄化していくというレベルになってきますと、一体何がそこでポジティブな意味、前向きの意味付けになってくるのか、それが政治的に常に論争の対象になるわけです。そこが非常に難しいような気がするんですね。過去を直視して、その過去に肯定的な意味付けを与えないと人間というのは前に進めないものだとすると、靖国的な意味付けを突破するにはどうしたらいいのかと。つまり戦死者が犬死にだったとか、無意味な死だったとか言われれば言われるほど遺族は反発する。それに対して浄化の作用をもつ物語を求めるという構造がある。ですから、そのあたりをいろんな問題のレベルやケースによってどういうふうに考えていったらいいのかということが、私にとっては大きな問題です。

港道　その議論の前に、高橋さんにお聞きしたいことがあります。靖国を問題にする、国民国家を問題にする以上、僕らは既に現実に国民国家の限界というのを感じていて、おそらくそれとは別のものに向かっていこうとしているんでしょう。その一方で、あなたが「我々は恥じ入り続けなければならない」と書いたことに対して、藤原帰一さんは「戦争責任の国民化ではないか」というふうにお書きになっています。戦争責任を問題にすることが、逆に国民国家の凝集の論理にもなり得るという可能性があるのではないでしょうか。

高橋　それはなり得ると思います。つまり、ここでの議論には一〇〇％の確実性というものは存在しないのではないかと思います。

たとえばドイツの場合でも、戦後すぐにカール・ヤスパース（Karl Jaspers）という哲学者が『罪の問題』（邦訳『責罪論』理想社）というのを書きました。ヤスパースとライバルだったハイデガー（Martin Heidegger）がナチにコミットしたのに対して、ヤスパースはお連れ合いがユダヤ人だったということもあるでしょうけれども、本人の思想的な立場からしてもナチスの時代には沈黙の抵抗を続けたわけですね。敗戦後は、ナチスに荷担しなかったにもかかわらず、自らはドイツ人としてドイツの罪の問題をまず考えなければいけないというので、有名な四つの罪――政治上の罪、法律上の罪、道徳上の罪、形而上の罪――という議論を展開したわけです。彼の議論は七〇年代以降のドイツの公的なスタンスにも相当取り入れられていて、たとえば一九八五年にヴァイツゼッカー大統領が連邦議会で、第二次大戦終結、つまりドイツの敗戦四〇周年の演説をした。これは非常に評価が高い演説なんですけれども、その中にも私は影響が見られると思います。そこに流れているのは、「我々ドイツ人は過去を直視する道徳的な力があるんだ」、「我々は敗北したけれども、自らの誤りを直視して立ち直る精神的な力をもっているんだ」という誇りなんですね。これがたとえばヤスパースの場合ですと、まだドイツ魂とかドイツ精神という言葉で表現されるわけです。これは積極的で前向きな意味をもっているんだけれども、なおかつそこには一種のナショナリズムにつながる可能性があるわけですね。

そういうふうに考えますと、日本の場合でも、国民という単位で戦争責任を果たさなければいけないという議論にそういうナショナリズムに足をすくわれるリスクが全くないとは思いません。しかし逆に、先ほどから出ているように、日本のようにある種国民という観念が非常に強くて、敗戦によっていったん古い日本が崩壊したかのように見えたけれども実はそうではなくて戦前と戦後が必ずしも断絶していない場合には、むしろ戦争責任をきちっと直視することによって、その連続性を絶つことができるのではないかと思うんです。私としてはそちらのほうにかけたい。しかしそうするとまた、戦後の日本が平和国家だという平和主義の国民としての平和主義ナショナリズムが出てくる可能性もあるわけで、いずれにしても一〇〇%確実な議論は成り立たないような気がしています。

中井　私は日露戦争をどう考えるかが一つのポイントだと思います。司馬史観によれば、日露戦争までは「よい戦争」ですね。アメリカ人が第二次大戦を「よい戦争」と考えているのと同じ意味で。私の子どもの頃には日露戦争参加者がまだ生きていて、「今度の戦争（日中戦争）では皇軍でないぞ。ひどいことをしている」と語っていました。ではどこが違うか。一点だけ挙げれば、日露戦争以前と以後とでは、近隣諸国のうらみを買っているかいないか、それと、これが最大の問題ですが、他の帝国主義国を挑発しているかいないかだと思います。日露戦争の戦後処理は、ロシアから取れなかったものを中国から奪うというものでした。英国政府はさっそく抗議します。アメリカはフィリピン独立運動に手を焼いたので、領有支持と交換に韓国までは認めるが、それ以上は認めないということで、大艦隊が東京湾を訪問します。こうして日本はにわかにアジアからも欧米からも孤立します。

横山　さて、戦争責任の問題に議論が及んできていますが、このあたりでそろそろ、フロアの皆さまのご意見も伺いたいと思います。どなたかいかがでしょうか。

発言者1　立命館大学の赤澤史朗先生が戦後の戦争責任ということで論じられたことがあります。そのときに、今の靖国の戦死者の問題というのは戦後常に問題になっていたわけではなくて、戦後すぐにはいったん忘却されているというようなことを論じられています。戦死者というものは戦後日本において一回抹せられて、その後思い出されていると。靖国問題にしても、戦後すぐではなくてしばらくたってから、七〇年代ぐらいになってから思い出されるようになってきていると。

ところが、その時に思い出されたのはかつて靖国に祀られていた戦死者だけではなかった。同時に、空襲などで亡くなられた民間の人たちであるとか、あるいは戦死者の向こうにいた慰安婦であるとか、中国で殺された人たちが思い出されてきているると。そうした人たちをどう扱うかということで、従来の戦死者だけの死者の共同体を守ろうとする靖国を護持しようとする人たちと、そういった新たに思い出された死者を含めて自分たちの戦争のトラウマをとらえようとする人たちとのあいだで、対立の軸が生まれてきたというような言い方をしています。

ひょっとしたら、かつて日本の戦争について考えたときには埋もれたまま思い出されることがなかった死者が蘇ってきて、それが、日本の戦争責任とか自分たちのかつての歴史を振り返ったときに新たに考えなければいけない問題として現れているのではないかと思いました。そういったところでも埋葬とか、かつて思い出されることがなかった死者が新たに思い出されてくるというような面はあるんじゃないかなということで、特に高橋先生の議論なんかを聞きながら思ったことを、参考になればということで申しあげました。

横山　ありがとうございます。他にいかがでしょうか。

発言者2　旧制姫路高等学校の中に忠魂碑があります。その前に、卒業生百数十名の戦死者がどこでどんな状況で戦死したのか全部調べて、その写真一〇〇〇枚——学生時代、あるいは軍隊にいたときのもの——を、全部同じ大きさで掲示してあります。そして、四回目ぐらいだと思いますが、今年の一〇月一三日に慰霊祭を行ないます。遺族の方には全員に呼びかけて、一昨年も行ないました。

慰霊祭はなんのためにやるのでしょうか。私個人的には、二〇歳のときに小学校の友達が約半数死に、高等学校の友達も数名死んだなかで、なぜ僕が生き延びて今ここにこうしているのか、彼らの死を、そして僕たちの戦った学徒出陣がどういう意味をもっていたのかを、はっきりさせたいなあと思っています。

三年ほど前ですが、私たちが学校の歴史をつくろうと取りかかったときに、東京大学から、私の高等学校の二年先輩であった某さんが果たして戦死だったのか、病気で死んだのか教えてくれというお話がありました。それを聞いて私は思いました。東京大学は膨大な金を一人の学生のために使っていると聞いているが、戦後六〇年近くたっても自分たちの卒業生が戦死したのか病気で死んだのか把握していない。そして今頃になって調べようとしている。それも緊急にやってくれと。非常に情けないなあ、東京大学もしっかりしてほしいなあと思いました。

私たちも、遅まきながら戦死者のことを思い、それを本当の意味で意味付けたいと思っています。今日はいろいろ今後考えさせていただく資料を提供していただき、非常に参考になりました。ありがとうございました。

横山　貴重なご発言をありがとうございました。さて、シンポジストの方からも何かご意見ありましたらお願いします。

白川　高橋先生からの問いかけである、靖国が浄化システムになるのかどうかということについてちょっと考えてみたいと思います。靖国は確かに一つの装置であると思ったんですけれども、やはり「国体護持」という大きな物語のためにつくられたシステムである以上は、ひとりひとりのささやかな、すべての物語を含有することはできないと思うんですね。

人はどんなふうに癒されていくのか。今の忠魂碑をつくられた方の話にしても、私の知る人たちにしてもそうなのですが、運命を共有するよく知っている仲間と泣いたり笑ったりして癒されていくという過程を見ていったときに、コミュニティーの力は本当に大事だと思います。そのとき本当の感情というもの――雑誌に載ると言われてする対談のためでもなく、大きな物語のためでもないもの――が非常に大事になります。すなわち、ドグマのないメモリアルとかドグマのないコミュニティーというのが、大事だと思います。

これはちょっと個人的な話になりますが、私の祖父は七三一部隊の部隊長だったのですが、そのことを何も言わずに死にました。私がパリにいるときに七三一部隊に関する常石敬一の本が出て、それを読んで初めて知ったんです。その中の一行に、石井さんの率いる十三の部隊のうちの防疫給水部隊長として彼の名前が載っていました。彼は細菌学者だったのですが、戦後は妻の故郷で開業しました。

彼は死ぬ間際、うわ言のように「私の仕事は水を奇麗にする仕事だった」と言うんですね。そして、「濾水器をつくりなさい」と言ってつくり方を図に描いて教えてくれた。それがどんなシステムだったかというと、いろんな大きさの小石がいっぱい描いてある。「これで細菌のレベルまでは漉せるんだ」と彼は言いました。「地震のときにも役に立つ」と。私が静岡県に住んでいることを考えたのかもしれません。でも今の私にとってそれはひとつのメタファーとして感じられるんです。私にとっての石のイメージは、一人ひとりの個人です。関係の中で語られ、表現され、癒される、そういう濾水器のなかを流れていくうちに汚れが浄化されていくというイメージがトラウマ臨床をするなかでうまれてきたのです。そういうイメージを持つことで、私は語らずにいった人を自分なりに語らしめ、浄化の作業、あるいは鎮魂をしているのかもしれません。私の父が長男で、私はその長女だったということもあって、ずっと祖父に向かい合って生きてきました。ですからこんなふうに思うんです。

そのコミュニティーの力とドグマのないメモリアルの重要性ということに加えて、私がもう一つ思っていることがあります。外傷の回復者の中で、死生観が変わる方がいるんですね。押し付けられているのではなく、自分がこの生を選んで生まれてきたんだと、自分の魂がこの体験を選んできたんだという意識をもたれるようになる方がいます。もしかしたら、そういう意識をもって人が生きるようになったら、何かが少し変わるんじゃないかという気がします。もちろんこれはとても時間のかかることですが。以上です。ありがとうございました。

森　今日のテーマに関して活発なディスカッションがされてきて、内容的には十分と思いますので、ちょっとそこから離れる話をさせてください。今回のシンポジウムは、国レベルの研究組織である兵庫県こころのケアセンターとの共催で開かせていただきました。これからもそちらと連携して研究活動をしていきたいと思っているわけですが、今のところ、おそらくこころのケアセンターの研究課題に兵庫県のコミュニティーにおける戦争トラウマの問題は入っていないと思います。震災以後の話、あるいは児童虐待の問題は入っていますけれども。

今日は期せずして話が戦争に向かいましたが、これは偶然の流れではなくて、きわめて必然的なものではないかと思います。日本のトラウマを考えていると、その背後にある戦争の問題にどうしてもぶち当たる。震災のことを考えても戦争まですぐ遡ってしまう。戦争というものの破壊性、戦争に至る明治からの日本のトラウマを抜きにしては、なかなかトラウマの話ができないというのが実際じゃないかと思うんです。

そう考えると、日本を代表するトラウマの研究機関であるこころのケアセンターは、戦争のケアも扱わねばならないのではないか。ただ公立の機関であることを考えますと、実際には難しいことかもしれません。今日は私立大学という場でこういうシンポジウムを開き、公のライブで自由に戦争について語り合ったわけですけれども、こころのケアセンターで戦争について語るということは可能なのか、戦争責任、靖国問題について語ることは可能なのか——そういうことを考えますと難しいのかもしれないとも思います。しかし、少し違う立場にありながらも、協力して相補いながら研究活動を続けていきたいと思っているところです。その辺りについて、加藤先生から一言いただけませんでしょうか。

加藤　共催を引き受けたのはこういった意味があったのかと、今、思いました。私は戦争のことをぜひやりたいとずっと思っておりまして、師である中井先生にお願いして来ていただいているのは、その辺を考えたいという強い思いがあったからでもあります。個人的にはやはり日本人の中で変な形で埋葬されてしまった戦争と、そのトラウマということを将来的には扱っていきたいと考えています。

横山　どうもありがとうございました。

歴史上の意図、とりわけ戦争が生み出すトラウマ、それから日本にとって非常に重大な戦争責任、それにまつわる靖国の問題、そして個人にさまざまな過程で受ける心理的外傷、こういうものが今ますます重要になってきておりまして、これから歴史的にも政治的にも、個人においても重要な課題になってきております。今日のシンポジウムが、皆様方がお考えになっていく一つのきっかけになればと思います。これをもって「トラウマ概念の再吟味—埋葬と亡霊—」のシンポジウムを終了します。最後に、お忙しいなか遠くから来ていただいたシンポジストの先生方に、拍手をもってお礼を申し上げたいと思います。ありがとうございました。

中井久夫（なかい・ひさお）
1934年生。京都大学医学部卒。神戸大学名誉教授。専門は精神医学。著書に『西欧精神医学背景史』『最終講義』『徴候／記憶／外傷』（以上、みすず書房）、『中井久夫著作集』（岩崎学術出版社）など。

福本 修（ふくもと・おさむ）
1958年生。東京大学医学部医学科卒。博士（精神医学）。タヴィストック・クリニック成人部門精神分析的精神療法者資格取得。現在、恵泉女学園大学教授、長谷川病院精神療法部長。専門は精神分析。著書『精神医学の名著50』（共編著、平凡社）、『新世紀の精神科治療』（共著、中山書店）、訳書にビオン『精神分析の方法』（法政大学出版局）、シェーファー『現代クライン派の展開』（誠信書房）など。

港道 隆（みなとみち・たかし）
1953年生。パリ第一大学博士課程修了。博士（哲学）。甲南大学文学部人間科学科教授。専門は哲学。著書に『メルロ＝ポンティ』（共著、岩波書店）、『レヴィナス』（講談社）、訳書にジャック・デリダ『精神について』『アポリア』（人文書院）など。

森 茂起（もり・しげゆき）
編者略歴欄（奥付頁）に記載。

執筆者略歴（論文掲載順）

下河辺美知子（しもこうべ・みちこ）

成蹊大学文学部教授。専門は精神分析批評及びアメリカ文学・文化。著書に『歴史とトラウマ』（作品社）、『トラウマの表象と主体』（共著、新曜社）、『歴史を問う５—歴史が書きかえられる時』（共著、岩波書店）編訳書にキャシー・カルース編『トラウマへの探求』（作品社）など。

白川美也子（しらかわ・みやこ）

1964年生。浜松医科大学卒業。独立行政法人国立病院機構天竜病院精神科医長。専門は精神医学、児童精神医学、外傷性精神障害。共著に『PTSD—人は傷つくとどうなるか』（日本評論社）、『心的トラウマの理解とケア』（じほう社）、『トラウマとジェンダー』（金剛出版）、『無意識を活かす現代心理療法の実践と展開』（星和書店）など。

高橋哲哉（たかはし・てつや）

1956年生。東京大学大学院博士課程単位取得。哲学。東京大学大学院総合文化研究科教授。著書『デリダ——脱構築』『戦後責任論』『教育と国家』（以上、講談社）、『記憶のエチカ』『歴史／修正主義』（以上、岩波書店）、『逆光のロゴス』『証言のポリティクス』（以上、未来社）、『「心」と戦争』（晶文社）、『「物語」の廃墟から』（影書房）、『反—哲学入門』（現代書館）など。

棚瀬一代（たなせ・かずよ）

1943年生。京都大学大学院博士後期課程単位取得退学。博士（教育学）。京都女子大学現代社会学部助教授。専門は臨床心理学。著書『「クレイマー・クレイマー」以後——別れたあとの共同子育て』（筑摩書房）、『虐待と離婚の心的外傷』（朱鷺書房）、『現代家族のアジェンダ』（共著、世界思想社）など。

刊行の辞

叢書〈心の危機と臨床の知〉は、甲南大学人間科学研究所の研究成果を広く世に問うために発行される。文部科学省の学術フロンティア推進事業に採択され、助成金の補助を受けながら進めている研究事業「現代人の心の危機の総合的研究――近代化の歪《ひず》みの見極めと、未来を拓く実践に向けて」（2003～2007年）の成果を7冊のアンソロジーにまとめるものであり、甲南大学の出版事業として人文書院の協力を得て出版される。同じく学術フロンティア研究事業の成果として先に編んだ、『トラウマの表象と主体』『現代人と母性』『リアリティの変容？』『心理療法』（新曜社、2003年）の続編であり、研究叢書の第二期に相当する。

今回発行する7冊は、第一期より研究主題を絞り込み、「近代化の歪み」という観点から「現代人の心の危機」を読み解くことを目指す。いずれの巻も、思想、文学、芸術などの「人文科学」と、臨床心理学と精神医学からなる「臨床科学」が共働するという人間科学研究所の理念に基づき、幅広い専門家の協力を得て編まれる。近代化の果てとしての21世紀に生きるわれわれは、今こそ、近代化のプロセスが生んだ世界の有り様を認識し、その歪みを直視しなければならない。さもなくばわれわれは歪みに呑み込まれ、その一部と化し、ひいては歪みの拡大に手を染めることになるだろう。危機にある「世界」には、個人の内界としての世界、あるいは個人にとっての世界と、外的現実としての世界、共同体としての世界の両者が含まれるのはもちろんのことである。

本叢書は、シリーズを構成しながらも、各巻の独立性を重視している。したがって、それぞれの主題の特質、それぞれの編集者の思いに従って編集方針、構成その他が決定されている。各巻とも、研究事業の報告であると同時に、研究事業によって生み出される一個の「作品」でもある。本叢書が目指すものは、完成や統合ではなくむしろ未来へ向けての冒険である。われわれの研究が後の研究の刺激となり、さらなる知の冒険が生まれることを期待したい。

正誤表

Cコード　　C3022→3011

編者略歴

森　茂起（もり・しげゆき）

1955年生。京都大学教育学部大学院博士課程修了。博士（教育学）。現在、甲南大学文学部人間科学科教授。
著書『トラウマ映画の心理学』（共著、新水社）、『トラウマの表象と主体』（編著、新曜社）、『トラウマの発見』（講談社）ほか。訳書にエイヴンス『想像力の深淵へ』（新曜社）、フェレンツィ『臨床日記』（みすず書房）、N&J・シミントン『ビオン臨床入門』（金剛出版）ほか。

ISBN4-409-34028-X C3022

埋葬《まいそう》と亡霊《ぼうれい》
トラウマ概念の再吟味

二〇〇五年二月二〇日　初版第一刷印刷
二〇〇五年二月二八日　初版第一刷発行

編者　森　茂起

発行者　渡辺睦久
発行所　人文書院
612-8447　京都市伏見区竹田西内畑町九
Tel 〇七五(六〇三)一三四四　Fax 〇七五(六〇三)一八一四
振替 〇一〇〇〇・八・一一〇三

印刷　創栄図書印刷株式会社
製本　坂井製本所